DIAGNOSTIK DURCH SEHEN UND TASTEN

EINE SEMIOTIK DER INSPEKTION UND PALPATION

VON

H. KAHLER

WIEN

MIT 18 TEXTABBILDUNGEN

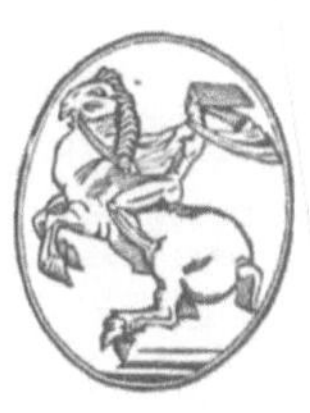

Springer-Verlag Wien GmbH

1949

ISBN 978-3-211-80098-0   ISBN 978-3-7091-2415-4 (eBook)
DOI 10.1007/978-3-7091-2415-4

DEM ANDENKEN
AN MEINEN LEHRER

PROFESSOR Dr. FRANZ CHVOSTEK

DEN UNÜBERTROFFENEN MEISTER DER
UNTERSUCHUNG AM KRANKENBETT

Vorwort.

Von den Methoden der Untersuchung am Krankenbette, wie sie die
alten Kliniker durchgeführt haben, ist in neuerer Zeit hauptsächlich die
Perkussion und die Auskultation übrig geblieben. Dagegen wird der In-
spektion und Palpation von Seite des Internisten nur wenig Aufmerksam-
keit geschenkt. Die von Skoda begründete, von Bamberger fortgesetzte
Wiener Internistenschule, die in Neusser und Chvostek ihre höchste
Vollendung fand, hat in der Diagnostik seit jeher auf das Sehen und
Tasten großes Gewicht gelegt. Es fehlt aber eine zusammenfassende
Niederlegung der durch diese Untersuchungsmethoden zu gewinnenden
Ergebnisse, auf welche die Kliniker ihre Blickdiagnose aufbauen. Als
einer der ältesten lebenden Schüler Chvosteks habe ich es für meine
Pflicht gehalten, diese Lücke auszufüllen.

Die vorliegende Abhandlung verfolgt einen anderen Zweck als Risaks
„klinischer Blick". Während Risak in seinem Buche, wie er selbst betont, nur einen Wegweiser, einen Hinweis auf die Möglichkeit der Blickdiagnose geben will, werden hier die bei der Inspektion und Palpation
aufscheinenden Symptome systematisch dargestellt und ihre klinische
Wertigkeit beleuchtet. An der Hand von Beispielen wird dann gelegentlich eine Einführung in die Kunst der Blickdiagnose versucht. Es soll
besonders gezeigt werden, daß sich nicht wenige Erkrankungen der
Lunge und des Herzens durch Inspektion und Palpation ohne Zuhilfenahme anderer Untersuchungsverfahren diagnostizieren lassen.

Die Einteilung und Abgrenzung des Stoffes waren schwierig. Obwohl
die Atemstörungen, der Husten und die Anomalien von Stimme und Sprache
sensu strictiori nicht in den Rahmen der vorliegenden Zusammenstellung
gehören, wurden sie einbezogen, weil sie sich schon vor Beginn der
Krankenuntersuchung manifestieren und nicht selten einen wichtigen
Bestandteil der Blickdiagnose bilden. Im übrigen wurde wegen der
besseren Übersichtlichkeit die Einteilung nach topischen Gesichtspunkten
getroffen; die zahlreichen Allgemeinsymptome wurden an jener Stelle
eingeschaltet, an welcher das betreffende Vorkommnis die auffälligsten
Erscheinungen setzt. So werden die Anomalien der Lage im Anfange des
Kapitels Kopf angeführt, die Farbänderungen der Haut ebendort besprochen, die Störungen von Stimme und Sprache im Abschnitte Hals behandelt. Im Kapitel Thorax wird auf die Habitusformen eingegangen,
auch wird über die Formen der Dyspnoe und des Hustens gesprochen, bei

der Beschreibung des Abdominalfettes wird die allgemeine Fettverteilung berührt, die Anomalien des Ganges endlich werden im Anschluß an den Abschnitt Extremitäten behandelt.

Verhältnismäßig schwer war auch die Abgrenzung gegenüber der Chirurgie und den übrigen Spezialfächern. Es wurden grundsätzlich nur die für die interne und neurologische Diagnostik wichtigen Symptome aufgenommen, wobei in Grenzfällen ein möglichst neutraler Standpunkt eingenommen wurde.

Die in der vorliegenden Zusammenstellung beschriebenen Symptome sind großenteils Erfahrungsschatz der Wiener Schule, doch wird, soweit notwendig, auch auf das Schrifttum eingegangen, das in den letzten Jahrzehnten allerdings nur wenig Beiträge für das Thema brachte. Das neueste ausländische Schrifttum konnte aus äußeren Gründen nur sehr unvollständig berücksichtigt werden.

Es war beabsichtigt, die Darstellung durch zahlreiche Abbildungen zu verdeutlichen; leider ist durch Kriegs- und Nachkriegseinwirkungen ein großer Teil der in langen Jahren gesammelten Lichtbilder verlorengegangen. Um die Herausgabe des Buches nicht noch zu verzögern, sind daher nur die verbliebenen Illustrationen eingefügt. Es ist jedoch in Aussicht genommen, in einer weiteren Auflage die Bilder wesentlich zu vermehren.

Es braucht nicht besonders betont zu werden, daß sich die Diagnosenstellung im Einzelfall nicht auf Inspektion und Palpation allein beschränken darf, sondern daß im Anschluß an die Blickdiagnose alle modernen Untersuchungsmethoden einschließlich Röntgen und Elektrokardiogramm usw. in Anwendung gebracht werden müssen. Es kann jedoch ein die in dieser Abhandlung beschriebenen Untersuchungen beherrschender Arzt dem Patienten mitunter schmerzhafte und umständliche Prozeduren ersparen. Besonders wird der fern der Großstadt lebende Diagnostiker sich mit Vorteil der Inspektion und Palpation zu bedienen wissen.

Im Sachregister sind bei den einzelnen Erkrankungen alle durch Sehen und Tasten zu gewinnenden Symptome zusammenhängend angeführt.

Wien, im Dezember 1948.

H. Kahler.

Inhaltsverzeichnis.

I. Kopf.

Tritt der Arzt an das Krankenbett, so gilt sein erster Blick
dem Kopf des Patienten, um aus Kopfhaltung und Gesichtsausdruck Hinweise für die Diagnose zu gewinnen.

Lageanomalien.

Aus der Haltung des Kopfes wird zunächst auf die Lage des
Kranken im Bette geschlossen, welche in vielen Fällen wichtige
Anhaltspunkte für die Erkennung interner und nervöser Erkrankungen vermittelt. Bekannt ist die passive Bettlage bei allen
schweren, das Allgemeinbefinden stark in Mitleidenschaft ziehenden Affektionen; dabei sinkt der Kopf infolge der allgemeinen
Muskelhypotonie tief in die Kissen ein. Die Mehrzahl der Patienten mit schweren Abdominalerkrankungen liegt mit wenig erhöhtem Kopf im Bett, während Herz- und Lungenkranke für gewöhnlich die Lage mit erhöhtem Oberkörper vorziehen. Die meisten
Patienten, welche an schwerer Dyspnoe leiden, nehmen womöglich
eine halbsitzende Stellung im Bette ein, da hiebei die Tätigkeit der
auxiliären Atemmuskeln besser zur Geltung kommt. Außerdem
dürfte es bei der aufrechten Lage auch zu einer Entlastung der
Venen des Gehirns kommen. Bei den höchsten Graden der Atemnot (O r t h o p n o e) sitzen die Kranken ganz aufrecht und stemmen
die Arme gegen die Unterlage, um auch die Muskeln der Arme
mit für die Atmung einzusetzen. S t e p p beschreibt Horizontal-
lage trotz schwerer Kreislaufstörung als auffälliges Symptom bei
Pulmonalsklerose. Vielleicht hängt diese Erscheinung mit der oft
nur geringen Dyspnoe bei dieser Affektion zusammen. Bei schmerzhaften Abdominalprozessen s t e l l e n die Kranken nicht selten die
B e i n e   m i t   g e b e u g t e n   K n i e n   a u f, damit die Bauchdecken
entspanut werden. Bei akuter Appendizitis und Typhlitis wird oft
nur das rechte Bein aufgestellt. Bisweilen kann der Arzt, wenn
er an das Bett des hochfiebernden Patienten tritt, schon durch
diese Lageanomalie auf die Diagnose akute Appendizitis hingewiesen werden. Von Kranken mit schmerzhaften Prozessen im
Sigmoideum wird manchmal das linke Bein aufgestellt; dieselbe
Beinstellung kann aber auch bei Psoasabszessen beobachtet werden. Kranke mit Ischialgie halten in Rückenlage das kranke Bein

abduziert, gebeugt und außenrotiert, die gleiche Lage wird bei schwerer Coxitis eingenommen.

Zur Differentialdiagnose zwischen schmerzhaften Gallenblasen- und Magen- oder Darmaffektionen läßt sich mitunter mit Vorteil die Tatsache verwenden, daß bei Gallenblasenprozessen zumeist flache Rückenlage Erleichterung schafft (s. R. S c h m i d t), während vom Magen oder Darm herrührende Koliken durch Vorbeugen oder Seitenlage mit angezogenen Knien verringert werden. Patienten mit Ulcus ventriculi klagen manchmal über Schmerzen bei L a g e w e c h s e l, vor allem bei drohender oder vollzogener Perforation besteht oft ausgesprochene Fixierung in Rückenlage. Bei Appendizitis können Schmerzen in Linkslage auftreten (O r t n e r). R. S c h m i d t fand schmerzhafte Rechtslage bei Oesophaguskarzinom; auch in Fällen von Aortenaneurysma stellen sich ab und zu bei Rechts- oder Linkslage starke Schmerzen ein, desgleichen bei Nephrolithiasis und Nierentumoren. Hier ist aber kontralaterale Schmerzlage vorhanden: Rechtsschmerz bei linksseitigem Prozeß und umgekehrt.

S e i t e n l a g e bei schweren Abdominalerkrankungen ist als günstiges Omen zu werten. Bekannt ist der alte, von N a u n y n stammende Spruch: „Ein Typhus, der auf der Seite liegt, kommt durch." Bei Pneumonie ist Zwangsseitenlage dagegen Zeichen eines schweren und stark schmerzhaften Zustandes. Nach eigener Erfahrung, die sich mit der seinerzeit von V i e r o r d t geäußerten deckt, liegen Patienten mit Pneumonie und Pleuritis häufiger auf der kranken Seite und vermeiden das Umlegen auf die andere Seite (Klinophobie — H o f b a u e r). Die weiteren Angaben im Schrifttum sind einander widersprechend. Patienten mit Rippenfraktur liegen gleichfalls auf der kranken Seite. Die Art der Zwangslage bei schmerzhaften Prozessen im Thorax und in der Brustwand hängt von zwei Faktoren ab: Macht Druck auf die Rippen und die Intercostalräume starke Schmerzen, so liegen die Kranken auf der gesunden Seite; löst hingegen die Atmung besonders heftigen Schmerz aus, so wird die kranke Seite dem Bette zugekehrt.

S t a r k h u s t e n d e P a t i e n t e n liegen zumeist mit erhöhtem Oberkörper, mitunter aber auch in Seitenlage; bei Bronchiektasien und Lungenabszessen wird ein derartiges Verhalten häufig beobachtet, denn solche Kranke müssen in bestimmter Seitenlage oft besonders reichlich expektorieren.

Patienten mit schweren k a r d i a l e n A f f e k t i o n e n bevorzugen nicht selten die rechte Seitenlage, um das Herz zu entlasten: nur bei gleichzeitiger Lungenerkrankung oder bei pleuralen Adhäsionen, auch bei Concretio cordis cum pericardio wird bisweilen linke Seitenlage eingenommen. W o o d, W o l f e r t h und T e r r e l l haben die Rechtslage bei dyspnoischen Kreislaufkranken als Trepopnoe bezeichnet.

Eine eigenartige Seitenlage findet sich bei **Meningitis**. Die Kranken liegen mit angezogenen Knien ("Jagdhundstellung"). der Kopf wird manchmal nach hinten geneigt. Diese Haltung, verbunden mit Einziehung des Bauches, Benommenheit und Bradykardie läßt häufig die Diagnose Meningitis schon auf den ersten Blick stellen. Auch Kranke mit Hirntumor liegen nicht selten auf der Seite. Nach **Hoff** liegen Kleinhirnprozesse im Schlaf auf der Seite des Herdes. Parietaltumoren auf der gesunden Seite.

Gelegentlich kann man beobachten, daß eine scheinbare Zwangsseitenlage durch den Umstand hervorgerufen wird, daß der Kranke jener Bettseite zugewendet liegen will, an welcher sich der Nachttisch befindet, um mit geringerer Anstrengung dorthin greifen zu können. Man soll sich davor hüten, ein solches Vorkommnis für eine echte Zwangslage zu halten.

Verhältnismäßig selten wird von Patienten **Bauchlage** eingenommen. Man findet ein solches Verhalten bisweilen bei schmerzhaften Bauchaffektionen, aber immer nur bei Darmprozessen, niemals bei Magen- oder Gallenblasenerkrankungen; manchmal fühlen sich Kranke mit heftigen Kopfschmerzen in Bauchlage wohler. ab und zu habe ich ein solches Vorkommnis auch bei hochgradiger, schwer dyspnoischer Kyphoskoliose angetroffen, wohl im Zusammenhang mit der Verziehung des Herzens und der großen Gefäße, welche in dieser Lage am geringsten war. In ähnlicher Weise dürfte die eigenartige **Zwangslage** zu erklären sein, welche nicht selten bei **Perikarditis** zu sehen ist. Die Kranken sitzen im Bett. weit nach vorn gebeugt, den Kopf auf die Knie gestützt; manchmal knien die Kranken sogar mit weit nach vorn gebeugtem Kopf. Vor vielen Jahren hat **Kaulich** schon auf dieses Verhalten aufmerksam gemacht. Eine solche Zwangslage hat mich schon mehrfach nach einer Perikarditis suchen lassen; sie kann sich außerdem noch bei Prozessen hinter dem Herzen, vor allem bei linksseitigen intrathorakalen Tumoren finden (F. **Pick**), ich habe sie aber auch bei ausgedehnter Accretio cordis gesehen, ferner bei Cor kyphoskolioticum. **Kollert** beobachtete bei einem Kranken mit Perinephritis adhaesiva nach Niereninfarkt Knieellenbogenlage als bevorzugte Stellung. Eine eigentümliche Haltung nehmen Patienten mit destruierenden Prozessen in der Brust- oder Lendenwirbelsäule beim Aufrichten an. Sie stützen sich mit beiden Händen auf die Beckenschaufeln (Henkeltopfstellung — E. **Freund**).

Knochen.

Die Beschaffenheit des knöchernen Schädels ist für das Aussehen des Kopfes von wesentlicher Bedeutung. Die Form des Hirnschädels ist zum großen Teil ein Ergebnis der Rassenzugehörigkeit und hat demgemäß vorwiegend anthropologisches Interesse (Langschädel, Kurzschädel usw.). Nach **Fetscher** sollen Karzinome bei Langköpfigen häufiger vorkommen als bei Kurzköpfigen. Pathologische Schädelformen entstehen durch frühzeitige Verknöcherung der Nähte, vor allem der Sutura coronaria: Synostotischer Schädel mit seiner stärksten Ausbildung, dem Turmschädel oder Torocephalus, kenntlich an der steil aufragenden Stirn und dem flachen Hinterkopf. Auf diese Abnormität muß genau geachtet werden, weil sie zu Erscheinungen von Hirndruck (Kopfschmerz, Schwindel, Sehstörungen durch Stauungspapille!) Anlaß geben kann. Der Befund eines Turmschädels soll dazu anregen, eine morphologische Blutuntersuchung durchzuführen, da diese Schädelanomalie nicht selten in Verbindung mit hämolytischem Ikterus oder Kugelzellenanämie auftritt (G ä n s s l e n); allerdings sind die Akten über die Ursache dieses Zusammenhanges noch nicht geschlossen. Hydrocephalus kann gleichfalls Hirndrucksymptome bedingen. Diese Mißbildung ist an einem im Verhältnis zum Gesichtsschädel auffallend großen Hirnschädel mit vorspringenden Stirnhöckern kenntlich. Vorspringende Tubera frontalia sind eine Eigentümlichkeit des kindlichen wie des weiblichen Schädels, besonders stark ausgeprägt findet sich diese Erscheinung als Zeichen überstandener Rachitis. Lokale Vortreibungen des Schädeldaches können durch Exostosen nach Schädelverletzungen, ferner durch periostale Gummen bedingt sein, welche im weiteren Verlaufe zu Knochenschwund und Durchlöcherung des Schädeldaches führen; sie werden in neuerer Zeit allerdings nur mehr außerordentlich selten beobachtet. Lokale Erweichungen des Schädeldaches werden gelegentlich auch bei multiplen Myelomen oder bei Knochenmetastasen eines Karzinoms (vor allem Mamma, Bronchus usw.) festgestellt.

Der Gesichtsschädel, welcher beim Kind gegenüber dem Hirnschädel stark zurücktritt, kann dieses Mißverhältnis in manchen Fällen von Infantilismus dauernd beibehalten. Asymmetrie des Gesichtsschädels mit starker Verkleinerung einer Gesichtshälfte findet sich bei der Hemiatrophia faciei progressiva, in geringem Grade auch bei alten Leuten mit einseitigem Mangel aller Zähne und Atrophie der Alveolarfortsätze der Kiefer. Eine charakteristische Form bekommt das Greisengesicht bei vollkommenem Zahnmangel im Unterkiefer (kleines, aber stark vorspringendes Kinn). Sehr häufig findet man eine Schiefstellung der Nase, welche aber klinisch ohne Bedeutung ist. Bei der Akromegalie kommt es zur Vergrößerung besonders der vorspringenden Teile des Gesichtsschädels (der Nase, des Kinns und der Augenbrauenbögen des Stirnbeins), wodurch das Gesicht ein charakteristisches Aussehen erhält. Allerdings sind bei der Akromegalie auch die Weichteile an der Vergrößerung des Gesichtes mitbeteiligt. Eine Anomalie des Gesichtsschädels, welche gelegentlich diagnostische Schwierigkeiten verursacht, ist mangelhafte Ausbildung der Augenbrauenbögen mit Zurückfliehen der Jochbögen, wodurch ein Exophthalmus vorgetäuscht wird. Bei Kindern kann scheinbarer Exophthal-

mus auch durch Atrophie des Oberkiefers infolge von adenoiden
Vegetationen hervorgerufen werden (E s c h e r i c h). Das starke
Vorspringen der Jochbeine (Backenknochen) hat vor allem anthropologisches Interesse, es findet sich bei der mongolischen Rasse,
in unseren Gegenden bei Einschlag von ungarischem, aber auch
von slawischem Blut.

Behaarung.

Bei der Betrachtung der Behaarung von Kopf und Gesicht ist
auf verschiedene Faktoren zu achten. Die F a r b e d e r K o p f - u n d
B a r t h a a r e, abhängig vom Pigmentgehalt und der Art des Pig-
mentes, ist großenteils ein Produkt der Rassenzusammensetzung des
Individuums, desgleichen das Vorhandensein von straffem oder
gelocktem Haar; eine besondere Abart ist das gekrauste oder
Ringelhaar, eine Eigenschaft, welche sich dominant zu vererben
scheint (K l i m k e). Auch die größere oder geringere Feinheit
der Kopfhaare ist eine konstitutionelle Eigentümlichkeit; so ist
wohl die Tatsache zu erklären, daß besonders feines Kopfhaar
einerseits bei Blutdrüsenerkrankungen (Morbus Basedowi, Mon-
golismus), anderseits bei Hemikranie beobachtet wurde (S t i e g -
l i t z). Auffallendes Sprödewerden der Kopfhaare wird nicht selten bei Myxödem angetroffen.

Eine Neigung wenig pigmentierter, blondhaariger oder stark
pigmentierter, dunkelbraun- oder schwarzhaariger, brünetter Individuen zu bestimmten Erkrankungen läßt sich derzeit nicht mit
Sicherheit feststellen, dürfte auch in verschiedenen Gegenden, je
nach der vorherrschenden Menschenrasse, nicht gleichartig sein.
Allerdings scheint die Anschauung französischer Autoren, welche
neuerdings wieder von A s c h n e r betont wurde, daß d u n k e l -
h a a r i g e, stark pigmentierte Individuen mehr zu G a l l e n - und
N i e r e n s t e i n e n neigen (biliärer Typ) als blondhaarige, eigener
Erfahrung nach auch für Mitteleuropa großenteils auf Richtigkeit zu
beruhen. In diese Gruppe sind auch die Lebercirrhosen zu zählen,
ferner werden die malignen Tumoren verschiedenster Art und
Lokalisation häufiger bei brünetten Personen angetroffen (J.
B a u e r, F e t s c h e r u. a.). Besonders sind in dieser Hinsicht
die Hypernephrome zu erwähnen. Die Angabe von B e u s t e r,
daß Karzinome der Speisewege, besonders des Oesophagus, häufiger Personen mit hellen Haaren und Augen befallen, kann nach
eigener Erfahrung nicht bestätigt werden.

Was die T u b e r k u l o s e anbelangt, gehen die Meinungen im
Schrifttum auseinander. Nach L e n z zeigen dunkelhaarige Menschen erhöhte Disposition zu Tuberkulose. Diese Anschauung
scheint aber ebensowenig erwiesen wie die Angabe von J. B a u e r,
daß die Tuberkulose bei Dunkelhaarigen einen benignen Verlauf
nimmt. Gegen eine solche Auffassung spricht schon die Tatsache,

daß der Morbus Addisoni, der in der Mehrzahl der Fälle bekanntlich auf Tuberkulose der Nebennieren beruht, nach eigener Erfahrung, welche sich mit der von E. Stoerk und J. Bauer deckt,
fast ausschließlich Personen befällt, welche schon vor ihrer Erkrankung stark pigmentiert, also auch dunkelhaarig waren. Nur
Risak meint, daß die Addisonsche Krankheit eher bei blonden Individuen vorkommt.

Von Tandler, welcher der Komplexion oder dem Pigmentgehalt des Individuums große Bedeutung beilegte, stammt die Bemerkung, daß die Chlorose fast ausschließlich bei dunkelhaarigen Mädchen vorkomme, eine Tatsache, welche nach eigenen seiner-
zeitigen Beobachtungen nur zum Teil bestätigt werden kann,
heute allerdings bei dem fast vollständigen Verschwinden der genannten Erkrankung nicht mehr nachzuprüfen ist. Aschner
hebt die schon früher von J. Bauer u. a. betonte erhöhte Empfindlichkeit der Haut blonder, pigmentarmer Personen gegenüber
äußeren Schädlichkeiten und Hautreizmitteln hervor, welcher
Umstand bei der Dosierung der jetzt so beliebten Höhensonnenbe-
strahlungen Beachtung verdient.

Seit jeher gilt die Rothaarigkeit, der Erythrismus, im Volks-
glauben als ein Zeichen von Charakteranomalie, häufig auch als
Degenerationszeichen; allerdings spielt für das gehäufte Auftreten
des Erythrismus die Rasse eine gewisse Rolle, denn besonders bei
Irländern und Juden ist Rothaarigkeit keine Seltenheit. Für unsere
Gegenden läßt sich eine besondere Anfälligkeit rothaariger Personen gegenüber inneren und nervösen Erkrankungen nicht mit
Sicherheit behaupten. In der Diathesenlehre Aschners wird
dem Rothaarigen Neigung zu Lymphatismus sowie zu exsudativer
und entzündlicher Diathese zugesprochen. Von vielen Seiten wird
zweifellos mit Berechtigung der echte Erythrismus, das sogenannte Tizianblond, bei dessen Trägern die Tuberkulose nach
Piery und W. Neumann einen besonders gutartigen Verlauf nehmen soll, von der partiellen Rothaarigkeit unterschieden,
auf welche zuerst von Delpeuch aufmerksam gemacht wurde.
Diese isolierte Rotfärbung des Schnurr- oder Backenbartes bei brau-
nem Kopfhaar ist wie das Bestehen anderer Farbdisharmonien zwischen Gesichts- und Kopfbehaarung als Zeichen körperlicher Abartung aufzufassen, welches im Rahmen anderer Degenerationszeichen die Diagnose einer Konstitutionsanomalie gestattet. In der Klinik der Tuberkulose wird der partielle Erythrismus als prognostisch
ungünstiges Zeichen aufgefaßt (Delpeuch, W. Neumann);
die besondere Disposition Rothaariger zur Schwindsucht war im
übrigen schon Hippokrates bekannt, wurde von französischen Autoren (Bahier und Hardy, Dewèvre, Landou-
zy) bestätigt, von Beddoe für Schottland allerdings geleugnet.
Sicherlich dürfte bei diesen Beziehungen die Verschiedenheit der
Rasse in den einzelnen Gegenden eine wesentliche Rolle spielen.

Nach R. S c h m i d t findet sich Haardisharmonie (isolierte Rotfärbung des Schnurrbartes) häufig bei Peritonitis tuberculosa.
S c h m i d t betont hiebei die schon von D e l p e u c h erwähnte
Beobachtung, daß die Verfärbung des Schnurrbartes manchmal
erst im späteren Leben auftritt.

Die totale Pigmentarmut der Haare, der A l b i n i s m u s, bildet
ein recht hochwertiges Degenerationszeichen. Die Albinos neigen
in hohem Grade zur Kurzsichtigkeit, ferner trifft man bei solchen Personen nicht selten melanotische Tumoren an (v. H a n s e -
m a n n).

Der Zeitpunkt des E r g r a u e n s der Kopfhaare hängt fast ausschließlich von konstitutionellen Momenten ab. Frühzeitiges Ergrauen ist zumeist familiär, nur selten ergrauen die Haare plötzlich (nach psychischen Insulten). Vor kurzem wurde von M e n -
n i n g e r - L e r c h e n t h a l wieder eine derartige Beobachtung
mitgeteilt (plötzliches Ergrauen nach Bombenangriff); auch plötzliches Ergrauen einer Kopfhälfte ist beschrieben worden (K n a u -
e r und B i l l i g h e i m e r). Abnorm frühzeitiges Ergrauen wird
bei Morbus Basedowi angetroffen (C h v o s t e k), bei Myxödem
ist dieses Vorkommnis gleichfalls beschrieben (H e r t o g h e).
L e v i n e und L a d d sowie E p p i n g e r sahen frühzeitiges Ergrauen bei perniziöser Anämie. R. S c h m i d t bei Achylia gastrica, d a S i l v a M e l l o bei Ulcus ventriculi, A b e l s bei chronischem Nikotinismus. Nach eigenen Erfahrungen wird perniziöse
Anämie nicht selten auch bei spät Ergrauenden angetroffen. Die
von W u n d e r l i c h, S t r ü m p e l l und G a n t e r behauptete
Tatsache, daß Karzinomträger, insbesondere Patienten mit Magenkrebs, trotz höheren Alters, zumeist nur sehr wenig ergraut
sind, ist von geringer diagnostischer Bedeutung, da nach eigener
Erfahrung, welche sich mit der S c h r i d d e s deckt, auch frühzeitig ergraute Personen an Karzinom erkranken können.

Das Auftreten eines w e i ß e n H a a r b ü s c h e l s bei sonst dunklem Kopfhaar (von den Dermatologen als Poliosis bezeichnet) ist
häufig nur ein Zeichen nervöser Abartung, kommt auch familiär vor
(P e a r s o n), soll sich dominant vererben (J a d a s s o h n). Lokales Ergrauen kann ferner als trophische Störung bei zirkumskrip-
ter Affektion eines Hautnerven auftreten. In sehr seltenen Fällen
wurde bei cerebralen Hemiplegien halbseitiges Ergrauen der gelähmten Körperseite beobachtet (B r i s s a u d, O. B e r g e r, S.
L o e b); O p p e n h e i m und M e n d e l sahen Ergrauen einer
Kopfseite bei Lähmung des Halssympathikus. S a t k e beschrieb
halbseitiges Ergrauen der Schamhaare als trophoneurotische
Störung bei einem Fall von luetischer Meningomyelitis.

Von S c h r i d d e stammt die Angabe, daß das Vorhandensein
einzelner tiefschwarzer, abnorm dicker matter Haare im Bereiche
der dem Licht ausgesetzten Stellen des behaarten Kopfes, vornehmlich der Schläfengegend, als pathognomonisches Zeichen für

Karzinom anzusehen sei. Spätere Autoren haben den Befund der Schriddeschen **Krebshaare** nur zum Teil bestätigt (H e i n e, Z o l l n e r, W i g a n d, F r i e d r i c h, R i s a k) und ihre diagnostische Bedeutung geleugnet. Eigene ausgedehnte Beobachtungen dieses Vorkommnisses, welche sich auch auf die Familienangehörigen von Karzinomträgern erstreckten, sind in einer Arbeit von F r i c k und M e d u n a niedergelegt. Sie erbrachten den Nachweis, daß die Schriddeschen Krebshaare doch einen gewissen Wert für die Karzinomdiagnose haben; denn sie fanden sich bei Tumorträgern und ihren Angehörigen außerordentlich häufig, bei den Familienangehörigen manchmal schon in der Jugend, während sie in krebsfreien Familien fehlen. Sie dürften eine Konstitutionsanomalie darstellen, welche in Krebsfamilien verhältnismäßig oft vorkommt, und haben etwa die gleiche Bedeutung wie die anamnestische Angabe, daß Karzinom in der betreffenden Familie vorkomme. Wenn auch die Akten über die Erblichkeit der malignen Tumoren noch nicht abgeschlossen sind (s. K. H. B a u e r), so ist doch der anamnestisch erhobene Nachweis von Tumoren in der Aszendenz für die Karzinomdiagnose nicht völlig bedeutungslos, ebenso wie der sogenannte negative infektiöse Index (R. S c h m i d t), nämlich die Tatsache, daß maligne Tumoren mit Vorliebe bei früher völlig Gesunden auftreten. In diese Gruppe der gewiß nicht allzu hochwertigen Behelfe für die Karzinomdiagnose gehört der Befund der Schriddeschen Krebshaare. Besonders schienen die gelegentlichen Angaben von Patienten von Belang, daß bei ihnen trotz frühzeitiger Ergrauung später an den Schläfen wieder tiefschwarze Haare aufgetreten sind. Eine solche Angabe ließ besonders eindringlich nach einem noch symptomfreien malignen Tumor suchen und es konnte einige Male das Bestehen eines beginnenden Karzinoms (im Magen, Rektum, Bronchus) festgestellt werden.

Auffallend **r e i c h l i c h e s** schönes **K o p f h a a r** findet sich verhältnismäßig oft bei schwerer Lungentuberkulose als Teilerscheinung der sogenannten Beauté phthisique oder Traviata-Schönheit und muß den Arzt auf eine genaue Untersuchung der Lungen hinlenken. W i g a n d hat auf diese Erscheinung besonders aufmerksam gemacht. A u s f a l l e n der Kopfhaare in größerem Ausmaße kommt. außer nach schweren Infektionskrankheiten, bei verschiedenen Blutdrüsenaffektionen vor, besonders bei Morbus Basedowi, ferner bei Feerscher Krankheit (A. W a g n e r), endlich bei manchen Vergiftungen, vor allem Thallium- und Arsenvergiftungen. Fleckweises Ausfallen der Kopfhaare, besonders am Hinterkopf (Alopecia areata) ist eine vermutlich auf nervöser Grundlage beruhende Hautaffektion und für die interne Diagnostik ohne Bedeutung; sie ist zu trennen von der aus viel kleineren kahlen Stellen bestehenden Alopecia areolata, welche als sekundär luetische Manifestation aufzufassen ist. Die Form des Haaransatzes an der

Stirne ist ausschließlich von konstitutionellen Faktoren abhängig, sie wurde von S i g a u d zur Differenzierung der verschiedenen Körpertypen herangezogen. Gerader Haaransatz oberhalb der Stirne findet sich häufiger beim pyknischen Habitus, der spitzwinklige Haaransatz (im Volksmund als „Ehestandswinkel" bezeichnet) beim type cérébral von S i g a u d, der sich in vielem mit dem leptosomen oder asthenischen Habitus deckt. Die Glatzenbildung steht gleichfalls vorwiegend mit konstitutionellen Faktoren im Zusammenhang, ihr Ausmaß und der Zeitpunkt ihres Auftretens sind nicht selten familiär. R. O. S t e i n deutet den winkeligen Haaransatz an der Stirne sowie die Glatzenbildung als sekundären männlichen Geschlechtscharakter auf seborrhoischer Grundlage. Z o l l n e r beobachtete bei Männern mit malignen Tumoren niemals Glatzenbildung, nach eigener Erfahrung ist aber diese Angabe nicht richtig. Eine auffallende Stirnglatze findet sich regelmäßig bei der Dystrophia myotonica (S t e i n e r t, C u r s c h m a n n), sie kann neben den Muskelveränderungen, welche gleichzeitig atrophische und myotonische Zeichen aufweisen, der Kachexie und der Linsenkatarakt für die Diagnose dieser Erkrankung verwendet werden.

Stark ausgebildete, unter Umständen miteinander verwachsene A u g e n b r a u e n (Synophrys) bilden ein degeneratives Stigma, sehr schwache Ausbildung der Augenbrauen kommt ebenfalls auf konstitutioneller Basis vor, besonders bei Neuropathen. Auch bei blondem Kopfhaar sind Augenbrauen und Wimpern nicht selten dunkel gefärbt (unechte Blondinen). Im Alter werden die Augenbrauen buschig, die Haare länger, dicker und straffer, oft ähnlich den Karzinomhaaren S c h r i d d e s. Beim Eunuchen treten diese Altersveränderungen an den Augenbrauen nicht auf (T a n d l e r). Verhältnismäßig häufig wird ein Haarausfall der lateralen Augenbrauenhälfte beobachtet, welcher zumeist auf innersekretorische Störungen bezogen [Schilddrüse (H e r t o g h e, L é v i und R o t h s c h i l d), Keimdrüsen (N e u d a)] oder als Zeichen degenerativer Konstitution aufgefaßt wird (J. B a u e r); er bildet aber auch eine regelmäßige Erscheinung bei der Thalliumvergiftung (B u s c h k e, R. O. S t e i n, N e u d a, K o s z l e r u. a.). Das Symptom ist für die Diagnose nur mit Vorsicht zu verwenden, denn im Alter werden die (genetisch von der medialen Augenbrauenhälfte verschiedenen) Haare der lateralen Augenbrauenhälfte bei der großen Mehrzahl der Menschen schütter und spärlich, allerdings wird dieser Mangel durch das stärkere Wachstum und durch die buschige Veränderung der anderen Augenbrauenhälfte häufig verdeckt. Angeborene auffallende Länge der W i m p e r h a a r e wird verhältnismäßig oft bei Lungentuberkulose angetroffen (W i g a n d), dabei sind die Wimpern nicht nur länger, sondern auch an ihren Enden nach aufwärts gebogen, was den Eindruck der sogenannten „beschatteten" Augen hervorruft.

Aus der Art und dem Ausmaß der B a r t b i l d u n g läßt sich zumeist nur wenig für die klinische Diagnostik ablesen, da die Bartbildung fast ausschließlich von konstitutionellen Faktoren abhängt. Allerdings haben die Keimdrüsen sowie (vielleicht auf Umwegen) auch die übrigen Blutdrüsen, besonders Hypophyse und Nebennieren, einen wesentlichen Einfluß auf die Bartbildung. Für das Erkennen von Eunuchoidismus oder Dystrophia adiposogenitalis ist das völlige Fehlen eines Bartwuchses von Bedeutung. Schwache Bartbildung findet sich ferner verhältnismäßig häufig bei Lebercirrhosen (W e l t m a n n), dann bei Ulcus ventriculi (F r i e d r i c h). Bei manchen Blutdrüsenaffektionen (Akromegalie, Morbus Basedowi, Simmondscher Kachexie) kann man gelegentlich zugleich mit dem Einsetzen oder Fortschreiten der Erkrankung ein Ausfallen der Barthaare feststellen. Nebennierenaffektionen, besonders Tumoren der Nebennierenrinde können bei Frauen eine männliche Gesichtsbehaarung hervorrufen (Hirsutismus). Die postklimakterisch nicht selten auftretende geringe Bartbildung („Altweiberbart") findet sich gelegentlich auch schon bei jüngeren Frauen, u. zw. vornehmlich bei Ovarialtumoren (E s a u), ferner bei Morbus Cushing. L o m h o l t sah bei einigen Frauen die Hypertrichose an der Oberlippe während der Gravidität schwinden. An der Art, den Schnurrbart zu tragen (ungepflegt, nach abwärts über die Lippen hängend oder an den Enden aufgezwirbelt). läßt sich gelegentlich ein Potator erkennen. Von der Farbendisharmonie zwischen Bart- und Kopfhaar wurde schon gesprochen (s. S. 6).

Blässe.

Von wesentlicher Bedeutung für den Ausdruck eines Patienten ist die Farbe der Haut des Gesichtes, welche durch den Blut- und Pigmentgehalt bedingt ist. Blässe des Gesichtes kann durch anämische Beschaffenheit des Blutes oder durch abnorme Blutverteilung hervorgerufen werden. Die a n ä m i s c h e B l ä s s e läßt sich zumeist daran erkennen, daß auch die Schleimhäute (Konjunktiven, Zahnfleisch, Zunge) blaß angetroffen werden. Außerdem ist in vielen Fällen aus der Intensität der Blässe in Verbindung mit etwa vorhandenen Pigmentverschiebungen die Art der Blutarmut zu erkennen. Wir unterscheiden die „kreideweiße Blässe" der Blutungsanämien sowie die „Leichenblässe" der Chlorose von der infolge des begleitenden leichten Ikterus mehr gelblichen Blässe der hämolytischen Anämien, insbesondere der perniziösen Anämie. Chronische Anämien nicht hämolytischer Genese zeigen gelegentlich gleichfalls eine leicht ins Gelbliche spielende Blässe. Dasselbe kann man bei Karzinomanämien beobachten, auch wenn sie nicht mit Gelbsucht vergesellschaftet sind. Vor allem ist hier die graugelbliche Gesichtsfarbe der Patienten mit Magenkarzinom zu erwähnen (Strohfarbe-teint de paille jaune).

Eine besondere Färbung bekommt das Gesicht bei länger dauernder Endokarditis mit sekundärer toxischer Anämie durch die Anwesenheit von leichtem Ikterus und Zyanose. Dadurch erhält das Gesicht einen Stich ins Bräunliche („Milchkaffeefarbe").

Die B l ä s s e durch abnormale B l u t v e r t e i l u n g finden wir häufig vorübergehend als Folge von Krampfzuständen oder Lähmungen der Gefäßmuskulatur in bestimmten Körperabschnitten, bei Ohnmacht, Shock, bei Kälte, im Kollaps, im stenokardischen Anfall, im Schüttelfrost zu Beginn vieler fieberhafter Zustände, vor allem im Malariaschüttelfrost. Derartige Zustände sind an den Begleitsymptomen zumeist leicht zu erkennen, doch kann die Abtrennung eines auf vasomotorischen Störungen beruhenden Shocks von einem Kollaps durch profuse Blutung im Magen oder Darm manchmal Schwierigkeiten bereiten. Dauernde Blässe des Gesichtes trotz normaler Beschaffenheit des Blutes ist bei manchen kardiovaskulären Störungen anzutreffen. Von beträchtlicher diagnostischer Bedeutung ist die Blässe bei den Klappenfehlern der Aorta, bei der A o r t e n i n s u f f i z i e n z bedingt durch den fehlerhaften Rückstrom des Blutes in der Diastole und die dadurch hervorgerufene mangelhafte Füllung der Hautgefäße. Bei diesem Herzfehler ist besonders die Blässe in Verbindung mit dem am Hals sichtbaren Klopfen der Karotiden charakteristisch, da sich sonst klopfende Halsgefäße zumeist nur bei gerötetem Gesicht finden (Fieber, Alkoholismus, Morbus Basedowi). In gewissem Grade wird Blässe auch bei Mitralstenose und bei manchen angeborenen Herzfehlern beobachtet, doch ist sie hier immer von Zyanose begleitet (Cyanosis alba, Livor). Viele Kranke mit pathologischer E r h ö h u n g d e s a r t e r i e l l e n B l u t d r u c k e s zeigen gleichfalls beträchliche Blässe des Gesichts, u. zw. sowohl Kranke mit den verschiedenen Formen der essentiellen Hypertonie als auch Patienten mit hypertonischen Nierenerkrankungen. Unter den Fällen von essentieller Hypertonie gehen vor allem die zentralen Formen, welche im weiteren Verlaufe nicht selten zu Veränderungen von seiten der Nieren führen, mit Blässe einher, doch läßt sich aus der Blässe keineswegs eine Mitbeteiligung der Nieren erschließen (V o l h a r d s blasser Hochdruck), sie findet sich auch bei völlig intakter Nierenfunktion. Die Blässe ist durch Verengerung der Hautgefäße infolge der hypertonischen Vasokonstruktion bedingt. Der gleiche Mechanismus liegt der Blässe des Gesichtes bei vielen N i e r e n e r k r a n k u n g e n zugrunde, doch zeigen auch die Nephritiden ohne Hochdruck ein blasses Gesicht, vor allem dann, wenn Gesichtsödem vorhanden ist. In solchen Fällen beruht die Blässe auf Verdrängung und Kompression der Hautgefäße durch das Oedem. Aus demselben Grunde zeigt das gedunsene Gesicht der meisten M y x ö d e m kranken beträchtliche Blässe. Eine sehr häufige Ursache dauernder Blässe bei normaler Zusammensetzung des Blutes ist die a n g e b o r e n e E n g e d e s G e f ä ß s y-

s t e m s. Diese konstitutionelle Anomalie läßt sich außerdem an der
Enge der tastbaren Gefäße, dem fehlenden Puls der Aorta in jugulo
und der mangelhaften Tastbarkeit der Arteriae dorsales pedis erkennen. Derartige Personen behalten zeitlebens ihr blasses Gesicht (Pseu-
dochlorosen!), auch wenn Erkrankungen auftreten, welche für
gewöhnlich mit Röte des Gesichtes einhergehen (Pneumonie, Morbus Basedowi, Diabetes mellitus). Es soll daher auf die angeborene Enge des Gefäßsystems immer genau geachtet werden, um
diagnostische Irrtümer zu vermeiden.

Röte.

Bei der Blutüberfüllung der Gesichtshaut ist zwischen Rötung
im engeren Sinne und Zyanose zu unterscheiden. Allerdings hat
jede Röte der Haut einen leichten Stich ins Bläuliche; diese Erscheinung hängt mit der Wirkung der Haut als „trübes Medium"
zusammen (R i e h l). Die einfache Röte des Gesichts entsteht ausschließlich durch Erweiterung der Hautgefäße. Bei der vorüber-
gehenden, infolge psychischer Einflüsse, durch Hitzeeinwirkung
usw. zustande kommenden Rötung des Gesichtes läßt sich aus
der Stärke der Rötung, besonders aus dem fleckförmigen Charakter an Gesicht und Hals trotz verhältnismäßig geringfügiger Anlässe
ein labiles Vasomotorensystem (V a s o n e u r o s e) erschließen.
Bei derartigen Individuen kann Röte des Gesichtes trotz anämi-
scher Blutbeschaffenheit auftreten („blühende Chlorose"). Viele f i e -
b e r h a f t e E r k r a n k u n g e n gehen mit Rötung des Gesichtes
einher, wobei Wangen, Ohren und Nasenspitze besonders bevorzugt
sind. Vor allem für die kruppöse Pneumonie sind rote Wangen von
diagnostischer Bedeutung, im Gegensatz zu der bei Typhus, Miliartuberkulose und Meningitis zumeist sich findenden Blässe. Manchmal ist bei kruppöser P n e u m o n i e die Wange der befallenen Seite
stärker gerötet (G e r h a r d t, B a a s, S a h l i), eine Erscheinung,
welche mit der Beteiligung des Halssympathikus in Zusammenhang zu bringen sein dürfte, da sie auch bei Verletzung dieses
Nerven beobachtet wird (S e e l i g m ü l l e r). Sie ist in Analogie
zu setzen zu der gelegentlich feststellbaren Erweiterung der Pupille auf der Seite der Pneumonie. So kann die Seite der Pneumonie gelegentlich schon vom Gesichte abgelesen werden. Bei vorgeschrittener L u n g e n t u b e r k u l o s e ist die Wange der erkrankten Seite gleichfalls manchmal stärker gerötet (J e s s e n), nach W.
N e u m a n n der Cavernenseite entsprechend. Im übrigen steht
bei dieser Erkrankung die hellrote Farbe der Wangen häufig im
starken Gegensatz zu der Blässe des übrigen Gesichtes („hektische
Röte"). L. F l e i s c h m a n n betont, daß einseitige Rötung von
Wange und Ohrmuschel besonders bei Spitzenprozessen kindlicher
Individuen zu beobachten ist. Von nicht fieberhaften Erkrankungen
gehen der Morbus Basedowi und die übrigen Hyperthyreosen
häufig mit Rötung des Gesichtes einher, von den Vergiftungen die

Atropin- und die CO-Vergiftung in ihren Anfangsstadien. Bekannt ist ferner die eigentümlich hellrote Farbe des Gesichtes vor allem an den Wangen und Stirnhöckern bei Diabetes mellitus (Rubeosis diabetica — v. N o o r d e n), die sich nach L i e b m a n n auch bei Pankreatitis ohne Diabetes finden soll (Löfflers Zeichen).

Die Röte des Gesichtes, welche bei Landarbeitern und anderen Personen, die sich ständig in frischer Luft aufhalten, zu beobachten ist, beruht gleichfalls auf E r w e i t e r u n g d e r H a u t g e f ä ß e. Doch sind hier zumeist die etwas größeren Venen erweitert, welche bei genauer Betrachtung als rote, verästelte Stränge zu sehen sind (P h l e b e k t a s i e n). Dadurch unterscheidet sich für gewöhnlich diese Gesichtsfärbung von der früher erwähnten diffusen Rötung. Die gleichen Phlebektasien finden sich bei vielen chronischen Alkoholikern, hier betrifft die Rötung neben den Wangen auch die Nase und zeigt eine schmetterlingsförmige Ausbreitung. Zweifellos ist aber die Rötung des Gesichtes außerdem noch von der konstitutionellen Beschaffenheit der Hautgefäße abhängig, wodurch sich die Verschiedenheit beim Einzelindividuum erklärt. Umschriebene feinste Venenerweiterungen, besonders rings um die Augen, werden gelegentlich bei Personen angetroffen. welche regelmäßig großer Hitze ausgesetzt sind (Heizer, Köchinnen). Feine, blaßrote Injektion der Lidränder beschreibt J e s s e n als charakteristisch für beginnende Tuberkulose. Daß man sich hüten soll, eine bei dem heutigen Stande der kosmetischen Technik oft nur schwer erkennbare künstliche Rotfärbung der Wangen für natürliches Kolorit zu halten und dabei eine bestehende Blässe oder Zyanose zu übersehen, sei nur nebenbei erwähnt.

Zwischen der reinen Rötung und der Zyanose liegt die blaurote Verfärbung des Gesichtes, welche bei der genuinen und symptomatischen P o l y g l o b u l i e anzutreffen ist. Sie ist bedingt durch maximale Füllung der Hautgefäße bei gleichzeitiger erhöhter Färbekraft des Blutes infolge Erhöhung der Erythrozytenzahl und des Hämoglobingehaltes. Bei Polyglobulie sind neben der diffusen blauroten Gesichtsverfärbung außerdem mit bläulichem Farbton durchschimmernde kleine Hautvenen sichtbar, ferner ist auf die blaurote Farbe der Konjunktiva und Sklera und die düsterrote Farbe der Mund- und Rachenschleimhaut zu achten. Gegenüber der genuinen Polyglobulie unterscheidet sich die sekundäre Erythrozytose bei Stauungszuständen für gewöhnlich durch die stärkere Betonung der blauroten Verfärbung an Wangen, Ohren und Nasenspitze (W e l t m a n n).

Häufung von T e l e a n g i e k t a s i e n i m G e s i c h t muß an die Oslersche Krankheit denken lassen, jene seltene hereditäre Gefäßaffektion, bei welcher es außerdem zu multiplen Hämangiomen und hämorrhagischer Diathese kommt. Neben dem Gesicht sind besonders die Handinnenflächen und die Finger, ferner die Mundschleimhaut von den Veränderungen betroffen.

Zyanose.

Zyanose des Gesichtes ist bei sehr vielen Erkrankungen ein wertvoller diagnostischer Hinweis. In den meisten Fällen läßt sich auch die durch Sauerstoffverarmung des Blutes (Anoxämie) hervorgerufene Blausucht von der Zyanose durch mangelhafte Blutzirkulation (Stauung) leicht unterscheiden. Allerdings ist die Hauptursache für die bläuliche Verfärbung der Haut bei der Zyanose nicht in der starken O-Verarmung und der dadurch bedingten dunkleren Farbe des Blutes, sondern in der konsekutiven Erweiterung des subcutanen und intracutanen Venennetzes gelegen (Vierordt). Die anoxämische Zyanose ist zumeist von beträchtlicher Dyspnoe begleitet, während diese Erscheinung bei der Stauungsblausucht mehr in den Hintergrund tritt. Die anoxämische Zyanose findet sich vor allem bei schweren pulmonalen Prozessen, so bei diffuser Bronchiolitis, bei schweren Pneumonien, hier oft gepaart mit Rötung und fieberhaftem Glanz der Augen. in geringem Grade bei exsudativen und adhäsiven Pleuritiden sowie bei Pleuraempyemen, sehr hochgradig oft bei chronischem Lungenemphysem und bei Sklerose der kleinen Pulmonalarterien. Bei dem letztgenannten Zustand tritt manchmal die Dyspnoe nicht so stark hervor. In den romanischen Ländern werden Kranke mit Pulmonalsklerose wegen der hochgradigen Zyanose vielfach als „cardiaques noirs", die Erkrankung selbst auch als „maladie d' Ayerza" bezeichnet. Zyanose mit Blässe wird häufig bei Miliartuberkulose angetroffen. Die Lungentuberkulose führt, außer bei hochgradiger Ausbreitung des Prozesses, nicht zu stärkerer Zyanose, nur bei der Altersphthise ist sie in beträchtlicherem Grade vorhanden. Schwere anoxämische Zyanose ohne Dyspnoe findet sich bei ausgebreiteter Grippepneumonie, wahrscheinlich bedingt durch Kohlensäurenarkose des Atemzentrums oder durch enzephalitische Herde in der Medulla oblongata (Wiesner). Ein ähnlicher Mechanismus liegt der Zyanose zugrunde, wie sie bei schwerer Poliomyelitis und Landryscher Paralyse zu beobachten ist, wenn die Lähmung auf die Atmungsmuskulatur übergegriffen hat.

Bei der Zyanose durch mangelhafte Blutzirkulation fehlt die Dyspnoe in der Regel, sie tritt mindestens stark in den Hintergrund. Zyanose, selbst geringen Grades, ist immer ein Hinweis dafür, daß eine Störung im Blutkreislauf, also eine Dekompensation vorliegt. Bei jüngeren Personen läßt sich aus einer mittelschweren Zyanose des Gesichtes ohne Dyspnoe mit größter Wahrscheinlichkeit ein Mitralfehler (zumeist eine Mitralstenose) erschließen, nur selten handelt es sich in solchen Fällen um eine Herzmuskelaffektion (Myokarditis, Herzmuskelschädigung durch Nikotin, durch Überanstrengung [Sportherz], durch Infektionskrankheit, durch konstitutionelle Momente [dilatative Herzschwäche]). Jedenfalls ist die Zyanose immer ein Zeichen eines organischen Prozesses am Herzen und läßt sich zur Abtrennung von Herzbeschwerden ohne anatomisches Substrat mit Vorteil verwenden. Kranke mit isolierter Insuffizienz der Mitralklappen oder Aortenklappenfehlern haben für gewöhnlich nur sehr geringe Zyanose. Bei älteren Personen ist starke Blausucht ein häufiges Vorkommnis, auch wenn kein Herzklappenfehler vorliegt, da hier die Herzmuskelaffektionen verschiedenster Art an Häufigkeit die Klappenfehler übertreffen. Kombinierte Herzklappenfehler, vor allem mit Beteiligung der Trikuspidalklappen, führen zu beträchtlicher Zyanose, gleichzeitig aber auch zu Subikterus. Die Zyanose bei chronischem Lungenemphysem mit Myokardschädigung, beim Cor kyphoskolioticum und bei Pulmonalsklerose mit konsekutiven Herzveränderungen ist zum Teil auf Stauung im Blutkreislauf zu beziehen und kann daher gelegentlich nur von geringgradiger Dyspnoe begleitet sein. Zyanose des Gesichtes durch lokale S t a u u n g   d e r   o b e r e n   H o h l v e n e oder der Jugularvenen infolge von Struma oder von Mediastinaltumoren läßt sich von der kardialen Stauungszyanose aus dem Bestehen stark dilatierter, bei der Inspiration nicht abschwellender Halsvenen sowie häufig auch aus dem gleichzeitigen Vorhandensein lokaler Oedeme abtrennen. Ein Frühsymptom ist dabei manchmal lokalisierte Zyanose an der Unterfläche der Zunge (v. N e u s s e r). Die stärksten Grade von Stauungszyanose finden sich bei den a n g e b o r e n e n   H e r z f e h l e r n. Vor allem für die angeborene Pulmonalstenose ist schwerste Zyanose ein wichtiges diagnostisches Kennzeichen (Morbus coeruleus); dieselbe Erscheinung findet sich aber auch bei anderen angeborenen Vitien, zum Teil als Mischungszyanose, beruhend auf mangelhafter Arterialisation des Blutes infolge von Kommunikation der beiden Herzhälften. Besonders hochgradige Zyanose kommt bei Kombination mehrerer angeborener Herzfehler vor, so bei der sogenannten Tetralogie von F a l l o t. Von den Vergiftungen gehen besonders die Nitrit- und die Blausäurevergiftung mit starker Blausucht einher. Endlich kann als Folge chronischer Gefäßschädigung durch Erfrierung an Wange, Nase und Ohren beträchtliche Zyanose angetroffen werden.

Exantheme.

Mit lokalisierter Blutüberfüllung in bestimmten Abschnitten der Gesichtshaut haben wir es wenigstens zum Teil bei den akuten Exanthemen zu tun. Das Scharlachexanthem ist aus kleinsten, follikulär gestellten, flachen, konfluierenden, intensiv scharlachrot gefärbten Fleckchen zusammengesetzt; dabei ist die Haut häufig etwas gedunsen. In einem charakteristischen Gegensatz zu der besonders Wangen und Nasenrücken befallenden Rötung steht dabei die zirkumorale Blässe. T i e m a n n hat bei hypoglykämischem Coma gleichfalls zirkumorale Blässe bei sonst stark gerötetem Gesicht beobachtet. Das Masernexanthem beginnt zumeist hinter den Ohren, dann erst ergreift es Schläfen und Wangen; es besteht aus hanfkorn- bis linsengroßen, unregelmäßig gestalteten hellroten Flecken, die gleichfalls Neigung zur Konfluenz zeigen. Als Vorläufer des Masernexanthems wird häufig Konjunktivitis mit starker Rötung der Lidschleimhaut beobachtet, ferner Enanthem der Mundschleimhaut und die Koplikschen Flecke (s. S. 42). Ähnlich dem Masernexanthem ist das Rötelexanthem, nur sind die Effloreszenzen blässer und zarter rosa; am Hals und Nacken sind bei Röteln oft beträchtliche Drüsenschwellungen zu sehen und zu tasten; die Koplikschen Flecke fehlen. Toxische Exantheme bei Grippe oder Magendarminfektionen haben zumeist masernähnlichen Charakter. Bei Varicellen finden sich spärliche, runde, rötliche Fleckchen, die sich schnell in Knötchen und helle Bläschen von Hanfkorn- bis Erbsengröße umwandeln. Im Gegensatz dazu zeigt die Variola einen dichten Ausschlag blaßroter, leicht erhabener Fleckchen, welche gleichfalls in Bläschen übergehen. Die Narben nach Variola bleiben bekanntlich zeitlebens bestehen. Das Gesichtserysipel kennzeichnet sich durch die diffuse, hellrote Farbe und den wallartig aufgeworfenen Rand. Gelegentlich kommt es zur Bildung von größeren, gelblichen Blasen.

Von den übrigen Affektionen der Gesichtshaut, welche nur dermatologisches Interesse haben, soll abgesehen werden, es sei nur kurz erwähnt, daß starke Gesichtsakne durch fortgesetzte Brommedikation bedingt sein kann und daher mitunter den Arzt auf das Vorliegen einer Epilepsie hinweist; ferner verdient der Herpes febrilis eine Besprechung, da sein Vorhandensein diagnostisch von großer Wichtigkeit ist. Wenn es auch kaum eine fieberhafte Affektion gibt, bei welcher Herpes nicht zur Beobachtung kommt, so ist er doch mit besonderer Häufigkeit bei kruppöser Pneumonie und bei Grippe, bezw. Grippepneumonie anzutreffen, während seine Anwesenheit bei anderen hochfieberhaften Erkrankungen, vor allem bei Abdominaltyphus und Miliartuberkulose zu den außerordentlichen Seltenheiten gehört. Es muß jedoch darauf geachtet werden, daß Herpes auch außerhalb von fieberhaften Zuständen: bei Frauen zur Zeit der Menstruation, nach Sonnenbestrahlung, Quarzlichtbehandlung, Heißluftbädern, endlich auf psychischer Grundlage vorkommt, ein Umstand, der gelegentlich differentialdiagnostische Schwierigkeiten bereiten kann. Erwähnt sei noch der Lupus vulgaris und erythematodes, welcher an verschiedenen Stellen der Gesichtshaut als blaurötliche bis bräunliche, leicht erhabene und etwas unebene Flecke auftritt und ebenso wie die braunvioletten, strahligen, einer ausgeheilten Lupusaffektion entsprechenden Narben auf das Vorhandensein anderer tuberkulöser Affektionen im Organismus hinweisen kann. Gewöhnlich leicht davon abzutrennen sind die angeborenen Naevi vasculosi von blauroter Farbe, welche durchaus im Niveau der

Haut liegen, einen unregelmäßig geflammten Rand und eine völlig glatte Oberfläche zeigen. Eine ähnliche, allerdings mehr braunviolette Farbe können die bei akuter L y s o l v e r g i f t u n g vorkommenden Veräßungen der Lippen und der Kinnhaut aufweisen. Sie liegen um den Mund herum und ziehen streifenförmig nach abwärts gegen das Kinn. Bei bewußtlosen Patienten kann dieser Anblick neben dem charakteristischen Lysolgeruch führend für die Diagnose sein.

Pigment.

Die Farbe einer Reihe der zuleßt genannten Veränderungen der Gesichtshaut wird zum Teil nicht nur durch den Blutgehalt, sondern auch durch das Auftreten von Pigment bestimmt. Die normale Gesichtsfarbe wird weitgehend vom Gehalt an Pigment beeinflußt; die Menge des Pigments ist dabei von Rasseneigentümlichkeiten (in unseren Gegenden besonders viel Pigment vornehmlich bei Zigeunern und deren Mischlingen), sowie von der Lebensweise (Sonnenbestrahlung) abhängig. Diffuse pathologische Hyperpigmentation bis zur Negerfarbe findet sich fast ausschließlich bei Morbus Addisoni. Auch das Pigment bei dieser Erkrankung kann sich im Anschluß an intensive Sonnenbestrahlung einstellen. So kenne ich den Fall eines jungen Mannes, der vom Schiausflug zurückkam und strahlend erklärte, daß er noch niemals so schnell und so tief abgebrannt sei. Kurze Zeit später stellten sich Schwächezustände und Bauchschmerzen ein und es entwickelte sich das typische Bild des Morbus Addisoni. Das Fehlen von Hyperpigmentation ist jedoch kein sicherer Beweis gegen das Bestehen einer Addisonschen Krankheit, da diese auch ohne Pigmentvermehrung vorkommt. Abnorme Pigmentierung der Haut des Gesichtes ist noch bei manchen Pankreasaffektionen, ferner bei Pigmentcirrhose anzutreffen; die Farbe ist hier graubräunlich, jedoch von Ikterus deutlich zu unterscheiden. Ähnliche Hautverfärbungen können bei Morbus Basedowi und bei manchen chronischen Infektionskrankheiten (Tuberkulose, Malaria) auftreten, ferner bei malignen Tumoren, endlich bei gewissen Psychosen, ab und zu sogar akut (R a t n e r). Die Splenomegalie Gaucher geht manchmal mit einer weingelben bis ockerbraunen Farbe des Gesichtes einher. Leichtgraugelbliche Pigmentierung kommt bei vielen atrophischen Lebercirrhosen vor, außerdem bei manchen malignen Tumoren, insbesondere beim Magenkarzinom. Graue Verfärbung der Haut wurde in früheren Jahren bei intensiver Behandlung mit Silberpräparaten nicht selten beobachtet (Argyrie), heute gehören derartige Fälle zu den Seltenheiten, doch gelangen sie immerhin noch zur Beobachtung, beispielsweise nach länger dauernder Behandlung mit intravenösen Kollargolinjektionen. L o r e n z e n sah nach Goldtherapie (Sanocrysin) bläuliche bis schiefergraue Hautverfärbung, die er als Chrysiasis bezeichnet.

L o k a l e, fleckförmige P i g m e n t a n s a m m l u n g e n im Gesicht trifft man bei Frauen während der Schwangerschaft und bei Bestehen von Genitaltumoren (Chloasma uterinum); es handelt sich um dunkelbraune, unregelmäßige Flecke von Schilling- bis Handtellergröße, welche besonders an Stirn und Wangen sitzen. Sie können einen Hinweis für das Bestehen einer Genitalaffektion bilden, doch werden ähnliche Pigmentierungen auch bei Morbus Basedowi, Morbus Gaucher sowie bei chronischer Arsenvergiftung (Arsenmelanose) beobachtet. B l o c h und G u l d b e r g haben Chloasma nach langdauernder Behandlung mit großen Dosen Follikulin (Menformon, Oestroglandol) gesehen. A n d e r s o n und W e r - n o e beschreiben als „braunen Stirnring" eine über die Stirnhaut querverlaufende dunkelbraune Linie, die unabhängig von der Lichtwirkung als dystrophische Hautstörung bei zentralnervösen Prozessen, besonders bei striären Herden, vorkommen soll. Ich habe eine solche Erscheinung bisher niemals beobachten können. Die Epheliden oder Sommersprossen, linsengroße, bräunlichrote Flecke, welche vor allem im Sommer vorwiegend an Stirne und Nasenrücken auftreten, sind eine Pigmentanomalie auf konstitutioneller Grundlage. Sie finden sich häufiger bei Rothaarigen, auch bei hellblonden Personen. Besonders empfindliche Individuen behalten ihre Epheliden während des ganzen Jahres.

Als eine eigenartige, örtlich begrenzte Verfärbung der Gesichtshaut sind noch die sogenannten „h a l o n i e r t e n A u g e n" anzuführen. Es handelt sich um eine dunkelblaugraue, ringförmige Verfärbung um die Augen, besonders an der Unterseite; sie tritt v o r - ü b e r g e h e n d nach sexuellen Exzessen auf (vom Wiener Volksmund mit dem bezeichnenden Namen „Deutschmeister" belegt). D a u e r n d, jedoch mehr von braungrauer Farbe findet sich diese Erscheinung bei konsumierenden schweren Krankheiten, ferner bei Frauen mit Affektionen des weiblichen Genitales, endlich nicht selten bei Morbus Basedowi. Die Ursache für diese Verfärbung dürfte in einem Verlust des Turgors im subcutanen Gewebe zu suchen sein, wodurch die tiefergelegenen, vielleicht auch noch erweiterten Venenplexus durch das trübe Medium der Haut stärker durchschimmern. Nur zum Teil handelt es sich um echte Pigmentverschiebungen (s. H u s l e r).

Ikterus.

Eine große Rolle spielt die gelbe Verfärbung der Haut bei der Diagnostik interner Erkrankungen; sie ist fast regelmäßig durch Ablagerung von Gallenfarbstoff bedingt (Gelbsucht, Ikterus). Bei manchen Fällen von schwerer chronischer Uraemie wird jedoch eine gelbe Verfärbung der Haut beobachtet, welche nicht oder nicht nur durch Gallenfarbstoff, sondern ausschließlich oder vorwiegend durch retinierte Harnfarbstoffe (Urochrom) hervorgerufen ist (B a r r e n s c h e e n und P o p p e r). Hijmans v. d. B e r g h bezieht diese Verfärbung auf Serumlutein. B e c h e r bezeichnet die graugelbliche Hautverfärbung bei Niereninsuffizienz als Pseudoikterus und meint, daß sie sich besonders an den dem Licht ausgesetzten Hautstellen zeige. Durch Einnahme von Pikrinsäure oder ihrer Derivate (Ekrasit) wird gleichfalls eine diffuse Gelbfärbung der Haut verursacht. Derartige Fälle wurden während des Ersten Weltkrieges beobachtet (Selbstbeschädiger). Die Anamnese und der Harnbefund schützen vor Verwechslungen, da die Pikrinsäure im Harn leicht nachzuweisen ist. Auch durch Santonin, Rivanol und Trypaflavin kann scheinbarer Ikterus hervorgerufen werden (G. H a n s e n). Nach übermäßigem Karotingenuß (Xanthose) findet sich gelegentlich gelbe Verfärbung der Haut in den Nasolabialfalten, vor allem bei Diabetikern (M o r o).

Der echte Ikterus durch Ablagerung von Gallenfarbstoff in der Haut kann sehr verschiedene Intensität aufweisen. Die schwächsten Grade (Subikterus) verursachen nur an den Skleren leichte Gelbfärbung. Bei beginnendem Ikterus ist die o b e r e K ö r p e r h ä l f t e zumeist stärker gefärbt als die untere (U m b e r und R o s e n b e r g, K o v a c s, B i e n e n f e l d, S a b a t i n i). Nach K o v a c s ist die Reihenfolge: Skleren, Kopf, Hals, Thorax, Abdomen. zuletzt die distalen Enden der Extremitäten. Ob dieses regionäre Einsetzen des Ikterus auf dem Gesetz der fraktionierten Absättigung beruht, wie M a y e r h o f e r betont, läßt sich derzeit nicht entscheiden. Aus dieser Verteilung der Gelbsucht kann gelegentlich ein kurzdauernder Ikterus auch ohne Anamnese von einem schon langebestehenden mit gleichmäßiger Verteilung des Farbstoffes unterschieden werden.

Die Art der Gelbsucht (Stauungsikterus, paracholischer, pleiochromer Ikterus) ist aus der Farbe allein nicht zu erkennen, wenn sich auch aus der Stärke des Ikterus im Verhältnis zum Blutgehalt und zum Turgor der Haut manchmal gewisse Schlüsse ziehen lassen. I c t e r u s s i m p l e x und Stauungsikterus durch Steinverschluß zeigen für gewöhnlich einen sattgelben Farbton mit einem Stich ins Orange, bei Verschluß der großen Gallenwege durch maligne Tumoren ist zu Beginn eine ähnliche Verfärbung vorhanden, während im weiteren Verlaufe die Zunahme der Gelbsucht sowie die Anämie und Kachexie der Haut einen mehr grüngelben, schließlich grünbraunen Farbton verleihen (Melasikterus). Einen ausgesprochenen Stich ins Orange, resp. Rötlichgelbe findet man beim sogenannten I c t e r u s g r a v i s, gleichgültig, ob es sich um eine akute oder subakute Leberatrophie oder einen schweren Schub von Leberzerstörung bei einer Zirrhose handelt. Diese Form der Gelbsucht, welche im weiteren Verlauf zum Coma hepaticum führt, geht außerdem zumeist mit einem eigenartigen, ziemlich aufdringlichen, an feuchtes Erdreich erinnernden Geruch einher (Foetor hepaticus) (s. S. 53).

Bei **hämolytischen Anämien** und hämolytischem Ikterus führt das gleichzeitige Bestehen von Gelbsucht und Blutarmut zu einer mehr gelbgrünen Verfärbung der Haut, dabei fehlt für gewöhnlich stärkere Kachexie. Auch bei **Karzinomanämien** mit mäßigem Ikterus (z. B. durch Lebermetastasen) findet sich eine ähnliche Verfärbung. Der Unterschied in der Verfärbung der verschiedenen Ikterusformen ist durch das Vorhandensein oder Fehlen von Anämie vollkommen geklärt; es ist daher nicht wahrscheinlich und auch schwer zu beweisen, daß es sich in einem Falle um Bilirubin-, im anderen Falle um Biliverdinikterus handelt, wie dies von **Brugsch** angenommen wurde. **Brugsch** trennte den Rubinikterus vom Verdin-. Flavin- und Melasikterus. doch ist diese Einteilung später ziemlich allgemein verworfen worden (**Hollos** u. a.).

Sekundäre Anämien gehen zumeist ohne Ikterus einher, nur bei Sepsis und Endokarditis findet sich mitunter mäßiger Subikterus („Milchkaffeefarbe"). Nach **Naegeli** fehlt in solchen Fällen der Skleralikterus, doch ist dieser Befund eigener Erfahrung nach kaum jemals anzutreffen. Für kardiale Affektionen, insbesondere Trikuspidalfehler, ist Subikterus gemeinsam mit starker Zyanose charakteristisch. Schwerer Ikterus bei einfacher Stauungsleber ist außerordentlich selten, er wird dagegen bei der sogenannten intermediären Leberstauung regelmäßig angetroffen und war mir in einer Reihe von Fällen ein wertvoller Hinweis für die Diagnose dieser seltenen Leberaffektion, wenn sich nämlich bei schwerer kardialer Dekompensation beträchtlicher Ikterus einstellte, für welchen sich sonst keine ursächlichen Momente finden ließen. Die atrophische **Lebercirrhose** erkennt man an der neben stärkerem oder schwächerem Subikterus vorhandenen bräunlichen Pigmentierung der Haut, woraus sich eine braungelbliche Gesichtsfarbe ergibt. Daneben findet sich noch Kachexie und häufig Visus potatorius. Die zumeist jugendliche Individuen betreffende hypertrophische Cirrhose mit starkem Ikterus zeigt weniger graugelbliche als rein sattgelbe Farbe wie der Icterus simplex.

Turgor.

In hohem Maße ist der Ausdruck eines Patienten vom Turgor (Flüssigkeitsgehalt) sowie vom Fettgehalt der Haut und des subcutanen Gewebes abhängig. Verminderung des Flüssigkeits- und Fettgehaltes ist meist miteinander verbunden; sie findet sich im Alter (runzelige, atrophische Haut), ferner bei schweren und langdauernden Infektionskrankheiten (Facies hippocratica), bei malignen Tumoren, endlich bei manchen Blutdrüsenaffektionen (Geroderma). Die Haut wird schlaff und runzelig, die Augen liegen tief in den Höhlen, da das retroorbitale Fettgewebe geschwunden ist, auch um die Bulbi findet sich eine ringförmige Furche, Wangen- und Schläfengegend sind stark eingesunken, die Ohren erscheinen aus diesem Grunde abstehend. Im Alter tritt gewöhnlich die Abnahme des Turgors im unteren Augenlid besonders hervor (sogenannte Tränensäcke, vor allem bei Personen, welche ihre Gesichtshaut durch Schminken stark geschädigt haben; in stark ausgeprägter Weise zeigte dies der bekannte Wiener Schauspieler Sonnenthal).

Z u n a h m e d e s F e t t g e h a l t e s muß nicht immer mit vermehrtem Turgor verbunden sein (hängende Fettbacken). Fettansammlungen können sich außer an den Wangen auch um das Kinn finden (Doppelkinn), gelegentlich in Form von Lipomen oder als Madelungscher Fetthals (s. S. 55). Exzessives Fettwachstum im Gesicht findet sich besonders bei konstitutioneller, weniger bei Mastfettsucht.

Gesichtsausdruck.

Guter Turgor der Gesichtshaut ist ein Zeichen von Gesundheit, von reichlichem Aufenthalt in frischer Luft, von kalorien- und vitaminreicher Nahrung. G a n t e r und W o h l w i l l sehen allerdings guten Turgor und Röte der Gesichtshaut, also jugendliches gesundes Aussehen, als Zeichen eines beginnenden malignen Tumors an (Karzinomanwärter). Einer solchen Auffassung kann höchstens in dem Sinne beigepflichtet werden, daß maligne Tumoren relativ oft bei Personen auftreten, welche bis dahin fast völlig gesund gewesen sind, insbesondere kaum jemals eine Infektionskrankheit durchgemacht haben (negativer infektiöser Index — R. S c h m i d t). Diese Tatsache war schon B i l l r o t h bekannt, der von einer eigenen Karzinomrasse zu sprechen pflegte, und F r a e n k e l meinte, daß Tumorträger fast immer gesundes Herz und gesunde Gefäße aufweisen. Für die Diagnose eines malignen Tumors ist aber auch im Beginne der Erkrankung das „schlechte" Aussehen mit Blässe und vermindertem Turgor der Gesichtshaut, mit eingefallenen Wangen und dabei oft dem charakteristischen traurigen Blick von großer diagnostischer Bedeutung (Duldergesicht — Facies maligna).

An dieser Stelle sei noch auf die übrigen Formen des Gesichtsausdrucks eingegangen, insoweit sie mitunter recht wertvolle Hinweise für die interne Diagnostik bilden. Einen charakteristischen Gesichtsausdruck findet man nicht selten bei Magen- und Zwölffingerdarmgeschwüren (Ulcusgesicht — F r i e d r i c h), kenntlich an den auffallend mageren Wangen mit senkrechten Falten, horizontalen Falten um den Mund, wenig Backenbart. Das „Ulcusgesicht" hat mir schon in vielen Fällen die Blickdiagnose Ulcus gestattet; es deckt sich ungefähr mit dem von B e r g m a n n beschriebenen leidenden Zug bei chronisch Ulcuskranken

und mit der Facies gastritica von W. M e t z. Bekannt ist ferner
die facies uterina, ein Befund, der sich bei vielen Frauen mit
schweren Genitalaffektionen erheben läßt: mageres Gesicht, ängst-
licher Gesichtsausdruck, stark halonierte Augen. Von A s c h e n -
b r e n n e r wird als „Fleckfiebergesicht“ dunkelrote, ins Bläuliche spielende Gesichtsfarbe, verbunden mit einer gewissen Gedunsenheit und Konjunktivitis, beschrieben. Etwas weniger typisch ist das „Vollmondgesicht“ bei der Cushingschen Krankheit: Rötung mit Adipositas und einzelnen roten Striae distensae
an den Wangen. M a y und M o z z i c o n a c c i haben das gleiche
Gesicht bei neurovegetativer Dysfunktion beobachtet, gelegentlich sogar hereditär. Einen ängstlichen Gesichtsausdruck, verbunden mit Blässe und Zyanose, zeigen häufig Patienten mit stenokardischen Zuständen und Kranke mit Pulmonalembolien. Eigenartig verlegenen Gesichtsausdruck findet man nicht selten bei der
Chorea minor, insbesondere bei Kindern, ein Umstand, der gelegentlich die Diagnose schon vor dem Auftreten der charakteristischen Bewegungsstörungen ermöglicht. Endlich sind noch die
verschiedenen Grade des benommenen Gesichtsausdrucks bis zum
tiefen Coma anzuführen, welche aber nur im Zusammenhang mit
den übrigen Symptomen diagnostisch verwertet werden können.
Bei chronischer Urämie im Endstadium der Schrumpfnieren ist
nicht selten eine e i g e n a r t i g e F o r m d e r B e n o m m e n -
h e i t zu beobachten, welche darin besteht, daß der Kranke stun-
denlang anscheinend schwer benommen im Bette liegt, aber sofort
völlig klare Antworten gibt, wenn er angesprochen wird. Diese Form
der Benommenheit steht im Gegensatz zu dem dauernden, schwer
erweckbaren Stupor bei Meningitis, Enzephalitis und bei Hirntumoren, ferner zu Coma hepaticum und diabeticum. Bei Enzephalitis finden sich auch abnorme Schlafzustände (E. lethargica).
desgleichen bei der Narkolepsie.

Nicht nur durch den Gesichtsausdruck allein, sondern durch
sein ganzes Gehaben gibt sich der N e u r a s t h e n i k e r dem geschul-
ten Arzt auf den ersten Blick zu erkennen. Besonders die sexuellen
Neurosen zeigen auffälliges Verhalten; Frauen mit dieser Affektion, welche zumeist durch Coitus interruptus oder Dyspareunie
verursacht ist, weisen neben den gewöhnlichen Symptomen der
Neurasthenie einen schwer zu beschreibenden Gesichtsausdruck
auf, der zwischen übertriebener Heiterkeit und Ernst schwankt:
er läßt oft die Diagnose sofort stellen. Ebenso kann Homosexua-
lität beim Manne gelegentlich an der Art, wie er dem Arzt beim
Erzählen der Anamnese entgegentritt, an der flüsternden Sprech-
weise und einem Heimlichtun erkannt werden. Beim Masturbanten
dagegen ist neben den allgemeinen neurasthenischen Kennzeichen
ein Ausdruck von Verlegenheit, verbunden mit leichter Depression,
zu finden.

D e C r i n i s hat dem Gesichtsausdruck als diagnostischem Hilfsmittel eine längere Abhandlung gewidmet; eine ältere, aber gleichfalls wertvolle Zusammenstellung stammt von B a u m g ä r t - n e r, eine vorzügliche Beschreibung der Mienen des kranken Kindes von R a c h. Ferner seien erwähnt die Arbeiten von S a l z e r. G r a f e und L a n g e sowie die weniger gelungenen von F e r v e r s und G r u h l e. Den Gesichtsausdruck bei schweren chirurgischen Affektionen behandelt K i l l i a n.

Ödem.

Ödem im Gesicht wird verhältnimäßig selten angetroffen. Diffuse Zunahme der Gewebsflüssigkeit findet sich bei M y x ö d e m. An dem blassen, gedunsenen, meist unintelligenten Aussehen, an der trockenen Haut und der heiseren Sprache läßt sich häufig ein Myxödem auf den ersten Blick erkennen. Die C h l o r o s e kann neben der Blässe gleichfalls ein gedunsenes Gesicht aufweisen. Geringere Grade dieser Gesichtsveränderung (pastöses Gesicht) werden manchmal auf die Diagnose einer p a l l i d o s t r i ä r e n H i r n - l ä s i o n (Paralysis agitans, metenzephalitischer Parkinsonismus) führen. Doch kann es zu diagnostischen Schwierigkeiten Anlaß geben, da ein pastöses Gesicht auch als angeborene konstitutionelle Anomalie vorkommt. Bei Metenzephalitis ist aber neben der Gedunsenheit die durch die Mimikarmut bedingte Starre des Gesichts und der erhöhte Glanz (infolge Überfunktion der Talgdrüsen) charakteristisch (Masken- und Salbengesicht).

Ödem des Gesichtes zeigt sich vor allem an den Augenlidern. erst bei stärkeren Graden schwillt das übrige Gesicht an. Im Verein mit Blässe ist Gesichtsödem ein Zeichen für gewisse N i e r e n - p r o z e s s e, insbesondere für akute Glomerulonephritis und chronische parenchymatöse Nephritis („Nephrose"). Geringes Lidödem findet sich auch bei Schrumpfnieren; bei der genuinen Schrumpfniere allerdings immer nur schwach angedeutet. Außer bei Nierenerkrankungen beobachtet man Gesichtsödem noch bei den H u n - g e r ö d e m e n, welche in der Nachkriegszeit gehäuft auftraten. Solche Fälle zeigten völlig den Gesichtsausdruck akuter Nephritiden. Schwellung des Gesichts wird ferner manchmal bei kardialen Dekompensationszuständen beobachtet, besonders, wenn gleichzeitig eine starke Schädigung der Gefäße (Nikotinismus, Arteriolosklerose) vorhanden ist, jedoch immer nur bei hochgradigen allgemeinen Ödemen und in Verbindung mit beträchtlicher Zyanose. Manche schwere Anämien, insbesondere die perniziöse Anämie. können gleichfalls mit geringgradigem Gesichtsödem einhergehen. Pastöses, blasses, schwammiges Aussehen findet man bei Potatoren; bei peripherer Fazialislähmung kommt in seltenen Fällen halbseitiges Anschwellen des Gesichtes auf der gelähmten Seite vor (F r a n k l. H u e b s c h m a n n). Durch rasches Auftreten und Wiederschwinden kennzeichnet sich das angioneurotische (Quinckesche) Ödem, das sich mit Vorliebe im Gesichte lokalisiert. Manchmal wird auch nach intensiver Besonnung oder Quarzlichtbestrahlung vorübergehendes Gesichtsödem beobachtet. Im Anschluß an Erysipel kann gleichfalls Schwellung des Gesichtes für einige Zeit zurückbleiben, besonders nach rezidivierendem Erysipel (Elephantiasis nostras). Durch lokale Stauung entsteht Gesichtsödem (mit Zyanose) bei hochgradiger Struma substernalis oder anderen Mediastinalprozessen, ferner bei Tetanus sowie gelegentlich bei starkem Keuchhusten der Kinder (E d l e f s e n). Durch eine angeborene, sehr enge obere Thoraxapertur kann gelegentlich eine Stenose der oberen Hohlvene vorgetäuscht werden: ich sah bei einem Falle von schwerer Dekompensation eines Cor kyphoskolioticum hochgradige Zyanose des Gesichts mit schwerem lokalisierten Ödem des Kopfes, ohne daß die Obduktion eine andere lokale Ursache als eine infolge der Kyphoskoliose besonders enge obere Thoraxapertur aufdecken konnte. Akutes entzündliches Lidödem infolge von schwerer Konjunktivitis wird wegen der begleitenden Rötung wohl kaum jemals mit einem nephritischen verwechselt werden können. Das Gleiche gilt für das Lidödem bei T r i c h i n o s e, welche Erkrankung außerdem an dem hohen, unregelmäßigen Fieber, den polyneuritischen Symptomen und der Eosinophilie kenntlich ist. E i n s e i t i g e s L i d ö d e m kann sich mitunter bei otogener Eiterung einstellen, wird auch bei der in Südamerika endemischen Chagas-Krankheit beobachtet und dort als Zeichen von R o m a ñ a geführt (L. P o p p e r). Starkes beiderseitiges Lidödem, begleitet von Exophthalmus, Chemosis der Konjunktiva und Erweiterung der Frontalvenen, ist bei Thrombose des Sinus cavernosus anzutreffen.

Isoliertes Ödem beider Oberlider ist ein nicht seltenes Symptom des Morbus Basedowi und für diese Erkrankung von großer diagnostischer Bedeutung, besonders zur Abtrennung des Morbus Basedowi vom einfachen Hyperthyreoidismus. Es betrifft dabei zumeist nur den oberen, für gewöhnlich eingesunkenen Teil des Oberlides, welcher wulstförmig unter dem Augenbrauenbogen hervortritt. Dieses Symptom wurde schon von C h v o s t e k s e n. beschrieben, später von S a e n g e r und S u d e c k besonders hervorgehoben. Außerhalb des Morbus Basedowi kommt ein derartiges chronisches isoliertes Ödem der Oberlider nur sehr selten auf konstitutioneller Grundlage vor (E. S t o e r k), zum Beispiel bei Akromegalie und Diabetes insipidus (R. S c h m i d t). Bei Morbus Basedowi kann es ziemlich akut auftreten. Manchmal betrifft dieses lokalisierte Ödem mehr die Schläfen und wird daran erkannt, daß Brillenstäbe starke Furchen hervorrufen (W a h l b e r g). Von O x e n i u s wurde Ödem der Ohrläppchen bei Masern beschrieben.

Drüsen.

Nur selten führen Drüsenvergrößerungen zu Schwellungen des Gesichtes. Eine charakteristische Veränderung entsteht durch symmetrisches Anschwellen der beiden Parotisdrüsen, wobei die Ohrläppchen von den Wangen abgehoben werden; dadurch wird ein eigenartiger unintelligenter Gesichtsausdruck hervorgerufen. Diese Erscheinung wird besonders bei Parotitis epidemica (Mumps) angetroffen, welche Erkrankung daher auch den Namen „Ziegenpeter" führt. Eine ähnliche Veränderung des Gesichts findet sich bei der Mikuliczschen Krankheit, hier sind aber nicht nur die Parotiden, sondern auch die Submaxillar- und Tränendrüsen (im oberen lateralen Augenwinkel) vergrößert. Die Mikuliczsche Krankheit ist keine einheitliche Erkrankung, die Vergrößerung der erwähnten Drüsen ist nur ein Symptomenkomplex, der sowohl bei lymphatischer Leukämie als auch bei Lymphogranulomatose und, allerdings selten, bei tuberkulösen und luetischen Drüsenschwellungen vorkommt (s. A. Herz). Vorübergehende Schwellung einer Parotis findet sich bei Entzündungen des Ausführungsganges (Sialodochitis fibrinosa [Kußmaul]) und bei Speichelsteinen. Die Schwellung tritt dann zumeist während des Essens auf, um bald wieder zu verschwinden. Vergrößerung der Ohrspeicheldrüse beider Seiten wird außerdem noch als angeborene konstitutionelle Anomalie nicht allzu selten angetroffen (L. Hess, J. Bauer). Sprinzels sah derartige habituelle Parotisvergrößerungen besonders bei fettleibigen Individuen, häufiger bei Männern. Flaum fand diese Erscheinung verhältnismäßig oft bei sthenischem Diabetes und hält sie für ein Symptom von latentem Diabetes, wenn sie bei scheinbar Gesunden vorkommt. Falta hat dagegen bei seinem großen Diabetikermaterial Hypertrophie der Parotis niemals feststellen können.

Hautfeuchtigkeit.

Der Feuchtigkeitsgrad der Gesichtshaut ist nicht selten von diagnostischem Interesse. Während bei Morbus Basedowi und Hyperthyreoidismus, außerdem auch bei Vasoneurose eine weiche, samtartige, feuchte Beschaffenheit der Haut zur Regel gehört, ist bei Myxödem sowie bei kachektischen Zuständen und im Alter die Haut trocken, schilfernd, fühlt sich rauh an. Abnorme Fettabsonderung der Gesichtshaut durch übermäßige Talgsekretion (Salbengesicht) ist ein charakteristisches Zeichen für Paralysis agitans und Parkinsonismus. Ganz selten zeigen schwere chronische Urämien im Endstadium einen Harnstoffbeschlag an der Gesichtshaut, besonders zu beiden Seiten der Nase, in Form mattglänzender, weißer Schüppchen. Schottin hat als Erster auf diese Erscheinung aufmerksam gemacht. Manchmal trifft man Personen, welche nur an einer Kopfseite schwitzen, was nicht nur aus dem Aspekt oder der Anamnese, sondern bei Männern auch aus der Betrachtung der Innenseite des Hutes zu entnehmen ist. Dieses Vorkommnis wird besonders bei nervösen Individuen angetroffen als Zeichen einer konstitutionell bedingten, erhöhten Ansprechbarkeit eines Halssympathikus, es kann aber auch auf eine halbseitige Sympathikusreizung durch mediastinale Drüsen (tuberkulöser oder maligner Natur) zurückzuführen sein, ist daher diagnostisch nicht ohne Wichtigkeit. Halbseitige Seborrhoea capitis habe ich bisweilen bei cerebralen Hemiplegien gesehen. An dieser Stelle sind noch die Veränderungen des Gesichtes zu erwähnen, welche sich bei manchen Fällen von S k l e r o d e r m i e finden, besonders bei der sogenannten unechten, von den Gefäßen ausgehenden Sklerodermie. Es kommt dabei zu einer Atrophie der Gesichtshaut, welche besonders die Nase straff umspannt; diese bekommt ein eigentümliches spitzes Aussehen, die Lippen sind außerordentlich schmal, Kinn und Wangen klein, die Haut ist dabei glatt, beim Betasten trocken, von der Unterlage nur schwer abhebbar. Derartige Fälle sind schon auf die Entfernung hin zu erkennen. Die Veränderung des Gesichtes bei A k r o m e g a l i e besteht in auffallender Vergrößerung der Nase, der Augenbrauenbogen, der Lippen und des Kinns. Sie betrifft Knochen und Weichteile gleichmäßig, macht diagnostisch keine Schwierigkeiten, es muß aber darauf geachtet werden, daß manche Personen zeitlebens deutliche akromegaloide Veränderungen in ihrem Gesichte aufweisen (akromegaloider Habitus). Nur der Nachweis einer Progression der Gesichtsveränderungen ist daher für die Diagnose Akromegalie von Belang.

Muskulatur.

Die Beschaffenheit der Gesichtsmuskulatur sowie ihre tonische und kinetische Innervation sind für den Gesichtsausdruck von ausschlaggebender Bedeutung. So beruht der früher erwähnte weinerliche Gesichtsausdruck (Duldermiene) vieler Karzinomkranker, besonders von Patienten mit Karzinom des Magendarmtraktes, und die sogenannte Facies uterina bei schweren Affektionen des weiblichen Genitales vornehmlich auf geänderter Einstellung des Gesichtsmuskeltonus, ebenso der ängstlich erregte Ausdruck von Patienten mit stenokardischen Zuständen, allerdings auch vieler nervöser Personen. Der erhöhte Gesichtsmuskeltonus ist auf Reizung der subcorticalen Zentren zu beziehen; ein ähnlicher Mechanismus ist für die Starre des Gesichtes anzunehmen, für die auffallende Bewegungsarmut der Mimik, welche auf den ersten Blick die Diagnose eines striopallidären Symptomenkomplexes gestattet. Im Verein mit Salbengesicht und leichter Gedunsenheit bildet diese Erscheinung das Hauptkennzeichen der Paralysis agitans und des metenzephalitischen Parkinsonismus. Vollkommenen Verlust der Mimik infolge nukleärer Lähmung der Gesichtsmuskulatur beobachtet man in seltenen Fällen von progressiver Muskeldystrophie, das starre Gesicht bei Jugendlichen, zumeist verbunden mit Pseudohypertrophie der Lippenmuskulatur („Tapirschnauze"), schafft ein charakteristisches Aussehen (Facies myopathica). Auffallende Bewegungsarmut des Gesichtes sieht man gelegentlich auch bei cerebralen Erschöpfungszuständen.

Die Diagnose einer L ä h m u n g der Muskulatur des N e r v u s f a c i a l i s bietet für gewöhnlich keine Schwierigkeiten. Die periphere Parese eines Gesichtsnerven (zumeist rheumatischer oder otogener Genese) ist an der Mitbeteiligung des Stirnastes kenntlich, doch kann dieser Ast auch bei zentraler (intracerebraler) Fazialisparese mitergriffen sein. Dies ist vor allem bei Sitz der Lähmung im Pons der Fall, wenn der Kern des Fazialis betroffen ist. Dabei ist neben der Fazialislähmung Parese der kontralateralen Körperhälfte vorhanden (Hemiplegia alternans, M i l l a r d - G u b l e r). In seltenen Fällen findet sich jedoch auch Lähmung aller drei Fazialisäste bei supranukleärer Fazialislähmung, und zwar bei Läsion an der Basis des Linsenkerns (C h v o s t e k s e n., H u g u e n i n, N o t h n a g e l). Für gewöhnlich bleibt aber bei einer supranukleären Schädigung der Fazialisbahn der Stirnast frei. Die Fazialislähmung ist am besten bei willkürlicher Innervation des Gesichtes (Zähnezeigen, Pfeifen, krampfhafter Lidschluß, Stirnrunzeln) nachweisbar; häufig ist die einseitige Fazialisparese schon bei unbewegtem Gesicht an der Differenz der Nasolabialfalten sowie an der verschiedenen Breite des Lippenrotes zu erkennen, das Lippenrot ist dabei auf der Seite der Lähmung unscharf begrenzt (C h v o s t e k). Von W a r t e n b e r g ist als letztes Symptom bei ausheilender peripherer Fazialislähmung Fehlen des Lidzitterns auf der erkrankten Seite beschrieben worden, welches bei krampfhaftem Augenschluß während des Aufhebens des Lides eintritt. Es darf nicht vergessen werden, daß leichte Asymmetrie des Gesichtes als angeborene Anomalie vorkommt. Eine ganz geringgradige einseitige Fazialisparese kann ferner mit einem angeborenen Innervationsdefekt eines Gesichtsnerven verwechselt werden. Dieser betrifft immer nur den Mundast, ist auch bei unwillkürlichen Mundbewegungen nachweisbar, während sich eine zentrale Fazialisparese, wenn sie ihren Sitz nicht in den subcorticalen Zentren hat (mimische Fazialisparese), beim Lachen und Weinen ausgleicht. Bei bewußtlosen Patienten läßt sich die Seite der Lähmung häufig an dem geänderten Tonus der einen Gesichtshälfte sowie an der Vorwölbung der Wange bei der Exspiration und dem Ausstoßen von Luft aus dem gelähmten Mundwinkel („Tabakblasen!") erkennen. Doppelseitige Fazialislähmung (Diplegia facialis) geht mit vollkommener Bewegungsarmut im Gesichte einher (s. früher).

Von den L ä h m u n g e n d e r A u g e n m u s k e l n ist die des Musculus levator palpebrae superioris, die P t o s e, am auffälligsten. Einseitige Ptose ist ein verhältnismäßig häufiges Frühsymptom bei

Tabes dorsalis. Sie findet sich ferner bei rheumatischer Okulomotoriusparese oder basaler Meningitis, seltener bei anderen Gehirnaffektionen. Beiderseitige Ptose ist bei Bulbärparalyse anzutreffen, ferner bei amyotrophischer Lateralsklerose, gelegentlich auch bei Tabes. Vor allem ist aber bei doppelseitiger Ptose an Myasthenia gravis pseudoparalytica zu denken, für welche außerdem auffallend müde, hängende Gesichtszüge charakteristisch sind. Myasthenische Züge kommen symptomatisch bei manchen Affektionen des Zentralnervensystems vor, so bei Tabes, multipler Sklerose, Syringomyelie. Erwähnt muß noch werden, daß auf konstitutioneller Basis eine Schwäche in der Innervation des Oberlides vorkommt, die zu diagnostischen Schwierigkeiten Anlaß geben kann. Die Lähmung der übrigen äußeren Augenmuskeln gehört eigentlich in das Gebiet der Augenheilkunde, sie wird häufig schon an der Schielstellung der Augen erkannt; vom Strabismus concomitans läßt sie sich bei Prüfung der Augenbewegungen leicht abgrenzen. Einseitige Okulomotoriusparese mit gekreuzter Körperlähmung (Weber-Gubler) spricht für einen Herd im Hirnschenkelfuß. Dabei sind wegen der großen Ausdehnung des Okulomotoriuskernes häufig nur einzelne Muskeln betroffen (z. B. Strabismus divergens infolge Lähmung des Rectus internus usw.). Einseitige Abduzensparese mit gekreuzter Körperlähmung spricht für einen pontinen Herd, isolierte Lähmung eines Abduzens findet sich bei Prozessen in der Felsenbeinspitze, beiderseitige (beträchtlicher Strabismus convergens) spricht für einen Prozeß an der Hirnbasis (Lues, Meningitis tuberculosa usw.). Bei tiefbewußtlosen Patienten läßt sich oft aus der konjugierten Blicklähmung (der Patient schaut seinen Herd an!) der Sitz der Erkrankung bestimmen. Allerdings kommt in seltenen Fällen auch eine Kontraktur der Augenmuskeln vor (Patient schaut vom Herd weg!). Die nähere Prüfung der Augenmuskellähmungen soll nicht weiter beschrieben werden. Dagegen muß noch kurz das Graefesche Symptom (Zurückbleiben des Oberlides bei Blick nach abwärts), sowie das Moebiussche Zeichen (Unmöglichkeit von extremer Konvergenzstellung beider Augen bei Nahesehen) erwähnt werden, welche als charakteristisch für Morbus Basedowi angesehen werden, jedoch nicht selten auch bei nervösen Personen im Rahmen eines degenerativen Milieus anzutreffen sind (Stern, Chvostek), so daß ihr diagnostischer Wert nicht allzu hoch eingeschätzt werden darf. Das Graefesche Zeichen wird übrigens auch bei frischer Fazialislähmung (Erben) und bei abheilender Okulomotoriuslähmung (Coppez) beobachtet. Das Stellwagsche Zeichen (sehr seltener Lidschlag) ist eher für das Bestehen eines Morbus Basedowi zu verwerten, es ist bei dieser Erkrankung allerdings nicht sehr häufig zu finden, kann ferner als Erscheinung allgemeinen Muskelrigors bei Paralysis agitans vorkommen (Mendel, Knorr), auch bei der Thomsen-

schen Krankheit, endlich bei Morbus Recklinghausen (Rille).
Abnorm häufiger Lidschlag ist wie der Lidtremor bei Augenschluß
ein wichtiges Symptom der konstitutionellen Neurasthenie.

Einseitige Lähmung des motorischen Trigeminus, der Kaumuskulatur, erkennt man bei Betastung des Musculus temporalis
und masseter an der mangelhaften Kontraktion dieser Muskeln
beim Öffnen und Schließen des Mundes sowie bei Kaubewegungen.
Die Seitwärtsbewegung des Unterkiefers ist nur nach der gelähmten Seite möglich (Lähmung des Musculus pterygoideus); beim
Öffnen weicht der Unterkiefer nach der gelähmten Seite aus.
Beiderseitige Kaumuskellähmung (Diplegia masticatoria) führt
zu vollständigem Herabsinken des Unterkiefers, sie findet sich
besonders bei Bulbärparalyse; in solchen Fällen ist auch der
Masseterenreflex, geprüft durch Schlag auf den Unterkiefer von
oben, erloschen, während Diplegie mit erhöhtem Reflex ein Zeichen der Pseudobulbärparalyse ist. Über Hypoglossuslähmung vergleiche später (S. 50).

Nicht nur verminderte, sondern auch vermehrte Innervation
der Gesichtsmuskeln kann diagnostische Schlüsse vermitteln. Die
Kontraktur eines Fazialis (für gewöhnlich in Verbindung mit kon-
tralateraler Körperlähmung) spricht nach Brissaud und Si-
card für pontinen Sitz des Herdes, man muß sich jedoch hüten.
Kontraktur mit Überinnervation infolge Lähmung der anderen
Seite zu verwechseln, was von Nichtärzten häufig geschieht. Allgemeine Überinnervation des Gesichtes findet sich bei Tetanus (Ri-
sus sardonicus), im Bereiche der Kaumuskulatur entspricht dieser
Überinnervation der Trismus, welcher aber auch reflektorisch
bei entzündlichen Affektionen der Kiefer und des Kiefergelenkes
vorkommt.

Bisweilen kann die Differentialdiagnose Schwierigkeiten machen, wie folgender Fall beweist: Ein junger Mann klagte seit einigen Tagen über Steifigkeit in den Armen und eine Kiefersperre, die er auf eine Eiterung an einem
unteren Backenzahn bezog. Ich fand neben ausgesprochenem Trismus leichte
Steifigkeit in der Armmuskulatur, ferner deutliche Reflexsteigerung und ver-
mutete einen beginnenden Tetanus. Der konsultierte Kieferchirurg bestätigte
die Kiefereiterung und erklärte auf meine Anfrage, daß die vorhandene Kiefersperre durch die erwähnte Eiterung vollkommen geklärt sei. Schon am nächsten Tage war aber das Krankheitsbild des Tetanus voll ausgesprochen. Die
initiale Kiefersperre dürfte zum Teil durch den Umstand bedingt gewesen sein.
daß die Infektion aller Wahrscheinlichkeit nach durch die Wunde im Zahnfleisch erfolgt war. Der Kranke hatte einige Tage früher bei der Weinlese
mitgeholfen und mehrfach am Boden liegende. mit Erde beschmutzte Wein-
beeren gegessen.

Zu den Innervationsstörungen im Gesicht gehört ferner das
Zwangslachen und Zwangsweinen, ein Zeichen für Läsion
in den großen subcorticalen Ganglien, welches bei multipler Sklero-
se, Metenzephalitis sowie bei amyotrophischer Lateralsklerose und
Bulbärparalyse, gelegentlich auch bei Hirntumoren zu beobachten ist.
Im Gegensatz hiezu steht der früher erwähnte, starre, des Mienen-

spiels entbehrende Gesichtsausdruck bei Parkinsonismus. Erwähnt seien noch die verschiedenen Formen des Gesichtskrampfes (Tic facial), welcher in blißartigen, sich häufig wiederholenden Zukkungen besteht und als funktioneller Zustand sowie als Folge von Enzephalitis vorkommt; er kann in solchen Fällen für die Diagnose führend sein. Am häufigsten beobachtet man den Tic im Musculus orbicularis oculi (ruckweises Zusammenkneifen des Auges). Klonische Zuckungen der einzelnen Gesichtsmuskeln, beispielsweise der sogenannte Geniospasmus (klonische Zuckungen im Unterkiefer) können hereditär vorkommen (E. Frey, eigene Beobachtung). Am Gesichtsausdruck, besonders beim Sprechen, ist häufig eine initiale progressive Paralyse zu erkennen; es tritt hier während des Sprechens eine eigenartige überflüssige Mitinnervation der mimischen Muskulatur ein, welche als „Wetterleuchten" bezeichnet wird. Nur selten (bei Bulbärparalyse) trifft man fibrilläre Zuckungen im Bereich der Gesichtsmuskulatur als Zeichen einer Kernläsion. Zu Beginn epileptischer Anfälle und bei chronischer Urämie kommen gleichfalls Zuckungen im Bereiche des Gesichtes vor. Als Teilerscheinung des senilen Tremors wird Nicken oder Schütteln des Kopfes beobachtet. Endlich sei noch des Fazialisphänomens gedacht, das bei Beklopfen oder in ausgesprochenen Fällen schon bei Bestreichen der Gegend des Fazialisstammes vor dem Ohrläppchen auftritt und in blißartigen Zuckungen der Mundmuskeln besteht (Chvostek sen.). Es ist in seiner ausgeprägten Form für die Tetanie charakteristisch; geringe Grade sind manchmal nur als Zeichen konstitutioneller Anomalie aufzufassen (latente Tetanie).

Rhythmische Zuckungen der Bulbi bei fixiertem Blick, der horizontale, vertikale oder rotatorische Nystagmus, sind oft ein Zeichen von Läsion im Hirnstamm, insbesondere im Pons und in der Medulla oblongata, ferner im Kleinhirn. Für gewöhnlich erfolgen die Zuckungen nach einer Seite rasch, nach der anderen langsam. Der Nystagmus wird nach der Seite der raschen Zuckungen benannt. Er ist vor allem bei multipler Sklerose, aber auch bei Enzephalitis und anderen Cerebralprozessen zu finden, kommt ferner bei labyrinthären Affektionen vor, dann als Teilsymptom degenerativer Anlage bei verschiedenen Konstitutionsanomalien und bei Blutdrüsenaffektionen, so auch bei Morbus Basedowi (Chvostek, Biach). Den Nystagmus als thyreotoxisches Symptom aufzufassen, wie dies von Sainton und Stöcker geschah, ist nicht berechtigt (Chvostek). Der sogenannte Einstellungsnystagmus bei extremer Blickrichtung ist eine physiologische Erscheinung. Oszillierender Nystagmus, der bei angeborener Amblyopie, insbesondere bei Albinismus, aber auch bei erworbener Schwachsichtigkeit anzutreffen ist, hat rein augenärztliches Interesse. Hier ist noch eine Erscheinung zu besprechen, welche mitunter bei bewußtlosen Patienten zu beobachten ist. Beim Auf-

heben der Augenlider läßt sich feststellen, daß b e i d e A u g e n
s t ä n d i g l a n g s a m h i n u n d h e r w a n d e r n. Die Bewegung
unterscheidet sich vom Nystagmus durch die Langsamkeit, das
gleichsinnige Verhalten nach beiden Seiten und das ständige Vorhandensein. Ich habe dieses Symptom besonders bei Herden in der
Vierhügelregion angetroffen, gelegentlich auch bei schwerer Leucht-
gasvergiftung. Es kann für die Lokalisationsdiagnose verwertet
werden.

Klopf- und Druckschmerz.

Klopfempfindlichkeit eines Schädelabschnittes findet sich
nicht nur bei Frakturen und periostalen Prozessen, sondern kann
auch für die Lokalisation eines cortical gelegenen Hirntumors
von Belang sein, da in solchen Fällen nicht selten örtlicher Klopf-
schmerz vorhanden ist. Die Austrittsstellen des Nervus supraorbi-
talis am inneren Augenbrauenende sind bei Trigeminusneuralgie
stark druckempfindlich; entzündliche Prozesse in der Stirnhöhle
führen zu einem sehr nahegelegenen, aber etwas mehr lateral an
der oberen Wand der Orbita befindlichen Druckpunkt. Bei Trigeminusneuralgie wird Druckschmerzhaftigkeit auch im zweiten
und dritten Trigeminusast angetroffen (Nervus infraorbitalis
unterhalb des Jochbogens, Nervus mentalis zu beiden Seiten des
Kinns). Druckpunkt am Nervus infraorbitalis wird ferner bei Entzündungen in der Highmors-Höhle beobachtet. Starke Druckempfindlichkeit des Scheitels (Clavus) ist ein bei Hysterie vor-
kommendes Symptom. Druckschmerzhaftigkeit des Processus
mastoideus ist ein für den Otologen wichtiges Zeichen in bezug
auf Schwere und Ausdehnung des Krankheitsprozesses bei Otitis
media. Bei chronischer Tonsillitis sollen die Mandelnischen (knapp
unterhalb des Kieferwinkels) nicht selten stark druckempfindlich
sein (K r a i n z und L a n g); von Z a n g e wird die diagnostische
Bedeutung dieses Zeichens allerdings bestritten; es ist auch von
dem weiter unten besprochenen Libmanschen Zeichen kaum
zu trennen (s. S. 32). Bei Occipitalneuralgie findet sich ein
Druckpunkt an der Durchtrittsstelle des Nervus occipitalis major
durch den Musculus cucullaris (etwas oberhalb der Haargrenze
ein bis zwei Querfinger von der Mittellinie), der gleiche Druckpunkt ist aber auch bei vielen, mit erhöhtem Hirndruck einhergehenden Krankheitszuständen nachzuweisen. K e h r e r hat diese
Erscheinung als Initialsymptom bei drucksteigernden Hirntumoren
beschrieben; es wurde seither mehrfach bestätigt (F e u e r e i s e n.
B r e n n s c h e i d t, K l i m k e u. a.). Nach eigener Erfahrung
kommt es bei Hirndrucksteigerung aus anderer Ursache gleichfalls vor, so bei Meningitis und Pachymeningitis, manchmal nach
apoplektischen Insulten, ferner bei Typhus abdominalis und bei
Urämie. H. H o f f m a n n hat das Kehrersche Zeichen bei
puerperaler Eklampsie und Präeklampsie festgestellt.

Sehr häufig ist Druck auf den P r o c e s s u s s t y l o i d e u s des Felsenbeines von starkem Schmerz begleitet. Der Druck soll knapp hinter dem Kieferwinkel nach oben gegen das Ohrläppchen erfolgen. Die größere oder geringere Intensität dieses Druckschmerzes im Einzelfall wurde von L i b m a n als Anhaltspunkt für die allgemeine größere oder geringere Schmerzempfindlichkeit der betreffenden Patienten herangezogen und soll einen Schluß auf die objektive Wertigkeit von Druckschmerz und Spontanschmerz an anderen Körperstellen gestatten. Demgemäß empfiehlt S c h u g u - r o w a die Prüfung von Libmans Zeichen zur Abtrennung der echten Angina pectoris von vasoneurotischen Zuständen, V ö g e l i zur Erkennung der objektiven Grundlage von Schmerzen im Bereiche des Abdomens. Nach eigener Erfahrung ist die diagnostische Wertigkeit des genannten Symptoms nicht allzugroß, da es allzu häufig ist. Fast alle Raucher beispielsweise zeigen beträchtliche Druckempfindlichkeit am Processus styloideus.

Gefäße.

Die Untersuchung der arteriellen Gefäße des Kopfes ist nur von untergeordneter diagnostischer Bedeutung. Die T e m p o r a l - a r t e r i e n, welche zum Pulsfühlen gut geeignet sind, zeigen häufig schon bei jüngeren Individuen eine mehr oder weniger starke, S c h l ä n g e l u n g; diese Eigenschaft hat aber mit allgemeiner Arteriosklerose nicht viel zu tun. Nach S a h l i ist sie physiologischer Natur, weil diese Gefäße bei den Kaubewegungen ihre Längenausdehnung ändern müssen. Allerdings fehlt die Schlängelung der Temporalarterien bei vielen auch ziemlich bejahrten Personen. Wenn die Temporalgefäße in ihrer Wand verdickt sind und der Puls hoch ist, kann die Pulsation dieser Arterien zu sehen sein. Von J u s t i n und K l o t z sowie R o b e r t s o n wurde kürzlich als A r t e r i i t i s t e m p o r a l i s eine schmerzhafte Rötung und Schwellung, dabei Pulslosigkeit der Temporalarterie beschrieben, die sich besonders bei älteren Frauen vorfinden soll. Sie beruhe auf einer Thrombose der Arterie und sei anatomisch als Endarteriitis obliterans erkannt worden. B a l e n und B r u y n e haben diese Affektion beiderseitig angetroffen; sie soll nach F r i s k auch andere Gefäße befallen können. Ich habe ein derartiges Krankheitsbild bisher niemals gesehen. Pulsation eines Auges kann auf die Diagnose eines Aneurysmas der Arteria ophthalmica oder Carotis interna im Schädelinnern führen. Pulsatorisches Nicken des ganzen Kopfes (Mussets Zeichen) wird gelegentlich bei Aorteninsuffizienz und Aortensklerose, ferner bei Morbus Basedowi beobachtet (C h v o s t e k). Nach Reiben der Stirne läßt sich manchmal bei Aorteninsuffizienz systolische Zunahme der Hautröte feststellen (Quinckes Kapillarpuls). Bei der gleichen Affektion kann Pulsation des weichen Gaumens und der Uvula

F. Müller), der Tonsillen (R. Schmidt), vielleicht auch der Zunge (Wiesel) beobachtet werden.

Erweiterung der Venen im Bereiche des Kopfes kommt bei allgemeiner Kreislaufinsuffizienz nur selten vor, häufiger bei Stauung der oberen Hohlvene. Lokale Erweiterung der Frontalvenen findet sich bei orbitalen und retroorbitalen Prozessen, besonders bei Thrombose des Sinus cavernosus. Die Erweiterung der kleinsten Venen im Gesichte wurde schon früher besprochen. Pulsation der Venen des Gesichtes ist ein außerordentlich seltener Befund, doch wird bei Trikuspidalinsuffizienz gelegentlich systolische Pulsation der Temporal- und Stirnvenen beobachtet (Friedreich, Pauli, eigene Beobachtung).

Augen.

Wenn es auch in den Bereich der Fabel gehört, daß aus den Augen sämtliche innere Erkrankungen abzulesen sind, wie dies von den allerdings spärlichen Anhängern der sogenannten Irisdiagnostik gepredigt wird (s. Salzer), so lassen sich doch durch genaue Betrachtung der Augen oft wesentliche diagnostische Anhaltspunkte gewinnen. Exophthalmus in Verbindung mit Erweiterung (Klaffen) der Lidspalte (Dalrymples Zeichen) ist eines der Kardinalsymptome für den Morbus Basedowi. Der Exophthalmus ist bei dieser Erkrankung zumeist beiderseitig, nur außerordentlich selten wird einseitiger Exophthalmus beobachtet (Sattler, Worms und Hamant, Falta). Dagegen kann die Stärke im Hervortreten der Bulbi auf beiden Seiten nicht selten verschieden sein. Gelegentlich wird Exophthalmus als angeborene (oft auch erbliche) Konstitutionsanomalie angetroffen, was bei den diagnostischen Erwägungen zu beachten ist; besonders die übernormal großen Augen myoper Personen zeigen manchmal diese Veränderung. Nach Schieloperationen kann gelegentlich infolge des verminderten Zuges der Augenmuskeln einseitiger Exophthalmus festzustellen sein. Von dem scheinbaren Exophthalmus infolge von Schädelanomalien wurde schon gesprochen (s. S. 4).

Wie wichtig es ist, sich nach dem Zeitpunkt des Auftretens von Exophthalmus zu erkundigen, zeigt folgender Fall: Ein 40jähriger Kellner wurde mit der Diagnose Morbus Basedowi eingewiesen. Der Kranke hatte einen ausgesprochenen Exophthalmus, eine ziemlich große Struma, starke Tachykardie, beträchtlichen Tremor der Hände und war stark abgemagert. Trotzdem mußte nach gründlicher Untersuchung des Patienten die Annahme eines Morbus Basedowi abgelehnt werden, denn es stellte sich heraus, daß der Exophthalmus seit der Geburt bestand und in der Familie öfters vorgekommen war; die Struma war eine ziemlich harte, knotige Kolloidstruma ohne Pulsation, die Tachykardie war wegen der bestehenden Zyanose und des Befundes am Herzen auf Myokarddegeneration zu beziehen und Abmagerung sowie Tremor der Hände Folge des vom Patienten zugegebenen chronischen Alkoholismus. Obwohl also alle Kardinalsymptome der Basedowschen Krankheit, insbesondere die Merseburger Trias, voll ausgesprochen waren, mußte von der Diagnose vor allem deshalb abgegangen werden, weil das mehr oder weniger gleichzeitige Auftreten der Erscheinungen fehlte.

Die abnorme Weite der Lidspalte, das Dalrymplesche Zeichen, ist durchaus nicht an das Bestehen von Exophthalmus gebunden, kann aber mitunter damit verwechselt werden; deshalb ist stets genau darauf zu achten, ob die Bulbi tatsächlich stärker vorspringen. Erweiterung der Lidspalte ist ferner ein Zeichen von Überinnervation des Sympathikus, findet sich akut im Schreck, ferner nicht selten als degeneratives Stigma. Ein eigenartiges Aussehen der Augen. etwas klaffende Lidspalte und unsicherer Blick wird nicht selten bei Schrumpfniere mit Retinitis angiospastica angetroffen. Die Erscheinung gestattet bisweilen auf den ersten Blick die Vermutungsdiagnose auf Retinitis (Abb. 1). Dieses Verhalten der Augen steht zweifellos zum Teil mit den bei dieser Augenaffektion vorhandenen Sehstörungen in Zusammenhang, ich sah es aber bei Schrumpfnieren im urämischen Stadium mitunter schon zu einer Zeit, zu welcher noch keinerlei Beeinträchtigung des Sehvermögens nachzuweisen war. Vielleicht ist in

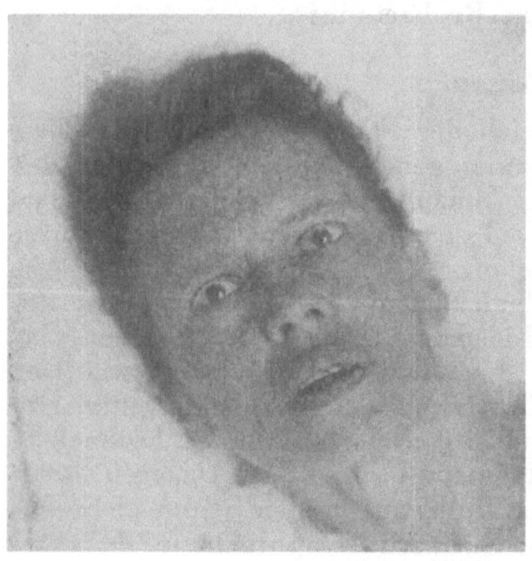

Abb. 1. Blick bei Retinitis angiospastica. (Fall von Schrumpfniere im urämischen Stadium.)

solchen Fällen die durch die Urämie bedingte Hirnschädigung die Ursache für die Änderung des Blickes; das Symptom hat mich schon wiederholt auf die Diagnose Urämie hingewiesen.

Einseitige Reizung des Halssympathikus durch Struma, mediastinale Drüsenvergrößerungen oder andere mediastinale Prozesse kann einseitige Erweiterung der Lidspalte (neben Erweiterung dieser Pupille), manchmal auch einen einseitigen leichten Exophthalmus hervorrufen. Lähmung eines Halssympathikus kann durch dieselben Prozesse bedingt sein; man findet dann Ptose, Enophthalmus, enge Lidspalte, enge Pupille (Horners Symptomenkomplex). Diese Erscheinung ist für die Diagnose eines Mediastinalprozesses oft mit Vorteil zu verwenden, kommt allerdings auch isoliert bei neurasthenischen Individuen vor, ferner bei Syringomyelie, Halsrippe und bei sogenannter unterer Plexuslähmung (K l u m p k e).

An dem **Glanz der Augen** (der nach **Wessely** abhängig ist von der auf der Hornhaut befindlichen Flüssigkeitsmenge und vom Kolloidzustand der obersten Schichten des Corneaepithels) läßt sich neben vielen anderen Symptomen gelegentlich eine Hysterie oder Neurasthenie erkennen. Nach **Bergmann** sind es die vegetativ Stigmatisierten, nach **Lichtwitz** die Organneurotiker, welche Glanzaugen besitzen. Auch bei Morbus Basedowi sind Glanzaugen häufig, ebenso bei orthostatischer Albuminurie, doch hier, wie wohl überhaupt, als degeneratives Stigma zu deuten. Erwähnt sei noch der auffallend starke Glanz der Augen bei fiebernden Patienten.

Der Farbe der weißen Augenhaut oder **Sklera** ist stets genaueste Aufmerksamkeit zu schenken. Gelbe Farbe der Sklera gestattet das Erkennen von Ikterus oft schon beim leisesten Anzeichen dieses Symptoms. Man muß sich jedoch davor hüten, die bei älteren Leuten im medialen, manchmal auch im lateralen Augenwinkel vorhandene und auf diese Stellen beschränkte, gelb gefärbte **Pinguecula**, welche überdies leicht erhaben und auf eine Verdickung dieser den Wettereinflüssen ausgesetzten Stellen der Bindehaut zurückzuführen ist, mit der diffus gelben Farbe der ikterischen Sklera zu verwechseln. Die Pinguecula ist bei manchen mit Pigmentierung der Haut einhergehenden Affektionen (Morbus Addisoni, Splenomegalie Gaucher) besonders ausgesprochen; sie findet sich ferner recht häufig bei Negern (J. Bauer). Bei Greisen nimmt die ganze Sklera nicht selten einen leicht gelblichen Farbton an. Rote oder rotgelbe Farbe der Sklera in unregelmäßiger Ausdehnung findet sich bei entzündlichen Affektionen der Konjunktiva und Sklera und hat nur augenärztliches Interesse. Dagegen ist eine diffus violettrot gefärbte Sklera ein bei Polyglobulie häufiger Befund. **Lichtblaue Färbung** der weißen Augenhaut beruht auf geringer Mächtigkeit des Skleralgewebes. Leichte blaue Tönung findet sich physiologischerweise bei manchen jugendlichen Personen (**Seefelder**), vor allem aber im Verein mit Schwerhörigkeit infolge von Otosklerose und mit abnormer Brüchigkeit der langen Röhrenknochen bei der sogenannten Marmorknochenkrankheit (Osteopsatyrosis), einer angeborenen Entwicklungsstörung, welche sich dominant zu vererben scheint (**Paal, Hirschmann, Stiefler**). Leichte Blaufärbung der Sklera findet sich auch bei malignen Tumoren und bei Chlorose. Nach **Nilus** gibt es auch einen intermittierenden Typus von blauen Skleren, bedingt durch veränderliche venöse Stase im Tractus chorioideus.

Blutaustritte unter die Conjunctiva sclerae werden außer bei Augenaffektionen noch bei Keuchhusten, bei Arteriosklerose, endlich bei hämorrhagischer Diathese beobachtet. An der Grenze von Sklera und Hornhaut tritt bei bestimmten Cerebralprozessen (Wilsonsche Krankheit, Westphalsche Pseudosklerose) eine r i n g f ö r m i g e, g r ü n g e l b b r ä u n l i c h e, zuerst von K a y - s e r , S a l u s und F l e i s c h e r beobachtete V e r f ä r b u n g auf, welche von den einen als Hämochromatose der Hornhaut (F l e i - s c h e r , R o h r s c h n e i d e r), von den anderen als Ablagerung eines silberhaltigen Pigments (W e g e r und N a t a n s o n, A. V o g t, M e l a n o w s k i) aufgefaßt wird. Wenn auch die Deutung der Entstehungsweise des Kayser-Fleischerschen Hornhautringes noch unsicher ist, so ist seine Anwesenheit für die Diagnose der genannten Cerebralerkrankungen doch von wesentlicher Be- deutung. Er darf nicht verwechselt werden mit der bei Greisen nicht seltenen grauen Verfärbung des Hornhautrandes, besonders seiner oberen Hälfte (Greisenbogen, Gerontoxon). Dieser soll bei pyknischem Habitus häufiger vorkommen (S t r ö m g r e n).

Das X a n t h e l a s m a, bestehend aus einem oder mehreren schmutziggelblichen, leicht erhabenen Fleckchen von unregelmäßi- ger Gestalt in der Haut des oberen und unteren Augenlides, nahe dem inneren Augenwinkel, findet sich bei älteren Personen, vor allem bei Frauen, vielleicht bei Arteriosklerose und Hochdruck etwas häufiger (L i e b i g und K o t l o r s). Xanthelasma kommt ferner bei Diabetes und anderen Pankreasaffektionen vor, endlich bei Leberkrankheiten mit Ikterus (C h v o s t e k). Es enthält reichlich Cholesterin und ist ohne jede klinische Bedeutung; mit der allgemeinen Xanthomatose hat es nichts zu tun. Im inneren Augenwinkel wird besonders bei Kindern gelegentlich eine ver- tikal verlaufende Hautfalte angetroffen (Epikanthus); sie soll mongoloiden Rasseneinflüssen ihre Entstehung verdanken (G ü n - t h e r), bei Erwachsenen hat sie aber auch gelegentlich die Be- deutung eines degenerativen Stigmas.

Die F a r b e d e r I r i s beruht auf ihrem Pigmentgehalt und steht in Beziehung zu dem allgemeinen mehr oder weniger starken Pig- mentreichtum des Individuums, vor allem zur Haarfarbe. Von einer besonderen Disposition blauäugiger Personen zu bestimmten Erkrankungen (akuter Gelenksrheumatismus, Tuberkulose, per- niziöse Anämie), wie dies von R. S c h m i d t angenommen wird, habe ich mich nicht überzeugen können, ebensowenig von der Richtigkeit der Angaben von F a u s z t und A u g u s t i n, daß Ulcera des Pylorus und Duodenums häufiger bei Braunäugigen, Ulcera des Magenkörpers öfter bei Blauäugigen vorkommen. Er- wähnt sei noch die völlig pigmentlose, daher graurötlich erschei- nende Iris bei Albinos. Differenz in der Farbe der Regenbogen- haut zwischen beiden Augen kommt nicht selten als Zeichen kon- stitutioneller Abartung vor, nach H e r b e r t entspricht bei einer fraglichen Lungentuberkulose die kranke Seite der der stärker pigmentierten Iris. Wenn diese Erscheinung auf Richtigkeit be- ruhen sollte, so wäre sie nur in ähnlicher Weise zu erklären wie das Bestehen zahlreicher Naevi pigmentosi auf der Haut der erkrank- ten Lungenseite (s. S. 107) im Sinne einer minderen Veranlagung einer Körperhälfte. Entfärbung (Depigmentation einer Regenbogenhaut) ist nach B o d e n h e i m e r, M e t z g e r und M a n k o w s k i bei Erkrankung eines Halssympathikus anzutreffen und soll sich außer bei Sympathikusverletzungen in Fällen von Syringomyelie (P a s s o w) und Poliomyelitis finden, als Teilerscheinung einer sympathikogenen Störung in der Hautpigmentation. Allerdings ist die Frage einer neurogenen Heterochromie der Iris noch nicht abgeschlossen (G i l b e r t, L u n e d e i). Die Ophthalmologen schreiben einem weniger pigmentierten Auge eine erhöhte Bereitschaft zu Augenerkrankungen zu. Das Vorhandensein spärlicher oder zahlreicher brauner Pigmentnaevi auf der Iris darf nur als degeneratives Stigma gedeutet werden, keineswegs lassen sich aus der Lage der Irisflecke Anhaltspunkte für den Sitz einer inneren Erkrankung gewinnen, wie dies von den Anhängern der Irisdiagnostik behauptet wird. Bei Altersdiabetes kommt in seltenen Fällen eine eigenartige rote Sprenkelung der Iris vor (Rubeosis iridis — S a l u s); sie beruht auf fleckförmigen Netzen von Kapillarektasien und -neubildungen.

Einer besonders genauen Untersuchung müssen die P u p i l l e n unterzogen werden. Exzentrische Lage der Pupillen ist ein häufiges, nicht hoch zu wertendes Degenerationszeichen, dagegen spielt die Weite der Pupillen und deren Veränderlichkeit nicht nur in der neurologischen, sondern auch in der internen Diagnostik eine wesentliche Rolle. Auffallende Enge der Pupillen (Miosis) kommt außer nach therapeutischen oder toxischen Morphingaben sowie bei Pilokarpin- und Physostigminvergiftung vor allem bei luetischen Prozessen des Zentralnervensystems vor und ist oft die zuerst in die Augen springende Erscheinung bei der Untersuchung einer Tabes dorsalis. Gelegentlich kann Enge beider Pupillen für die Erkennung eines pontinen Herdes, besonders einer frischen pontinen Affektion (Blutung) von Belang sein. Von noch größerer Bedeutung als die Miosis ist für die Erkennung einer Neurolues (Tabes dorsalis, progressive Paralyse usw.) die isolierte r e f l e k t o - r i s c h e P u p i l l e n s t a r r e bei erhaltener akkomodativer Reaktion (Argyll-Robertsonsches Phänomen). Sie ist für diese Erkrankungen beinahe als pathognomonisch zu bezeichnen, wird allerdings außerordentlich selten auch bei anderen Nervenerkrankungen festgestellt; so bei epidemischer Enzephalitis, insbesondere bei der chronischen, mit Parkinsonismus vergesellschafteten Form dieser Erkrankung (E c o n o m o, K r a b b e u. a.), sogar bei echtem Parkinson (N a g y), ferner nach Trauma (A x e n f e l d, B r a m w e l l, K r o l l, R o e m h e l d), bei chronischem Alkoholismus (N o n n e, P e t e r), bei multipler Sklerose (S c h w a b), bei Meningitis (M o r e a u und B e r t r a n d), bei Herpes zoster im ersten oder zweiten Trigeminusast (Z u t t), bei Hirntumoren, besonders beim Melanom der Meningen (E h r m a n n und J a c o b o w s k y, eigene Beobachtung). Endlich findet sich reflek-

torische Pupillenstarre beim Adieschen Syndrom, einer hereditären Anomalie, welche außerdem noch Abschwächung der Seh-
nenreflexe aufweist, wobei ein starker Wechsel der Erscheinungen zu beobachten ist. Allerdings ist die Frage des Adieschen
Syndroms noch nicht völlig geklärt; manche dieser Fälle dürften
zweifellos einer abortiven Tabes dorsalis entsprechen, welche bekanntlich nicht allzuselten mit völlig negativem Liquorbefund
einhergehen kann (s. H. E. Meyer, Werner und Krüger.
G. Voß, Kehrer). Totale Pupillenstarre kommt außer
bei Augenaffektionen (hintere Synechie nach abgelaufener Iritis)
manchmal bei Neurolues und Enzephalitis vor. Man darf jedoch
diese Erscheinung nicht mit einer Pupillenstarre nach Einträufe-
lung von Atropin zu diagnostischen oder therapeutischen Zwecken
verwechseln. Bei postdiphtherischer Akkommodationslähmung
wird in seltenen Fällen isolierte akkommodative Lähmung der
Pupillen angetroffen. Auffallende Weite der Pupillen findet sich
außer bei Atropinvergiftung im Shok und bei Moribunden.

Ein Unterschied in der Weite beider Pupillen hat für die neurologische Diagnostik nur geringen Wert, zumal es auch eine angeborene konstitutionelle Pupillendifferenz gibt. Pupillendifferenz
aus neurologischer Ursache läßt sich von der angeborenen durch
ihre Unbeständigkeit sowie durch die Tatsache unterscheiden, daß
sie nur bei mäßiger Beleuchtung zu erkennen ist (Chauffard
und Laedenich). Die Seitenlokalisation eines cerebralen Herdes läßt sich aus der Pupillendifferenz niemals mit Sicherheit
feststellen, es kommt sowohl Erweiterung als Verengerung der Pupille auf der kranken Seite vor. Ein Frühsymptom ist Pupillendifferenz häufig bei akuter eitriger oder tuberkulöser Meningitis.
Verengerung findet man ferner auf der Seite von Verletzungen des
Halssympathikus (Seeligmüller). Dasselbe kommt gelegentlich bei großer einseitiger Struma vor. Bei Lungentuberkulose wird
infolge von Reizung oder Lähmung des Halssympathikus Pupillendifferenz häufig angetroffen; besonders französische Autoren
(Roque, Destrée, Souques), ferner Gröber und De-
lacamp, neuerdings Sossi haben sich dahin ausgesprochen.
daß die Pupille auf der Seite einer Lungenspitzenaffektion erweitert ist. Chauffard und Laedenich erhoben denselben Befund bei tuberkulöser Pleuritis, Bruns und Ewig besonders
bei Prozessen der Pleurakuppe. Seeligmüller beobachtete
bei Apizitis sowohl Erweiterung als auch Verengerung. Dela-
camp und W. Neumann meinen, daß vor allem Vergrößerung
der Mediastinaldrüsen und andere Prozesse des hinteren Mediastinums zur Erweiterung, bei lange dauernden Affektionen wohl
auch zu Verengerung der betreffenden Pupille führen können.
dieser Anschauung möchte ich mich nach eigener Erfahrung an-
schließen; auch Bonanno hat sich in diesem Sinne geäußert.
Hansen sah allerdings in 80 % von Lungen- oder Rippenfell-

affektionen, besonders bei frischen Lungeninfarkten, Mydriasis
der kranken Seite, ferner Erweiterung der linken Pupille bei Herzaffektionen und bei Pankreatitis, Erweiterung der rechten bei
Cholelithiasis. Doch gibt er selbst zu, daß der Befund nicht abso-
lut sicher zu verwerten sei. Bei Mitralfehlern mit starker Erweiterung des linken Vorhofes wurde von M o n d o l f i. bei Angina
pectoris von M i s c h und L e c h n e r Mydriasis auf der linken
Seite gefunden. S a l m o n sah bei einer Patientin mit geborste-
ner Bauchhöhlenschwangerschaft Pupillenerweiterung auf der
kranken Seite, die nach der Operation wieder verschwunden war.
Nach eigener Erfahrung dürfte außer bei mediastinalen Affektionen aus einer Pupillendifferenz kein Schluß erlaubt sein. Von
den Lähmungen der äußeren Augenmuskeln wurde schon gesprochen. ebenso vom Nystagmus (s. S. 27 und 30).

Ohren.

An den Ohrmuscheln lassen sich häufig Anomalien der Form
und des Umrisses feststellen, welche als konstitutionell bedingte
Stigmen aufzufassen sind. Die häufigste dieser Entwicklungsanomalien ist das Fehlen einer Differenzierung des Ohrläppchens von
der Wangenhaut. Diese Erscheinung wurde von R o s s o l i m o
besonders bei tuberkulöser Heredität angetroffen und als diagnostisch wertvoll hingestellt. Einer solchen Auffassung muß jedoch
mit W. N e u m a n n widersprochen werden, angewachsene Ohrläppchen sind ein ziemlich belangloses degeneratives Stigma ohne
wesentliche diagnostische Bedeutung. Sie finden sich auch durchaus nicht nur beim asthenischen Habitus, wie dies von R o s s o -
l i m o behauptet wurde. Die Häufigkeit des angewachsenen Ohrläppchens in der Population ist zweifellos nach Rasse und Gegenden verschieden, ein Umstand, auf welchen schon von B i n d e r
aufmerksam gemacht wurde. Seltenere Entwicklungsanomalien des
Ohres sind das Darwinsche Ohr (Auftreten eines Höckers am
Helix), das Morelsche Ohr (abstehende, besonders im oberen
Anteil vergrößerte Ohren mit niedrigen Leisten und flachen Gruben), das Wildermuthsche Ohr mit vorspringendem Anthelix,
ferner andere Anomalien des Helix und Anthelix, endlich auffallend große und kleine Ohren. Im allgemeinen ist das weibliche
Ohr kleiner als das männliche (S c h w a l b e). Von S t a h l und
G r a d e n i g o wurde noch eine Reihe weiterer Ohranomalien beschrieben, deren Aufzählung sich erübrigt. Näheres siehe bei
B i n d e r, M a r x und A l e x a n d e r. Diagnostisch von Bedeutung
sind gelegentlich stark abstehende Ohren bei hochgradiger Kachexie.
Sie können manchmal schon bei Anblick des Patienten von rückwärts
die Vermutung auf einen malignen Tumor wachrufen. Ferner ist
noch das Abstehen der Ohrläppchen bei Schwellungen der
Parotis, besonders bei Mumps, zu erwähnen. Hanfkorngroße, weiße.
harte Knötchen können sich bei G i c h t an den Ohrmuscheln finden

und die Diagnose erhärten; man muß sich vor Verwechslung mit Talgdrüsen hüten, die viel weicher sind und eine mehr gelbliche Farbe haben. Bei der sehr seltenen A l k a p t o n u r i e sieht man gelegentlich die Ochronose der Ohrknorpel in Form graublauer Flecke an der Ohrmuschel, besonders am Anthelix durchschimmern (U m - b e r). Besser ist die dunkle Farbe der Knorpel festzustellen, wenn die Ohren gegen durchfallendes Licht gehalten werden. Mit diesem Verfahren kann man auch bei Pigmentzirrhose mitunter fleckförmige Ablagerungen von Hämosiderin in den Ohrknorpeln nachweisen (E p p i n g e r, R i s a k).

Nase.

An der Nase ist vor allem die Farbe zu beachten. Rötung der Nasenhaut findet sich als konstitutionelle Anomalie bei Vasoneurose, ferner nach Erfrierungen, vor allem aber bei Alkoholikern, hier häufig mit schmetterlingsförmiger Ausbreitung der Rötung auf die Wangenhaut. Nach R. O. S t e i n ist die Nase der Weintrinker hellrot, die der Biertrinker zyanotisch, die der Branntweintrinker dunkelblauviolett. Aus diesen feinen Farbunterschieden wird wohl nicht allzuviel geschlossen werden dürfen. Die Form und Größe der Nase ist vornehmlich durch Rasseneigentümlichkeiten bedingt (s. G ü n t h e r). Auch konstitutionelle Einflüsse spielen eine Rolle. So sind nach S a l t y k o w bei Asthenikern häufiger schmale und gebogene, bei Pyknikern eher breite Nasen anzutreffen. Ein breiter Nasenrücken spricht manchmal für das Vorhandensein adenoider Vegetationen. Personen, welche große adenoide Vegetationen haben, pflegen überdies wegen der behinderten Nasenatmung den Mund ständig offen zu halten, was besonders Kindern einen gewissen unintelligenten Gesichtsausdruck verleiht. Auffallend große Nase kommt bei Akromegalie vor, aber auch beim akromegaloiden Habitus; Kretine haben häufig abnorm große Nasenlöcher. Starke Verunstaltung erfährt die Nase durch Rhinophym, Aleppobeule und andere Hautaffektionen. Der Befund einer Sattelnase weist manchmal auf eine abgelaufene luetische Infektion hin. Beträchtliche Deviation der Nasenscheidewand gibt sich oft schon an der äußeren schiefen Konfiguration der Nase zu erkennen. Zu erwähnen ist noch das Nasenflügelatmen bei dyspnoischen Zuständen, es findet sich nicht selten schon bei beginnender Phthise (W. N e u m a n n) und ist bei hochfieberhaften Zuständen ab und zu für die Differentialdiagnose zwischen Miliartuberkulose und Typhus abdominalis zu verwenden, es spricht entschieden für Miliartuberkulose.

Mund.

Die genaue Beobachtung des Mundes ist für die interne und neurologische Diagnostik von großer Wichtigkeit. Zyanose ist an der Lippenschleimhaut besonders gut zu erkennen, ebenso die Blässe. Blässe der L i p p e n ist für gewöhnlich ein Zeichen, daß Anämie als Ursache der Blässe anzunehmen ist. Änderungen der Form der Lippen finden sich pathologischerweise vor allem bei Akromegalie (große, wulstige Negerlippen, Makrocheilie), rüsselartig vorspringende Oberlippe als Folge von Atrophie mit Pseudohypertrophie der Lippenmuskulatur bei Dystrophia musculorum progressiva, auffallend dünne Lippen mit gespannter Haut bei Sklerodermie. Differenzen im Lippenrot sind für die Erkennung einer geringgradigen Fazialislähmung oft von großem Wert, das Lippenrot ist dabei unscharf begrenzt (C h v o s t e k). Eine seitlich an der Oberlippe befindliche Spaltbildung (Hasenscharte) hat die Bedeutung eines angeborenen degenerativen Stigmas. Die Lähmung der Lippenmuskulatur spielt bei der Erkennung der peripheren Fazialislähmung eine große Rolle. Dagegen ist die Funktion der Lippen als Sprachwerkzeuge bei der einseitigen zentralen Fazialislähmung zumeist ungestört, nur bei beiderseitiger Fazialislähmung (z. B. bei Bulbärparalyse) ist das Sprechen stärker beeinträchtigt. Motorische Übererregbarkeit der Lippen, rüsselförmiges Vorspringen bei Beklopfen der Mundmuskeln (Lippenphänomen), findet sich häufig bei Tetanie, besonders im Kindesalter (E s c h e r i c h). Der Herpes labialis und seine Bedeutung für die interne Diagnostik wurde schon früher erwähnt (s. S. 16), desgleichen wurde von der charakteristischen Schnurrbarttracht bei manchen Potatoren gesprochen. Daß sich ein luetischer Primäraffekt (charakterisiert durch braunrote Farbe, lackartigen Glanz und harte Konsistenz) an Lippe, Zunge, Zahnfleisch und Wange ausbilden kann, sei nur nebenbei angeführt.

Die F a r b e d e r M u n d s c h l e i m h a u t (Zahnfleisch, Wangen, harter und weicher Gaumen, Rachen) ist vor allem vom Blutgehalt abhängig. Blässe ist am Zahnfleisch deutlich zu erkennen und immer ein Zeichen für beträchtliche Anämie. Düsterrote Verfärbung der Mund- und Rachenschleimhaut ist eine regelmäßige Erscheinung bei Polyglobulie; tiefrote Farbe des Rachens kommt auch bei schwerer Grippe vor. Neugeborene haben immer eine dunkelrote Mundschleimhaut. Dunkelbraune, f l e c k f ö r m i g e P i g m e n t i e r u n g von Wangenhaut und Zahnfleisch muß den Verdacht eines Morbus Addisoni erwecken; die Pigmentierung ist am besten bei künstlicher Anämisierung der Schleimhaut durch Druck mit einer Glasscheibe (Objektträger) festzustellen. Pigmentflecke an der Mundschleimhaut kommen aber auch außerhalb der Addisonschen Krankheit vor, so bei manchen von Haus aus dunkelpigmentierten Personen (E h r m a n n), bei stark pigmentierten Völkerrassen (B r a u l t und M o n t p e l l i e r); derselbe Befund kann gelegentlich bei diffuser Melanosarkomatose erhoben werden, ferner bei Bronzediabetes (W e l t m a n n), endlich bei Pfeifenrauchern (R. S c h m i d t), bei Tabakkauern (S t e y r e r), auch bei Cutis vagantium. Graue Verfärbung des Zahnfleischrandes (Bleisaum) ist häufig das erste Zeichen von chronischer Bleivergiftung. Zur Unterscheidung des Bleisaums von kariösen Veränderungen des Zahnhalses am Zahnfleischrand ist zu beachten, daß der Bleisaum am Zahnfleisch selbst sitzt und eine blaugraue Farbe hat gegenüber der schwarzbraunen der Zahnkaries. Bei Bleivergiftung können auch graue Flecke an der übrigen Mundschleimhaut, insbesondere in der Wangengegend vorhanden sein. Bei chronischer Wismutvergiftung kommt gelegentlich eine dem Bleisaum ähnliche, jedoch mehr grauviolette Veränderung des Zahnfleischrandes vor. Die allerdings sehr seltene Kupfervergiftung kann zur Bildung eines purpurroten oder grasgrünen Kupfersaums, die Arsenvergiftung zum Auftreten eines braunen Saums am Zahnfleischrande führen. Bei chronischer Quecksilbervergiftung findet sich eine mehr diffuse bläuliche Verfärbung des Zahnfleisches, welche aber immer mit Schwellung verbunden ist; bei höheren Graden dieser Stomatitis mercurialis treten Geschwüre und Gangrän an Zahnfleisch und Wangenschleimhaut auf. Von den Entzündungen der Mundschleimhaut sind für die interne Diagnostik die Stomatitis aphthosa und ulcerosa, vor allem die epidemische Form (Maul- und Klauenseuche), welche wegen des begleitenden hohen Fiebers manchmal eine schwere Erkrankung darstellt, von Wichtigkeit, besonders aber die Entzündungen der Mundschleimhaut bei Blut- und Stoffwechselerkrankungen. Schwellung des Zahnfleisches mit Blutungen und Ulzerationen muß den Verdacht eines akuten leukämischen Prozesses wachrufen, die Erscheinung wird häufiger bei myeloischen als bei lymphatischen akuten und subakuten Leukämien beobachtet, doch gelegentlich auch bei akuten Schüben chronischer Leukämien, ferner bei akuter aplastischer Anämie (Panmyelophthise), endlich bei der C-Avitaminose, dem Skorbut. Fast niemals findet sich Stomatitis bei hämolytischen Anämien. Mäßige Zahnfleischschwellungen und Auflockerungen des Gewebes kommen physiologisch während der Gravidität, ferner bei manchen Genitalaffektionen vor. Bei Graviden werden gelegentlich auch Zahnfleischblutungen beobachtet. Leicht blutendes Zahnfleisch ist übrigens eine nicht allzu seltene habituelle, völlig bedeutungslose Erscheinung, die zur Hämophilie keine Beziehung hat. Geringgradige Geschwürsbildungen und Blutungen können bei mit Agranulozytose einhergehenden Anginen vorkommen, desgleichen bei schwer kachektisierenden Prozessen (malignen Tumoren im Endstadium). Häufiger ist bei solchen Zuständen der Soor anzutreffen, eine Pilzerkrankung, welche aus stecknadelkopfgroßen oder größeren, wie Körnchen über die Mundschleimhaut verbreiteten, weißlichen Auflagerungen bestehen. Von den lokalen Veränderungen der Wangenschleimhaut sind noch die Koplikschen Flecke zu erwähnen, welche für Masern charakteristisch sind, ein bis zwei Tage vor dem Exanthem auftreten

und aus weißen Stippchen bestehen, die im Gegensatz zum Soor
von einem hyperämischen Hof umgeben und streng lokalisiert
sind. Einzelne G e s c h w ü r e im Munde können bei allen schweren
Affektionen vorkommen, besonders aber bei Typhus abdominalis,
ferner bei Tuberkulose. Am weichen Gaumen oder an der Wangenhaut kommt bei Tabes in seltenen Fällen ein trophisches Ge-
schwür zur Beobachtung (Mal perforant buccal). An die Ätz-
schorfe bei Säure- und Laugenvergiftung sei nur erinnert. Die
übrigen Affektionen des Mundes (Aktinomykose, Phosphorne-
krose usw.) bleiben unbesprochen.

Gaumen.

Unvollständiger Verschluß der beiden Hälften des harten Gaumens führt zu Uranoschisis, einer angeborenen Konstitutionsanomalie von beträchtlicher Bedeutung, welche jedoch nur selten
vorkommt. Viel häufiger ist der Torus palatinus, eine sagittal verlaufende, leistenförmige Vorwölbung in der Mitte des harten Gaumens, welche ebenso wie der abnorm stark gewölbte, hohe, mitunter spitzbogenförmige Gaumen und die Querleisten im vorderen
Anteil des harten Gaumens Anzeichen abnormer Körperveranla-
gung darstellen. An der Blässe des weichen Gaumens läßt sich
Anämie besonders gut erkennen. Nach W o o d c o c k ist bläu-
lichweiße Farbe des weichen Gaumens als ein prognostisch ungünstiges Zeichen bei Lungentuberkulose anzusehen; dieselbe Bedeutung kommt der Differenz in der Farbe zwischen hartem und wei-
chem Gaumen zu, wobei ersterer blaß ist (W. N e u m a n n).

Von N e u d a wurde der Betrachtung des w e i c h e n Gau-
m e n s eine große Rolle bei der Erkennung von Krankheiten des
Magen-Darmtraktes und seiner Anhangsdrüsen zugemessen. N e u-
d a fand den weichen Gaumen bei Leberaffektionen (auch ohne
Ikterus) gelb, bei Pankreasaffektionen braun, bei Reizzuständen
des Duodenums hyperämisch. Er meinte, ein Ulcus duodeni von
einem Ulcus ventriculi, bei welchem diese Gaumenhyperaemie
fehlen soll, mitunter aus der Gaumenfarbe abtrennen zu können.
Auch aus dem Fettgehalt des weichen Gaumens, der bei malignen
Tumoren und bei Angina pectoris erhöht sein soll, sowie aus dem
Grade der Deutlichkeit der Schleimhautzeichnung zog N e u d a
Schlüsse. Aus eigener Erfahrung kann gesagt werden, daß sich ein
beginnender Ikterus manchmal recht frühzeitig am weichen Gaumen zeigen kann. Auch die Pigmentation des Gaumens bei Pankreasaffektionen wird gelegentlich beobachtet, sie findet sich allerdings auch als Frühsymptom der Nebenniereninsuffizienz (Z a-
b e l, H o m m e y e r - B r e n t a n o). Die Hyperämie des weichen
Gaumens ist aber zweifellos von so vielen, unübersehbaren Faktoren abhängig, außerdem sehr oft rasch wechselnd (s. M a r-
s c h i k), daß sie für die Diagnose eine Duodenalprozesses keine

Rolle spielt. Das Gleiche gilt für die übrigen, von N e u d a beschriebenen Gaumenveränderungen, welchen auch von S c h ä u - f e l e scharf widersprochen wird, da sich die gleichen Veränderungen des weichen Gaumens bei den verschiedensten Erkrankungen vorfinden können.

P u n k t f ö r m i g e B l u t u n g e n des weichen Gaumens kommen bei den verschiedenen hämorrhagischen Diathesen vor, besonders bei Leukämien und schweren Anämien. Hellrote, unregelmäßige Flecke am weichen Gaumen bildet das bei Masern, Röteln und Scharlach fast regelmäßig früher als das Exanthem auftretende Enanthem. Bei Scharlach besteht außerdem eine schwere, oft nekrotisierende Angina. Bei den echten Blattern (seltener bei Varicellen) tritt gleichfalls schon vor dem Exanthem ein bläschenförmiger Ausschlag am weichen Gaumen auf. Grauweißliche, leicht erhabene·Flecke (Papeln) finden sich am weichen Gaumen im Sekundärstadium der Lues. Nicht selten sind weicher Gaumen und Uvula Träger von zackigen N a r b e n, welche nach luetischen Papeln zurückgeblieben sind und einen Hinweis auf das Bestehen einer luetischen Affektion der inneren Organe oder des Nervensystems bilden können. Allerdings kommen identische Narben in seltenen Fällen auch nach Stomatitis verschiedener Genese vor. Bei Lues zeigt der weiche Gaumen manchmal ein oder mehrere Durchlöcherungen. An der Uvula kommt als Degenerationszeichen nicht allzu selten eine mehr oder weniger ausgesprochene Zweiteilung vor (Uvula bifida). Diese Erscheinung darf nicht mit Narben an der Uvula verwechselt werden. Weicher Gaumen und Uvula können in seltenen Fällen von Aorteninsuffizienz eine systolische Pulsation zeigen (F. M ü l l e r).

Die L ä h m u n g d e s w e i c h e n G a u m e n s ist zumeist einseitig und findet sich bei Affektionen des motorischen Trigeminus, des Glossopharyngeus und des Fazialis. Letztere Angabe wird allerdings von O p p e n h e i m bestritten. Wegen der vielseitigen Innervation der Gaumenmuskulatur ist die Lähmung fast niemals eine vollständige. Der Gaumenbogen hängt auf der gelähmten Seite tiefer herab, ebenso ist das Zäpfchen nach dieser Seite gekrümmt. Allerdings findet sich Schiefstand der Uvula auch physiologisch. Lähmung des Gaumens verrät sich außerdem an der näselnden Sprache und der Erschwerung des Schluckaktes (Regurgitation durch die Nase). Halbseitige Gaumensegellähmung kommt besonders bei Neuritis nach Diphtherie vor, aber auch bei anderen Nervenkrankheiten, doppelseitige Lähmung bei Bulbärparalyse.

Die Affektionen der T o n s i l l e n (Beläge bei Angina, Diphtherie usw.) gehören in das Gebiet der Laryngologie, sollen daher nicht näher besprochen werden. Doch muß den Tonsillen vom Internisten immer große Aufmerksamkeit geschenkt werden, denn vor allem die chronische Tonsillitis ist in einer sehr großen Zahl von Fällen die Ursache für sehr verschiedene, interne Affektionen

(Arthritis, chronische Sepsis, Nephritis usw.). Nicht nur die großen, stark geröteten und zerklüfteten Tonsillen sind dabei zu beachten, sondern auch die kleinen, geschrumpften, welche zunächst den Eindruck von gesunden Tonsillen machen, aus welchen sich aber Pfröpfe oder flüssiges Sekret auspressen lassen. Ganz kurz sei noch auf die starke Vergrößerung und weißgraue Verfärbung der Tonsillen bei leukämischen und aleukämischen Prozessen hingewiesen. Bei Aorteninsuffizienz kann in seltenen Fällen pulsierende Erschütterung der Tonsillen beobachtet werden (R. Schmidt).

Zunge.

Eine hervorragende Bedeutung kommt der Betrachtung der Zunge für die Erkennung interner Erkrankungen zu. Auffallende Vergrößerung der Zunge (Makroglossie) ist zumeist durch Zunahme der Muskelmasse bedingt. Diese Anomalie ist für gewöhnlich angeboren (Eickenbusch) und wird vor allem beim endemischen Kretinismus angetroffen. Erworbene Makroglossie ist eine Teilerscheinung der Akromegalie; manchmal nimmt die Zunge während der Gravidität an Größe zu (Wiesel), auch diffuse Lymphangiome der Zunge können eine gleichmäßige Vergrößerung des Organs bedingen. Verkleinerung der Zunge findet sich bei Atrophie (s. später). Unter den Formveränderungen der Zunge ist zunächst als ein ziemlich hochwertiges Zeichen konstitutioneller Abartung die Lingua plicata, dissecata oder scrotalis zu erwähnen, wobei die breite, abgerundete und fleischige Zunge entweder in toto oder nur am Rande von Längsrissen durchsetzt ist. Diese Zungenanomalie wird bei den verschiedensten, auf konstitutioneller Anlage fußenden Erkrankungen beobachtet, nach Schmidt besonders bei konstitutioneller Achylie und bei Cholelithiasis, auch bei Selbstmördern. Zweifellos ist die Lingua dissecata ein wichtiges Zeichen für eine abwegige Konstitution, wie mit J. Bauer. Wiesel und Rolleri gegenüber F. Schilling betont werden muß; dafür spricht auch, daß derartige Furchungen der Zunge (cerebriforme Zunge) von Nardi und Hanhart bei vielen von ihnen untersuchten Geisteskranken angetroffen wurden. Sie fassen diese Anomalie ebenso wie Siemens als ein erbbedingtes degeneratives Stigma auf. Hypertrophie der Zungengrundfollikel ist für gewöhnlich nur palpatorisch feststellbar; sie stellt ein Zeichen hypoplastischer Konstitution dar (Bartel). Eine weitere Formanomalie der Zunge ist die Landkartenzunge oder Lingua geographica mit rundlichen oder eiförmigen, lebhaft roten, leicht erhabenen Herden, welche größtenteils von einem graugelblichen Rande umsäumt sind. Die Lingua geographica wird von Czerny mit der exsudativen Diathese in Beziehung gebracht. Von wesentlicher diagnostischer Bedeutung ist sie nicht. Diese Anomalie findet man nicht selten mit der Lingua plicata vereint.

Die Farbe der Zunge sowie das Vorhandensein oder Fehlen von Zungenbelag kann wertvolle Hinweise für die Diagnose bieten. In früherer Zeit wurde belegte Zunge immer als Zeichen einer schweren organischen Magenaffektion aufgefaßt, in Laienkreisen ist diese Anschauung auch heute noch verbreitet, sie wurde jedoch ziemlich bald als unrichtig erkannt und in vielen neueren Lehr- und Handbüchern findet sich daher die Bemerkung, daß Vorhandensein oder Fehlen von Zungenbelag sowie die Art des Belages für die Diagnose einer Magenaffektion vollkommen wertlos sei (Kraus, Boas, Strümpell u. a.) und daß gerade die ernsten Magenkrankheiten, vor allem das Ulcus ventriculi et duodeni, fast durchwegs mit roter belagfreier Zunge einhergehen. Diese Angaben sind jedoch über das Ziel hinausschießend und wohl nur aus dem Bestreben zu erklären, eine Überschätzung der diagnostischen Bedeutung von Zungenbelag hintanzuhalten. Die Wahrheit liegt, wie so oft, in der Mitte. Sicher ist, daß eine stark weißlich belegte, aber feuchte Zunge bei vollkommen gesunden Individuen vorkommen kann und als konstitutioneller Zungenbelag besonders bei Neuropathen zu finden ist. Ähnlicher Zungenbelag wird bei regelmäßiger Spülung des Mundes mit einem Wasserstoffsuperoxyd enthaltenden Mundwasser angetroffen; die Art der Ernährung kann gleichfalls von Einfluß sein: So ist es bekannt, daß manche Erwachsene, welche sich ausschließlich von Milch und Milchspeisen ernähren, eine belegte Zunge bekommen. Auch übermäßiger Kaffee-, Alkohol- und Nikotingenuß kann dieselben Zungenveränderungen zur Folge haben (F. Schilling). Ferner pflegen Personen, welche den Mund gewohnheitsmäßig offen halten (z. B. Träger adenoider Vegetationen), eine stark belegte Zunge zu haben. Endlich gehen Affektionen im Munde, sei es beträchliche Zahnkaries, ausgebreiteter Zahnmangel, Pyorrhoea alveolaris oder Stomatitis verschiedener Art, häufig mit belegter Zunge einher.

Von den Magenaffektionen zeigt die akute Gastritis eine dickbelegte, pappigweiße Zunge. Von ähnlicher Beschaffenheit ist die Zunge bei akuter Enteritis, während der Belag bei akuter Colitis weniger hochgradig ist. Chronische Magenaffektionen hyperazider und hypazider Natur führen gleichfalls in vielen Fällen zu Zungenbelag, welcher aber zumeist nicht ganz diffus ist. Riegel hatte angenommen, daß bei hypazider Gastritis eine stark belegte Zunge vorkomme, während diese bei saurer Dyspepsie glatt und rot sei. Dieser Anschauung wurde schon von Kraus und Boas widersprochen, doch kehrt sie im neueren Schrifttum immer wieder (s. Wiesel). Es ist aber zweifellos, daß sowohl bei Hypazidität und Achylie als auch bei Hyperazidität sowie bei Ulcus ventriculi und duodeni die Zunge zwar durchaus nicht immer, jedoch verhältnismäßig häufig in größerem oder geringerem Grade belegt angetroffen wird. Dabei ist die Stärke des Belages nicht

allzu selten der Intensität der Magenaffektion gleich gerichtet,
ein Umstand, auf welchen schon von E w a l d aufmerksam gemacht wurde. Statistische Untersuchungen über die Häufigkeit
des Zungenbelages bei Magenaffektionen wurden von H. F u c h s
und J. M ü l l e r angestellt. Trotzdem wird von vielen Seiten
(S t r ü m p e l l, M i c h a u d, W i e s e l u. a.) an dem Satze festgehalten, daß Hyperazidität, vor allem in Verbindung mit Ulcus
ventriculi, fast stets mit einer roten, belagfreien Zunge einher-
gehe. Eigener Erfahrung nach kann die Zunge bei Magen- und
Zwölffingerdarmgeschwür wohl gelegentlich völlig normal angetroffen werden, wie es ja bekanntlich Fälle dieser Erkrankung gibt,
welche ohne jedes objektive oder subjektive Symptom verlaufen;
in der Mehrzahl der Fälle ist die Zunge aber belegt, und zwar
nicht immer in ihrer Gänze, sondern manchmal von einem fleckförmigen, leicht grüngrauen Belag bedeckt. Wenn auch nervöse
Störungen des Magens gleichfalls mit Zungenbelag vergesellschaftet sein können, so ist dies doch nicht sehr häufig der Fall. Daher
ist das Vorhandensein von Z u n g e n b e l a g für die Diagnose einer
organischen Magenaffektion, vor allem einer hyperaziden Gastritis, eines Ulcus ventriculi oder duodeni von einer n i c h t z u u n -
t e r s c h ä t z e n d e n B e d e u t u n g. Dagegen kann der von
G l ä s s n e r beschriebenen „Ulcuszunge" keine wesentliche diagnostische Wertigkeit zugesprochen werden. Sie soll in multiplen runden
oder ovalen, oft konfluierenden, grüngrau belegten Defekten des
Zungenepithels bestehen. Spätere Autoren haben diesen Befund
aber nicht bestätigen können (D o b r e f f, H e n n i n g, v. F r i e d -
r i c h), nur S c h w i n d t und C o m r o e haben ähnliches Aussehen der Zunge bei Ulcus festgestellt.

Selbstverständlich läßt sich ein Schluß auf eine Magenaffektion
aus dem Aussehen der Zunge nur dann ziehen, wenn es sich nicht um
eine hochfieberhafte Erkrankung oder einen sonstigen schweren Zustand mit Beteiligung des Gehirnes handelt. Denn bei fast allen f i e -
b e r h a f t e n I n f e k t i o n s k r a n k h e i t e n, vor allem bei
Pneumonie, Abdominaltyphus und Sepsis wird die Zunge stark belegt, meist auch trocken angetroffen. Für den T y p h u s b e l a g gilt
als ziemlich charakteristisch, daß nicht die ganze Zunge, sondern nur
der Zungenrücken mit schmutziggrauen, trockenen Borken bedeckt
ist, während Spitze und seitliche Ränder frei bleiben, doch kann
die Zunge bei Meningitis, Fleckfieber und Sepsis ein identisches
Aussehen haben. Bei Sepsis ist allerdings häufiger die ganze Zunge
trocken und belegt. Der Belag der Zunge bei fieberhaften Zuständen hängt in hohem Grade von der Gründlichkeit der Mundpflege ab.
So erklärt sich auch der häufig fuliginöse Zungenbelag bei schweren
c e r e b r a l e n K r a n k h e i t s z u s t ä n d e n, bei Meningitis, Enzephalitis, bei frischen apoplektischen Insulten; allerdings spielen
sowohl bei diesen Zuständen als auch bei den Infektionskrankheiten trophische Störungen für die Entstehung des Zungenbelages

eine gewisse Rolle. In diesem Sinne spricht wenigstens die e i n -
s e i t i g e Ausbildung des Zungenbelages bei Verletzungen des Nervus lingualis (T u g e n d r e i c h, D a w i d o w), ferner nach therapeutischen Injektionen von Alkohol in das Ganglion Gasseri
(M ü l l e r - D e h a m), mitunter auch bei rheumatischer Fazialisparese (W i c h t l). Bei Schädelverletzungen, besonders bei Herden
im Operculum parietale, beobachtete B o r n s t e i n Auftreten
eines halbseitigen kontralateralen Zungenbelages, für welchen neben dem Ausfall der Sensibilität trophische Störungen verantwortlich zu machen sein dürften. Ich traf den gleichen Befund
mitunter bei älteren cerebralen Hemiplegien an. Herpes zoster
kann zu halbseitiger Bläschenbildung an der Zunge führen. Dieses
Vorkommnis wird in seltenen Fällen bei rheumatischer Fazialislähmung beobachtet.

Beim Karzinom des Intestinaltrakts, vor allem beim M a g e n -
k r e b s, ist die Zunge nur in der Minderzahl der Fälle stärker belegt, häufiger ist sie völlig b e l a g f r e i, wegen der bestehenden
Anämie blaßrot, dabei feucht und auffallend glatt. Diese „trügeri-
sche Glätte" der Zunge rührt von einer Atrophie der Zungenpapillen
her und kann neben anderen Erscheinungen den Verdacht auf ein
Magenkarzinom erwecken. Atrophie der Zunge findet sich aber auch
bei p e r n i z i ö s e r A n ä m i e, bisweilen bei Achylia gastrica, ferner bei Pankreasaffektionen, insbesondere bei Pankreaskarzinom (W i e s e l); endlich kann, wie ich in einer Reihe von Fällen
beobachtet habe, atrophische Glätte der Zunge auch durch die Einwirkung einer Z a h n p r o t h e s e bedingt sein. Es dürfte sich um
eine chemische Einwirkung der Prothesensubstanz handeln. Jedenfalls ist mir aufgefallen, daß es sich bei diesem Vorkommnis ausschließlich um wenig bemittelte Patienten gehandelt hat, welche
nach ihrer Angabe eine „recht billige" Zahnprothese trugen. Sehr
selten kommt Atrophie der Zungenpapillen als angeborene konstitutionelle Anomalie vor, manchmal auch bei Nervösen, wie
gegenüber O a t w a y und M i d d l e t o n festzustellen ist, welche
Autoren angeben, daß sie bei Nervösen niemals atrophische Zun-
gen gesehen haben. Allerdings kann im Sinne der vorerwähnten
Autoren gesagt werden, daß bei Nervösen viel häufiger belegte
Zunge angetroffen wird.

Bei perniziöser Anämie bestehen neben der Zungenatrophie
manchmal aphthenähnliche Trübungen und Rötung der Papillen-
spitzen sowie auffallende Empfindlichkeit der Zungenspitze (Hun-
tersche Zunge); eine ähnliche oberflächliche Glossitis hat G r i e -
b e l bei Hypovitaminose angetroffen. Glatte, hochrote, dabei t r o k -
k e n e Z u n g e ist eine häufige Erscheinung bei s e p t i s c h e n
Z u s t ä n d e n, insbesondere bei Urosepsis, ferner bei Peritonitis.
Die Trockenheit der Zunge bildet ein wichtiges prognostisches Zeichen, welches bei Eiterungsprozessen im Organismus (Pleuraempyemen, paranephritischen Abszessen usw.) für die Indikation eines ope-

rativen Eingriffs von Belang ist und bei postoperativen Zuständen einen ungünstigen Verlauf anzeigt. Auch bei Pneumonie und Endokarditis ist das Vorhandensein einer trockenen Zunge von ernster Bedeutung. Bei Zuständen, welche zu einer hochgradigen Wasserverarmung des Organismus führen (reichlichen Diarrhöen, Cholera, aber auch Diabetes insipidus und mellitus), ist trockene Zunge eine Selbstverständlichkeit und daher ohne prognostischen Wert, es darf ferner nicht darauf vergessen werden, daß bei M u n d a t m e r n die Zunge besonders in den Morgenstunden stark trocken sein kann. Hochgradige Trockenheit des ganzen Mundes wird bei der sogenannten X e r o s t o m i e beobachtet, wobei es zu mehr oder weniger vollständigem Versiegen der Speichelsekretion kommt. Die Xerostomie findet sich entweder idiopathisch (vor allem bei Frauen im Klimax) oder symptomatisch bei Tabes dorsalis und anderen Erkrankungen des Zentralnervensystems. Das Gegenstück zur Xerostomie, der Speichelfluß, ist eine Erscheinung, welche unter anderem nicht selten bei metenzephalitischem Parkinsonismus zur Beobachtung kommt.

Neben dem Zungenbelag ist für die F a r b e d e r Z u n g e der Blutgehalt von Belang. Starke Blässe der Zunge ist bei allen anämischen Zuständen anzutreffen, bei Polyglobulie ist die Zunge rotviolett, bei Stauungszuständen nimmt sie manchmal einen blaurötlichen Farbton an. Als Frühsymptom einer Stauung in der oberen Hohlvene findet sich gelegentlich abnorme Füllung der an der Unterseite der Zunge verlaufenden Venen und eine zyanotische Verfärbung der Unterseite der Zunge (v. N e u s s e r). Eine charakteristische Erscheinung bietet die sogenannte Himbeerzunge bei Scharlach mit geschwollenen, dunkelrot verfärbten Papillen. Starke Rötung und Schwellung der ganzen Zunge ist ein Zeichen von G l o s s i t i s, welche zumeist als symptomatische Affektion vorkommt und in schweren Fällen von perniziöser Anämie, ferner bei Nierenprozessen im urämischen Stadium beobachtet wird. Wegen des dabei auftretenden Zungenödems finden sich an den Zungenrändern unregelmäßige, vom Druck der Zähne herrührende Einkerbungen. Das angioneurotische (Quinckesche) Ödem lokalisiert sich nicht selten an der Zunge und führt dann zu beträchtlicher Schwellung des Organs. Sektorenförmige Blässe der rechten Zungenspitzenhälfte beobachtete L i e b e r m e i s t e r als erste Erscheinung einer Luftembolie bei Pneumothorax; er meinte, dieses Symptom durch den geradlinigen Verlauf der rechten Arteria lingualis erklären zu können. Über Pigmentflecke auf der Zunge wurde schon gesprochen. Nur nebenbei erwähnt sei das Vorkommen der sogenannten L e u k o p l a k i e auf der Zungen- und Wangenhaut (flache, grauweißliche, oft milchspritzerähnliche Auflagerungen auf der Schleimhaut von unregelmäßiger Gestalt) bei Rauchern, Trinkern, besonders häufig bei gleichzeitig bestehender Lues, und die Nigrities oder Hyperkeratosis linguae (schwarze Haarzunge), deren nähere Ursache unbekannt ist. Soor und Herpes können sich gleichfalls an der Zunge lokalisieren. Jenner meint, Herpes linguae als Zeichen einer chronischen ulzerösen Gastritis ansehen zu können. An den seitlichen Zungenpartien werden bei hämorrhagischen Diathesen verschiedener Art, ferner bei Leukämie punktförmige Blutungen angetroffen.

Von den Innervationsstörungen der Zunge sind zunächst Krampfzustände der Muskulatur. zu besprechen. Zungenkrämpfe finden sich bei Epilepsie und Hysterie. Die Krämpfe können tonischer oder klonischer Art sein, auch an choreatischen Zuckungen kann die Zunge teilnehmen. Tremor der Zunge findet man bei Neurasthenie sowie bei Thyreoidismus und Morbus Basedowi. In den meisten Fällen entspricht er nur einer konstitutionellen Anomalie, doch kann Zungentremor auch bei Tetanus auftreten, ferner bei chronischem Alkoholismus. Das Vorhandensein von Lähmung der Zunge (Glossoplegie) sowie von Zungenatrophie ist für die topische Diagnostik nervöser Erkrankungen von großer Wichtigkeit. Zentrale (supranukleäre) Hypoglossuslähmung ist fast immer einseitig, dabei weicht die Zunge beim Vorstrecken nach der gelähmten Seite ab, während sie beim Zurückziehen häufig die umgekehrte Richtung einschlägt. Am Boden der Mundhöhle liegend, ist manchmal die Zungenwurzel auf der gelähmten Seite etwas höher (Gowers). Die halbseitige Zungenlähmung ist eine häufige Begleiterscheinung cerebraler Hemiplegien; sie kann aber auch bei hysterischen Lähmungen vorhanden sein. Lähmung der Zunge mit Atrophie der Muskulatur spricht für nukleären oder peripheren Sitz der Affektion, doch muß dabei bedacht werden. daß sich Atrophie erst allmählich ausbildet, bei einem akuten Prozeß daher fehlt. Die atrophische Zungenseite ist kleiner, gerunzelt, fühlt sich weich und schlaff an. Bei nukleärem Sitz der Erkrankung (Tabes, Syringobulbie, Bulbärparalyse, amyotrophische Lateralsklerose) sind fibrilläre Zuckungen an der Zunge nachzuweisen, welche sich vom Zungentremor dadurch unterscheiden, daß sie nur in einzelnen Muskelbündeln ablaufen und in unregelmäßiger Reihenfolge auftreten. Periphere Hypoglossusparese findet sich vor allem bei Prozessen in der hinteren Schädelgrube (Tumoren, Aneurysmen), ferner bei Geschwülsten an der Schädelbasis oder im Mundhöhlenboden. Neuritis des Hypoglossus ist sehr selten. Bei der beiderseitigen Hypoglossuslähmung liegt die Zunge unbeweglich am Boden der Mundhöhle. Vollkommene Zungenlähmung mit Atrophie kommt bei Prozessen in der Medulla oblongata vor, insbesondere bei der progressiven Bulbärparalyse. In Fällen von Pseudobulbärparalyse kann sich beiderseitige Hypoglossuslähmung ohne Atrophie finden. Bei Tetanie läßt sich bisweilen durch Beklopfen der Zunge Dellenbildung auslösen.

Narben in der Zunge, zumeist in den seitlichen Teilen gelegen, in der Gestalt mehr oder weniger tiefer unregelmäßiger Einkerbungen, sind ein wichtiger Hinweis für das Bestehen von epileptischen Anfällen mit Zungenbiß und differentialdiagnostisch gegenüber Hysteroepilepsie zu verwerten. An den seitlichen Zungenteilen finden sich auch Narben nach anderen Verletzungen, ferner nach tuberkulösen oder luetischen Geschwüren. Gelegentlich kann durch eine weit ausgebreitete Narbe das Bestehen einer Hemiatrophie der Zunge vorgetäuscht werden. Abriß des Zungenbändchens ist eine charakteristische Erscheinung bei schwerem Keuchhusten der Kinder. Die Narbe kann noch im späteren Lebensalter nachweisbar bleiben. Das Zungenkarzinom gehört zu den chirurgischen Erkrankungen und wird daher nicht besprochen.

Zähne.

An den Zähnen sind manchmal angeborene Stellungsanomalien festzustellen, besonders bei Kretinimus, einer Affektion, welche mit großer Neigung zu Zahnkaries einhergeht (H o f f e n d a h l). Eine häufig vorkommende, jedoch völlig bedeutungslose Anomalie ist das sogenannte Trema (weiter Abstand zwischen den beiden mittleren oberen Schneidezähnen). Seltener findet sich die Progenie und Prognathie (Vorderkauerstellung). Charakteristisch für überstandene Rachitis ist, neben mangelhaftem Gebiß, vor allem die durch Schmelzdefekte bedingte Querriefung der Vorderzähne, die auch bei Tetanie vorkommt; bei rezidivierender Tetanie können sogar mehrere Querriefen übereinander gefunden werden. Die sogenannten Hutchinson-Zähne (halbmondförmige Ausbuchtung der Schneidefläche an den großen Schneidezähnen infolge schlechter Schmelzbildung) sind dagegen ein wichtiges Kennzeichen für die hereditäre Lues. Man muß sich hüten, die Hutchinson-Zähne mit den traumatischen Zahneinkerbungen zu verwechseln, wie sie bei manchen Handwerkern vorkommen, die gewohnt sind, Nägel zwischen den Zähnen zu halten (Tapezierer. Schuster). Diese Einkerbungen sind aber an den Zahnecken gelegen, während die Hutchinson-Zähne die Kerben in der Mitte der Zahnränder aufweisen. Ich sah die gleichen traumatischen Zahnkerben bei einem akademischen Maler, der seinen Pinsel stets im Munde zu halten pflegte. Er war mit dem Verdachte einer hereditären Lues zugewiesen worden.

Mattweiße, durchscheinende Vorderzähne sollen nach G e r h a r d t, G o l d s c h e i d e r, H o f f e n d a h l und W. N e u m a n n besonders oft bei Tuberkulösen zu beobachten sein. M a y und B l o c h beschrieben Rotfärbung der Zähne bei kongenitaler Porphyrie. Bei fieberhaften Zuständen unklarer Ätiologie ist dem Gebiß stets großes Augenmerk zu schenken und nach dem Bestehen von W u r z e l s p i t z e n g r a n u l o m e n zu fahnden. Gelegentlich kann, allerdings nur im Oberkiefer und an den Vorderzähnen des Unterkiefers, der zuerst von S m r e k e r beschriebene, neuerdings

wieder von R. Müller hervorgehobene Wurzelspitzenfre-
mitus festgestellt werden: Bei Beklopfen des Zahnes mit einem harten Gegenstand spürt ein in die Gegend der Wurzelspitze gelegter
Finger deutliches Vibrieren. Auffallend starker und frühzeitiger
Zahnausfall findet sich bei Unterernährung durch Vitaminmangel,
bei Diabetes, mitunter bei perniziöser Anämie, ferner bei Phosphorvergiftung. Häufig sieht man diese Erscheinung als trophische
Störung bei Tabes dorsalis. Endlich ist noch auf Pyorrhoea alveolaris zu achten, welche verhältnismäßig oft bei Diabetes mellitus
vorkommt (Sahli, Preiswerk) und den Verdacht auf diese
Erkrankung erwecken soll; auch bei Gicht ist Alveolarpyorrhoe
nicht selten (Brugsch und Schittenhelm).

Geruch.

An dieser Stelle seien noch die durch Vermittlung des Geruch-
sinns feststellbaren, zu diagnostischen Zwecken sich eignenden
Symptome angeführt. Starker Foetor ex ore ist eine Erscheinung,
welche manchmal den Verdacht einer Magenaffektion erwecken
kann, er wird verhältnismäßig häufig bei Hypazidität und Achylie
angetroffen, doch kommt er auch bei völlig magengesunden Personen vor, dann sind jedoch Erkrankungen der Zähne oder des
Zahnfleisches (Pyorrhoea alveolaris und ähnliche Affektionen)
vorhanden. Der außerordentlich unangenehme fötide (Aas-)geruch
der Ausatmungsluft bei Lungengangrän und Bronchiektasie er-
bringt in vielen Fällen einen wichtigen Hinweis für die Diagnose,
insbesondere für die Abtrennung der erwähnten Lungenaffektionen von tuberkulösen Cavernen. Nur selten, bei mischinfizierten
Cavernen, findet sich fötider Geruch bei Lungentuberkulose. Bekannt ist bei Phosphorvergiftung der Geruch der Ausatmungsluft
nach Knoblauch, ferner der Ammoniakgeruch chronischer
Urämien (Lichtwitz, Morawitz), endlich der intensive
Aceton-(Obst-)geruch im diabetischen Coma, der für die Unterscheidung dieses Zustandes vom hypoglykämischen Coma nicht ohne Belang ist. Hieher gehört auch der Acetonduft mancher Neugeborener.
Recht charakteristisch ist endlich der Mundgeruch bei akuter
Leukämie und Panmyelophthise, der manchmal schon vor dem
Auftreten von Geschwüren in der Mundschleimhaut zu beobachten
ist. Der Mundgeruch ist hier eigenartig süßlich faulig, ähnlich wie
bei maligner Diphtherie, und kann richtungweisend für die Dia-
gnosestellung sein, wie in folgendem Falle:

Ein junges Mädchen wurde mit einer leicht fieberhaften „Angina" einge-
liefert. Bei der Untersuchung fiel mir neben einer mäßigen Bläße des Gesichtes, mäßig geröteten und geschwollenen Tonsillen der süßlich faulige Mundgeruch auf. Obwohl der übrige interne Befund vollständig negativ war, wurde
sofort eine Blutuntersuchung durchgeführt, welche den einwandfreien Nachweis
einer akuten myeloischen Leukämie erbrachte (14 000 Leukozyten mit vielen
Myeloblasten usw.). Trotz sofort eingeleiteter Behandlung erlag die Patientin
leider in wenigen Tagen der schweren Bluterkrankung.

Nicht nur die Ausatmungsluft, auch der Schweiß nimmt manchmal einen charakteristischen Geruch an. Hier kommt es aber vor allem auf die Feinheit des Geruchsorgans beim untersuchenden Arzte an. So wird die Unterscheidung von Scharlach und Masern durch den Geruch erwähnt (E. W a g n e r), der Scharlach soll einen Wildgeruch aufweisen (H o r s t e r s). Andere Autoren schrieben dem Typhus abdominalis einen eigenen Geruch zu (C h v o s t e k, H i t t m a i r), H o c h e n e g g hat für das Rektumkarzinom einen eigentümlichen Geruch angegeben. Patienten mit p r o g r e d i e n t e r L u n g e n t u b e r k u l o s e zeigen in der überwiegenden Mehrzahl der Fälle einen ziemlich intensiven, stechenden, an den Gänsestall erinnernden Geruch, besonders bei Vorliegen von Nachtschweißen ist diese Erscheinung vorhanden (O d o r p h t h i s i c u s). Dieser Geruch findet sich auch bei Personen, welche täglich zu baden pflegen, er ist von dem Geruch wenig gewaschener Kranker (Odor rusticanus) gut zu unterscheiden, ebenso von dem unangenehmen Geruch menstruierender Frauen. Es ist mir ferner aufgefallen, daß schwere offene Phthisen einen noch intensiveren und etwas andersartigen Geruch zeigten als mehr gutartige oder beginnende Formen. Vollkommen obsolete Lungenprozesse weisen keinen Odor phthisicus auf. R i s a k hat einen etwas differenten Geruch für die Lymphogranulomatose angegeben. Bei dieser Erkrankung ist mir ein typischer Geruch bisher nicht aufgefallen. Sehr charakteristisch ist der F o e t o r h e p a t i c u s bei akuter Leberatrophie und anderen Formen des Icterus gravis (Geruch nach feuchtem Erdreich). Den von A s s m a n n beschriebenen süßlichen Geruch kardial dekompensierter Patienten habe ich kaum jemals gefunden. Endlich sei noch der von manchen Autoren erwähnte, eigentümliche, aasartige Geruch Sterbender angeführt, welcher die letale Prognose schon 24 Stunden ante exitum stellen lassen soll.

II. Hals.

Länge.

Die Länge des Halses ist durch konstitutionelle Faktoren bestimmt. Abnorm langer Hals wird häufig bei lang- und schmalbrüstigen Personen angetroffen, er ist eine fast konstante Erscheinung beim asthenischen Habitus; allerdings besteht bei diesem Habitus nicht selten eine starke Kyphose der Halswirbelsäule, wodurch bei Anblick von vorne auch ein langer Hals verhältnismäßig kurz erscheinen kann. Der kurze, gedrungene Hals ist für gewöhnlich mit einem kurzen, breiten Brustkorb vergesellschaftet. Von S i g a u d wurde Kürze des Halses als regelmäßiges Vorkommnis beim Typus digestivus beschrieben. Nicht allzu selten findet man ausgesprochenes Mißverhältnis zwischen Körpergröße und Länge des Halses: gerade dieser Umstand läßt manchmal den Schluß auf

das Vorliegen von abwegiger Körperverfassung zu. So kann man
kurzen Hals bei sonst Hochwüchsigen beobachten, auch das umgekehrte Verhältnis kommt vor, ferner Frauen mit eckigem Män-
nerhals, Männer mit weiblicher Halsformation.

Von Krankheitszuständen, welche eine Verkürzung des
H a l s e s zur Folge haben, ist vor allem die tuberkulöse Spondylitis
zu nennen. K a r i e s der Halswirbelsäule mit starkem Gibbus kann
in schweren Fällen eine derartige Verkrümmung des Halses bewirken, daß das Kinn dem Manubrium sterni unmittelbar anliegt.
Schwere Spondylarthrose mit Ankylose der Halswirbelsäule kann
gleichfalls eine derartige Haltung hervorrufen; ein ähnliches Bild
kann sich bei Atrophie der Nackenmuskulatur finden. Seltener
führen andere Prozesse an den Halswirbeln (Lues, maligne Tumoren) zu Verkürzung und Verkrümmung des Halses. Endlich ist
noch auf eine Konstitutionsanomalie hinzuweisen, welche unter
dem Namen des K l i p p e l - Feilschen Syndroms bekannt ist.
aber schon im Jahre 1894 von H u t c h i n s o n beschrieben wurde
(s. P y t e l und S c h a j e w i t s c h , F e l l e r und S t e r n b e r g):
es handelt sich um eine angeborene starke Verkürzung und vollkommene Synostose der Halswirbelsäule, der Kopf sitzt dem Thorax unmittelbar auf und ist nur wenig beweglich, die Haargrenze
im Nacken steht auffallend tief. Der Zustand kann zu Verwechslungen mit Halswirbelkaries Anlaß geben.

Versteifung.

Bei der Halswirbelkaries ist es nicht nur die Verkürzung und
Verkrümmung, sondern auch die steife Haltung des Halses, welche
die Erkennung des Krankheitszustandes oft auf den ersten Blick
ermöglicht. Soll sich ein solcher Kranker im Bette aufrichten, so
stützt er dabei zur Entlastung der Halswirbelsäule den Kopf mit
beiden Händen (Rustsches Zeichen). Seltener findet sich Versteifung des Halses bei akutem Gelenksrheumatismus und bei
Spondylarthrose, ferner mitunter bei akuter Tonsillitis, auch nach
Tonsillektomie. Sehr charakteristisch ist in schweren Fällen von Tetanus die N a c k e n s t a r r e , welche zumeist von einer Neigung des
Kopfes nach rückwärts begleitet ist. Endlich kann manchmal b e g i n -
n e n d e M e n i n g i t i s schon von der Ferne an der steifen Haltung des Halses erkannt werden, ohne daß die Nackensteifigkeit
erst durch passive Bewegungen des Kopfes besonders geprüft
wird; die Kranken liegen auf der Seite mit nach rückwärts gebeugtem Kopf.

Bei allen diesen Zuständen wird der Hals zwar steif, aber für gewöhnlich gerade gehalten. S c h i e f e H a l t u n g des Halses findet
sich gelegentlich als angeborene Konstitutionsanomalie, ferner bei
rheumatischen und entzündlichen Affektionen der Muskulatur
(Collum obstipum) und bei Kleinhirnprozessen (H o f f). Schmerzhafte Ohrprozesse im äußeren Gehörgang (Otitis externa, große

Ceruminalpfröpfe) können gleichfalls zu steifer Schiefhaltung des
Halses führen, ähnliche Haltung wird mitunter bei Schwindelzu-
ständen beobachtet (E r b e n). Bei tuberkulöser Meningitis mit
sehr schleichendem Beginn kommt es vor, daß die Patienten mit
steifem Hals noch herumgehen, sodaß die Diagnose eines rheumatischen Collum obstipum erwogen wird. Auch bei Trichinose wird
bisweilen steife Haltung des Halses festgestellt, wenn die Nackenmuskulatur stark ergriffen ist.

Ein Fall eigener Beobachtung wurde wegen des hohen Fiebers, der Nackensteifigkeit und des Kernigschen Symptoms zunächst als beginnende Meningitis
aufgefaßt; erst das Fehlen eines pathologischen Liquorbefundes, die Abwesen-
heit des Babinskischen Zehenphänomens und anderer nervöser Symptome
sowie der Nachweis beträchtlicher Eosinophilie des Blutes klärten das Krankheitsbild als Trichinose.

Fett.

Die äußere Konfiguration des Halses ist vom Fettpolster, vom
Turgor des subcutanen Gewebes, von der Muskulatur, insbesondere vom Musculus sternocleidomastoideus, ferner vom Kehlkopf.
von der Schilddrüse, von der Beschaffenheit der Blutgefäße, endlich von der Größe der Lymphdrüsen und von der etwaigen Anwesenheit anderer Tumoren abhängig.

Durch das Ausmaß und die Anordnung des Fettpolsters wird
das Aussehen des Halses manchmal in hohem Maße verändert. Bei
Mastfettsucht ist zumeist eine gleichmäßige Zunahme des Fettgewebes rings um den Hals vorhanden, so daß auch ein ziemlich
langer Hals ein gedrungenes Aussehen bekommt, wobei sich Kehlkopf und Muskulatur der Betrachtung entziehen und der Hals
eine gleichmäßig runde Form erhält. Manchmal ist das Fett unterhalb des Kinns lipomförmig angeordnet: Doppelkinn. Bei konstitutioneller Fettsucht erfolgt die Zunahme des Fettgewebes zumeist
nicht gleichmäßig, mitunter treten L i p o m b i l d u n g e n auf.
welche symmetrische Anordnung zeigen können, insbesondere am
Nacken. Gelegentlich treten solche Lipome in der Nähe arthritisch
veränderter Gelenke auf (A. P r i b r a m). Der von M a d e l u n g
beschriebene F e t t h a l s besteht in kragenförmig um den Hals angeordneten Fettbildungen; M a d e l u n g selbst legte Wert darauf, daß es sich nicht um echte, abgekapselte Lipome, sondern um
diffuse lipomartige Fettbildungen handle. In manchen derartigen
Fällen ist das feiste Doppelkinn besonders auffallend, ferner die
symmetrischen Fettwucherungen am Nacken. Der Madelung-
sche Fetthals findet sich häufiger bei männlichen Individuen, zumal bei Männern, welche an den übrigen Körperteilen wenig Fett
aufweisen, vor allem bei Alkoholikern. Seine eigentliche Ursache
ist unbekannt. Er ist klinisch fast immer ohne Bedeutung und
kann nur gelegentlich mit dem Stokesschen Kragen verwechselt werden (s. im nächsten Absatz). Näheres über Lipome und an-

dere Tumoren des äußeren Halses, welche vorwiegend chirurgische
Bedeutung haben, sowie das neuere Schrifttum siehe bei R a n z i.

Bei mageren kachektischen Personen sowie häufig bei Greisen
treten Schildknorpel und Kopfnicker, gelegentlich auch die Schilddrüse stärker hervor. Der Hals erscheint auffallend lang, durch
Atrophie der Haut und Verminderung des Turgors im subcutanen Gewebe wird die Haut faltig, besonders an der Vorderseite
sind mehrere Längsfalten zu sehen.

Ödem.

Ödem des Halses findet sich in geringem Ausmaß bei hochgradigen, allgemeinen Ödemen, vor allem aber bei K o m p r e s s i o n d e r
o b e r e n H o h l v e n e durch intrathorakale Tumoren und Aneurysmen, auch bei Thrombose dieser Vene. Das Ödem ist dann zumeist in der Form eines Kragens angeordnet (Stokesscher Kragen), die bläuliche Verfärbung und stärkere Spannung schützen
vor Verwechslung mit dem früher erwähnten Madelungschen
Fetthals. Bei akutem Gelenksrheumatismus besteht in seltenen
Fällen eine Vorwölbung in den Supraclaviculargruben, welche
als angioneurotisches Ödem aufgefaßt wird (A. P r i b r a m).

Muskulatur.

Unter den Halsmuskeln sind es besonders die Sternocleidoma-
stoidei, welche den Umriß des Halses beeinflussen, indem sie den
vorderen Abschnitt dieser Region von den seitlichen Teilen trennen. Bei gewissen Berufen kommt es zu Hypertrophie dieser
Muskeln, wodurch eine eigenartige Konfiguration des Halses bedingt wird; es ist dies bei Personen der Fall, die dauernd schwere
Gewichte zu heben haben (Schmiede, Steinarbeiter), ferner bei
bestimmten Sportarten (Schnelläufer, Diskus-, Hammerwerfer). In
solchen Fällen springen die Kopfnicker manchmal schon in der
Ruhe stark vor. B i x beobachtete einseitige Hypertrophie und
Hypertonie des Sternocleidomastoideus bei Mediastinalverschie-
bung durch ausgedehnte Pleuraschwarte. Hypertrophie der Nak-
kenmuskeln finden sich bei Leuten, die schwere Lasten mit dem
Kopfe befördern (Träger im Gebirge, Möbelpacker), ferner bei
Boxern und Ringern, endlich ab und zu als Degenerationszeichen.
Tetanus führt manchmal zu Kontraktion des Platysma myoides
und dadurch zur Fältelung der Haut im oberen Halsabschnitt.
Eine Asymmetrie des Halses durch einseitige Änderung des Muskeltonus hat W e i ß bei cerebraler Hemiplegie beobachtet. Deutlicher wird dieses Symptom bei angestrengter Atmung, wobei
das ungleiche Vorspringen der Scaleni auffällt (F a s c h i n g -
b a u e r). Die Hemiatrophia faciei progressiva kann in seltenen
Fällen im Bereiche des oberen Halsdreiecks einsetzen und hier
stärkere Asymmetrie bedingen (O. F i s c h e r, O p p e n h e i m).

Bei älteren Lungenspitzenprozessen wird gelegentlich eine Atrophie der seitlichen Ursprungspartien eines Kopfnickers an der Clavicula festgestellt.

Kehlkopf.

Der Kehlkopf ist nur bei mageren Personen zu sehen, bei Männern tritt er infolge des Vorspringens des Schildknorpels deutlicher hervor („Adamsapfel"). Als Konstitutionsanomalie findet sich mitunter weiblicher Kehlkopf bei Männern; beim Kinde steht der Kehlkopf höher als beim Erwachsenen, bisweilen bleibt der hohe Stand des Kehlkopfes auch im späteren Leben erhalten, eine Erscheinung, die als Infantilismus aufzufassen ist. Hieher dürfte auch der von L a n d a u und Z a k beschriebene Hochstand des Kehlkopfes zu rechnen sein, den diese Autoren bei Mitralstenose beobachtet haben. Die Inspiration bedingt bei manchen dyspnoischen Zuständen, besonders bei Lungenemphysem und bei basalen pleuritischen Adhäsionen, ein Tiefertreten des Kehlkopfes.

Legt der Arzt an jede Schildknorpelplatte des Patienten einen Finger und palpiert w ä h r e n d d e r P h o n a t i o n (man läßt tiefe Töne sprechen), so wird beiderseits ein deutliches S c h w i r r e n (Stimmzittern) getastet, bei Männern deutlicher als bei Frauen. Dieses Stimmzittern fehlt einseitig auf der Seite einer R e c u r r e n s l ä h m u n g. Mit diesem Verfahren, das schon von G e r h a r d t und D e l a C a m p erwähnt wurde, habe ich mehrfach bei heiseren Patienten mit Verdacht auf Recurrenslähmung die Seite der Lähmung noch vor Durchführung der Laryngoskopie feststellen können.

Stimm- und Sprachstörungen.

Hier ist es am Platze darauf einzugehen, inwieweit aus Anomalien der Stimme und Sprache diagnostische Anhaltspunkte zu gewinnen sind. Die heisere Stimme bei Entzündungen und Tumoren des Larynx fällt in die Domäne des Laryngologen; der Internist soll aber bei jedem Falle von H e i s e r k e i t an R e c u r r e n s l ä h m u n g denken: denn linksseitige Recurrenslähmung findet sich nicht selten bei A n e u r y s m a des Aortenbogens, begünstigt durch den Verlauf des linken Recurrens um den Aortenbogen. Lähmung des rechten Recurrens habe ich einmal bei Aneurysma der Anonyma beobachtet; sie wurde aber auch bei sehr großen Aneurysmen der Aorta ascendens gesehen (F i n d e r). Bei M i t r a l s t e n o s e mit hochgradiger Erweiterung des linken Vorhofs kann man gelegentlich gleichfalls Heiserkeit durch linksseitige Recurrenslähmung feststellen; andere Herzklappenfehler führen fast niemals zu Recurrenslähmung, nur bei offenem Ductus B o t a l l i wurde diese Erscheinung gesehen (v. S c h r ö t t e r, Z a k). Heiserkeit durch Recurrenslähmung ist aber ferner ein ziemlich häufiges Vorkommnis bei Prozessen im oberen Mediastinum, so bei Speiseröhrenkrebs, Bronchialkarzinom und mediastinalen Drüsentumoren, manchmal auch bei sehr beträchtlichen Pleuraexsudaten und pleuralen Schrumpfungen. In diesen Fällen ist wegen seiner tieferen Lage gleichfalls häufiger der linke Recurrens betroffen. Heiserkeit auf nervöser Basis bringt die Recurrenslähmung im Rahmen der Polyneuritis, zum Beispiel der postdiphtherischen Polyneuritis, aber auch bei Thalliumvergiftung (G r e v i n g und G a g e l, K o s z l e r); unter den Erkrankungen des Zentralnervensystems zeigen Tabes dorsalis, Syringobulbie und Bulbärparalyse gelegentlich dieses Symptom. In solchen Fällen ist aber die Heiserkeit meistens durch andere Sprachstörungen überdeckt. Heisere Stimme wird endlich bei schwerem M y x ö d e m angetroffen, hier ist aber nicht Recurrenslähmung, sondern allgemeine Innervationsschwäche die Ursache. Übrigens können auch andere schwere Allgemeinerkrankungen nicht nur mit einer Abschwächung der Stimmstärke, sondern auch mit einem Heiserwerden der Sprache einhergehen. Die Stimme des mutierenden Jünglings weist gleichfalls einen gewissen Grad von Heiserkeit auf, ebenso die der Kastraten. Beim Eunuchen nimmt die Sprache erst lange Zeit nach der Kastration eine höhere Klangfarbe an. Es darf nicht vergessen werden, daß heisere Sprache bei postoperativem Myxödem auch durch Verletzung eines Recurrens während der Operation bedingt sein kann.

Die S p r a c h e des Myxödematösen ist nicht nur heiser, sondern auch verlangsamt und monoton. Ausgesprochener ist diese Sprachanomalie bei Paralysis agitans und metenzephalitischem Parkinsonismus, ein wichtiges Symptom für die Erkennung dieser Affektionen. Außer der Monotonie und Verlangsamung wird mitunter eine andere Sprachhemmung bei Beginn des Sprechens beobachtet, das sogenannte H e s i t i e r e n, auf welches dann explosives Hervorstoßen von oft laut herausgeschrieenen Wörtern und Sätzen erfolgt. Eine weitere Sprachstörung ist die s k a n d i e r e n d e S p r a c h e, ein langsames, abgehacktes, die einzelnen Silben trennendes Sprechen, das vor allem bei multipler Sklerose zu finden ist, ganz selten auch bei Kleinhirntumoren. Hier sei angeführt, daß infolge hochgradiger Dyspnoe gleichfalls eine langsame, mit einem gewissen Skandieren verbundene Sprache hervorgerufen werden kann, die aber aus den übrigen Begleitumständen zumeist unschwer abzutrennen ist. Ferner ist das S i l b e n s t o l p e r n zu erwähnen, ein Verwechseln von Buchstaben und Silben sowie Verschleifen von längeren Wörtern, welches bei diffusen Hirnrindenschädigungen, vor allem bei progressiver Paralyse vorkommt, ab und zu auch bei multiplen corticalen Enzephalomalacien auf arteriosklerotischer Basis. Das Silbenstolpern ist im übrigen der Sprache des Betrunkenen sehr ähnlich. Die D y s a r t h r i e, ein bulbäres Symptom, zeigt undeutliche, lallende Sprache, insbesondere Verschleifen der

R- und L-Laute. Die n a s a l e S p r a c h e (bei fehlendem Abschluß
der Nasenhöhle von der Mundhöhle) charakterisiert sich durch un-
richtiges Aussprechen der Explosivbuchstaben (B, P, K, T) und
findet sich bei Uranoschisis, Perforation des harten Gaumens, vor
allem aber bei Gaumensegellähmung (besonders bei postdiphtherischer Polyneuritis). Sie wird als „offene Nasenstimme" von der
Sprachanomalie bei Undurchgängigkeit der Nase für Luft unterschieden. Bei dieser „gestopften Nasenstimme" können M, N und
NG nicht mit nasalem Klang ausgesprochen werden, sie findet
sich bei Stockschnupfen und bei Tumoren in der Nase und im
Nasenrachenraum. Die Besprechung der verschiedenen Formen
von Aphasie und ihrer Verwendung für die Lokalisation cerebraler Herde gehört in ein Lehrbuch der neurologischen Diagnostik:
auch das Stottern soll nur genannt werden. Dagegen sei noch kurz
der h y s t e r i s c h e M u t i s m u s erwähnt, der entweder in völliger
Stummheit, öfter aber nur in Aphonie besteht, diese läßt sich von
der organischen Aphonie (zum Beispiel bei beiderseitiger Recurrenslähmung) durch den Umstand abtrennen, daß die Hysterischen
nur flüsternd sprechen. aber klangvoll husten können.

Schilddrüse.

In sehr vielen Fällen wird der Umriß des Halses vornehmlich
durch die Schilddrüse bestimmt. Eine Schilddrüse von normaler
Größe ist, außer bei hochgradig Abgemagerten, nicht sichtbar, so
daß für gewöhnlich eine bei Betrachtung nachweisbare Schilddrüse einer Struma entspricht. Die Zugehörigkeit einer Schwellung des Halses zur Schilddrüse läßt sich an dem Höhertreten des
Tumors mit dem Kehlkopf beim Schluckakt erkennen. Diese Erscheinung fehlt aber in stärkerem oder schwächerem Grade bei
hochgradiger Schilddrüsenvergrößerung, ferner bei maligner
Struma, welche mit Muskulatur und Haut verwachsen ist. Beim
Husten sowie bei angestrengter Ausatmung bewegt sich die Schilddrüse in manchen Fällen etwas kaudalwärts, während ein kleiner
substernal gelegener Mittellappen beim Husten aus dem Jugulum nach oben geschleudert werden kann. Meist ist die Struma
auf beiden Seiten nicht gleich stark ausgebildet, so daß eine
Asymmetrie des Halses entsteht, häufiger ist der rechte Schilddrüsenlappen vergrößert (C h v o s t e k). Manchmal springt ein
Mittellappen unter dem Schildknorpel stark vor. Verdrängung des
Kehlkopfes und der Trachea läßt sich ab und zu schon aus dem
Aspekt (Schiefstellung und Verdrängung des Schildknorpels) erkennen. Verschiebung der Trachea durch intrathorakale Prozesse
(Tumoren, schrumpfende Lungenprozesse — W. N e u m a n n) ist
gleichfalls häufig so stark, daß sie sich bei einfacher Betrachtung
kundgibt. In solchen Fällen ist aber der unterste Teil der Luftröhre knapp oberhalb des Jugulum nach einer Seite verzogen,
während bei Verdrängung der Trachea durch Struma die Luft-

röhre zumeist als Ganzes, unter Umständen samt dem Schildknorpel, seitlich verschoben erscheint. Bei fetten Individuen ist es notwendig, die Verziehung der Trachea erst durch Palpation festzustellen.

Die Art der Struma (vaskuläre, parenchymatöse, kolloide usw.) läßt sich bisweilen schon aus den Konturen erschließen. Die v a s k u l ä r e Struma kennzeichnet sich durch diffuse, gleichmäßige Verdickung des Halses und durch ihre Weichheit, die akute vaskuläre Struma auch durch die allseitige Pulsation, welche manchmal sogar sichtbar sein kann, für gewöhnlich jedoch erst bei Palpation nachweisbar wird. Durch Zusammendrücken läßt sich die vaskuläre Struma verkleinern, beim Husten oder Pressen schwillt sie an; dieselbe Erscheinung wird festgestellt, wenn man den Kranken liegend untersucht, den Kopf heben und hinunterschauen läßt (G l a d s t o n e). In seltenen Fällen wird bei Druck auf eine vaskuläre Struma sogar Schwirren getastet. Von den übrigen Arten des Kropfes kann die gleichmäßig weiche p a r e n c h y m a - t ö s e Struma von der gespannten härteren, oft knotigen K o l - l o i d s t r u m a, auch von der verkalkten Schilddrüse mit knochenharten Einlagerungen durch Betasten leicht unterschieden werden.

Eine pulsierende vaskuläre Struma ist ein wertvolles Zeichen für das Bestehen eines Morbus Basedowi oder einer Hyperthyreose; es kann aber P u l s a t i o n einer Struma auch von einem diffusen oder sackförmigen Aneurysma fortgeleitet sein. In solchen Fällen erfolgt die Pulsation aber nicht allseitig, sondern von unten nach oben.

Das Vorhandensein einer parenchymatösen oder kolloiden Struma ist zumeist ohne wesentliche Bedeutung für die Diagnose einer internen Affektion; besonders in Gegenden, wo die Struma endemisch ist, ist sie nur als Konstitutionsanomalie zu werten, doch kann das Bestehen einer Schilddrüsenvergrößerung bei Vorhandensein psychischer und sonstiger somatischer Symptome auf die Diagnose Kretinismus führen, wenn eine Struma bei dieser Affektion auch nicht regelmäßig anzutreffen ist (W e y g a n d t, W. S c h o l z). Wenn Struma bei einem Patienten mit kardialen Beschwerden, besonders mit dyspnoischen Zuständen angetroffen wird, so muß an Kompression der Trachea gedacht werden, vor allem. wenn die Luftröhre verdrängt gefunden wird. Auch die verschiedenen Formen des Kropfherzens seien hier erwähnt. Für den Verlauf einer Tuberkulose soll das Bestehen von Struma ein günstiges Zeichen sein (H a m b u r g e r, J. B a u e r).

Lymphdrüsen.

Der Nachweis von Lymphdrüsenschwellungen am Halse ist für die Erkennung vieler interner Erkrankungen von großer Wichtigkeit. Ist die Vergrößerung der Lymphdrüsen sehr bedeutend, so

wird die Form des Halses weitgehend verändert, er erscheint ver-
breitert. die ungleiche Größe und Verteilung der Drüsen schafft
ganz unregelmäßige Umrisse besonders in den oberen seitlichen
Halspartien. Auch die Supraclaviculargruben sind dann häufig
mit Drüsenpaketen ausgefüllt. Bei mäßigen Drüsenschwellungen
muß das Tastgefühl zu Hilfe genommen werden. Man sucht die
vergrößerten Lymphdrüsen in den Submaxillargruben, am vorderen Rande des Musculus cucullaris oder trapezius, zu beiden Seiten
der Kopfnicker und in den Oberschlüsselbeingruben. Bei der Betastung der Drüsen ist nicht nur auf ihre Größe, sondern auch auf
ihre Form und Konsistenz zu achten, ferner auf die Verschieblichkeit der Drüsen untereinander und mit dem umgebenden Gewebe.
Schwellungen der Halslymphdrüsen finden sich bei vielen akuten
und chronischen Infektionskrankheiten, bei manchen Bluterkrankungen, bei malignen Tumoren, endlich als Teilerscheinung des
Status lymphaticus oder thymicolymphaticus.

Von den akuten Infektionskrankheiten führen besonders jene zu Schwellungen der Halslymphdrüsen, welche mit Erscheinungen im Munde oder Rachen einhergehen. Es sind dies: Masern, Scharlach. Röteln, Diphtherie, Stomatitis aphthosa und epidemica, gelegentlich auch die Parotitis epidemica, das Pfeiffer-
sche Drüsenfieber und die Tularämie, ferner die akute Tonsillitis
und andere Erkrankungen des Rachens. Auch Nasenfurunkeln können zu Halsdrüsenschwellung führen, die Weilsche Krankheit
wird gleichfalls genannt. Bei allen diesen Affektionen sind es vorwiegend die oberen Halslymphdrüsen, welche vergrößert, dabei
weich und häufig druckschmerzhaft sind. Bei Parotitis epidemica
greift die Schwellung nicht selten auf die Glandula submaxillaris
über, welche im Unterkieferwinkel gut tastbar, manchmal sogar
sichtbar ist. Auch chronische Prozesse in der Mund- und Rachen-
höhle führen zu Vergrößerung der Halslymphdrüsen, so die chronische Tonsillitis, ferner die Oralsepsis infolge von Wurzelgranulo-
men oder Alveolarpyorrhoe.

Von den spezifischen Infektionskrankheiten ist es besonders
die Tuberkulose, welche zur Vergrößerung der Halslymphdrüsen führt. Die Drüsen sind dabei nur mäßig hart, von ovaler Gestalt,
für gewöhnlich nicht druckschmerzhaft. zumeist voneinander ab-
grenzbar. Wenn die Halslymphdrüsen vom Kieferwinkel nach abwärts an Größe abnehmen, so spricht dies nach W. Neumann
für Ausgangspunkt des Infektes von den Tonsillen (Tonsillen-
tuberkulose). Bei Tuberkulose, besonders aber bei Skrophulose.
kommt es häufig zu Vereiterung und Abszeßbildung in den Drüsen, wobei der Tumor sich erweicht; nicht selten erfolgt ein
Durchbruch nach außen mit Hinterlassung einer langdauernden
Fistel. Weiche Tumoren am Halse können auch durch Aktinomykose oder durch Kiemengangscysten bedingt sein. Bei gewissen

Formen der Tuberkulose sind die Halslymphdrüsen nur wenig geschwollen, dabei fast durchwegs von gleicher Größe und beträchtlicher Härte (Mikropolyadenopathie — L e g r o u x). W. N e u m a n n erwähnt eine tastbare Drüse neben dem lateralen Rand des Schildknorpels als Symptom bei Larynxtuberkulose. Bei dieser Affektion findet sich auch Druckschmerzhaftigkeit des Kehlkopfs. Viel seltener als die Tuberkulose führt die L u e s zur Schwellung der Halslymphdrüsen, dabei sind diese nur mäßig vergrößert, hart, rund und indolent.

Die Vergrößerung der Halslymphdrüsen bei den E r k r a n k u n g e n d e s B l u t e s kann beträchtliche Grade erreichen; sie findet sich bei Lymphogranulomatose, bei myeloischer und lymphatischer Leukämie, bei der letztgenannten Erkrankung erreichen diese Drüsenschwellungen das größte Ausmaß. Die Drüsen sind dabei ziemlich hart und meist schmerzlos, rund. Von derselben Art, dabei aber häufig miteinander sowie mit der Haut verwachsen, sind die Drüsenschwellungen bei m a l i g n e n T u m o r e n. Sie sind vornehmlich bei Tumoren der Kopf- und Halsgegend sowie des oberen Mediastinums nachweisbar, doch manchmal auch bei Tumoren anderer Körperregionen. Als charakteristisch für das Magenkarzinom gilt eine isolierte harte Drüse in der linken Fossa supraclavicularis (Virchowsche Drüse), doch ist ihr Vorkommen, abgesehen davon, daß sie wegen ihrer Seltenheit für die Diagnose eines Magenkarzinoms nicht allzuviel bedeutet (B o a s, R ü t i m e y e r), ein so vielseitiges bei verschiedenen malignen Tumoren, daß sie immer nur einen Hinweis auf einen malignen Tumor überhaupt geben kann. Auch in dieser Hinsicht kann man noch Überraschungen erleben:

Bei einem Kranken eigener Beobachtung mit einem inoperablen Magenkarzinom bestand eine typische Virchowsche Drüse; bei der Autopsie und histologischen Untersuchung erwies sich diese „Drüse" als ein aberranter Schilddrüsenlappen; in einem anderen Falle von inoperablem Magenkrebs war die Drüse erst im Verlaufe der Beobachtung fühlbar geworden; hier ergab die post mortem durchgeführte histologische Untersuchung eine indurierte tuberkulöse Drüse. Diese hatte sich erst mit der zunehmenden Kachexie dem palpierenden Finger dargestellt. Von H. S c h n e i d e r wurde eine identische Beobachtung veröffentlicht.

Hier seien noch die seltenen T u m o r e n d e r C a r o t i s d r ü s e angeführt; sie liegen in der Mitte der seitlichen Halspartie ziemlich oberflächlich ungefähr an der Teilungsstelle der Carotis communis und sind nach B r a n d b e r g nur seitlich, nicht vertikal verschieblich. Sie zeigen oft starke Pulsation, die bei Druck auf die Carotis verschwindet. Die Pulsation ist manchmal vor und hinter dem Tumor zu sehen und zu tasten. Als weitere Symptome sind Auftreten des Hornerschen Syndroms (s. S. 34) und Heiserkeit durch Recurrensparese zu erwähnen.

Narben und Fisteln.

Eiterungen skrophulöser Drüsen hinterlassen nicht selten strahlige Narben oder Fistelbildungen am Halse, welche schon bei oberflächlicher Betrachtung Anhaltspunkte für das Bestehen von Tuberkulose im Organismus bilden können. Von den tuberkulösen Fisteln zu trennen sind die angeborenen Fistelbildungen am Halse: entweder handelt es sich um Reste des Ductus thyreoglossus (mediane Halsfisteln), deren Öffnung in der Mittellinie zwischen Zungenbein und Schildknorpel gefunden wird, oder um die seitlichen Halsfisteln, welche aus Kiemenspalten hervorgegangen sind und über dem mittleren Drittel des Musculus sternocleidomastoideus zu liegen pflegen (S e i f f e r t). An der normalen Beschaffenheit der umgebenden Haut lassen sich diese Fisteln von den entzündlichen gut unterscheiden. Nicht zu übersehen ist für gewöhnlich die Operationsnarbe nach Strumektomie (Kragenschnitt), welche das frühere Vorhandensein einer Schilddrüsenvergrößerung anzeigt.

Bei Männern sieht man nicht selten vorn und hinten in der Mitte des Halses P i g m e n t f l e c k e, bedingt durch den ständigen Druck der Kragenknöpfe. Das L e u k o d e r m a s y p h i l i t i c u m besteht aus weißen, runden Flecken von Erbsen- bis Bohnengröße, die zumeist in einer dunkler pigmentierten Haut liegen. Diese als Zeichen einer überstandenen luetischen Infektion zu wertende Hautveränderung findet sich vorzugsweise an den oberen seitlichen Hals- und Nackenteilen, besonders bei brünetten Personen; sie wird allerdings in den letzten Jahren bei chronischen Luetikern immer seltener angetroffen, so daß sie an diagnostischer Bedeutung verloren hat. Bei Geigenspielern wird manchmal am oberen Rande des linken Kopfnickers, handbreit unter dem Ohrläppchen, eine leichte Vorwölbung, verbunden mit Verdickung der Haut, festgestellt, es handelt sich um ein durch den chronischen Reiz der Geige bedingtes Lipom. Abnorme Faltenbildung im Nacken (Cutis verticis gyrata) wird mitunter bei Akromegalie angetroffen (R e n a n d e r. J o r e s).

Carotis.

Die wichtigsten Ergebnisse für die Erkennung innerer Erkrankungen bei der Besichtigung und Betastung des Halses sind durch die Beobachtung der Halsgefäße zu erzielen. Die arteriellen Gefäße des Halses (Carotiden, Arteriae subclaviae, Arteriae thyreoideae, auch die Aorta in jugulo ist hieher zu rechnen) sind allerdings nur in sehr seltenen Fällen, bei extremer Abmagerung und allfälliger gleichzeitiger Erweiterung dieser Gefäße, direkt sichtbar, dagegen ist das Pulsieren dieser Arterien recht häufig zu sehen. Bei nicht veränderter Arterienwand und einem Pulse von normaler

Höhe und normaler Form der Welle ist die Pulsation der Carotis allerdings nur an mageren Personen undeutlich in den oberen Halspartien unterhalb des Unterkieferwinkels zu sehen, dieser Puls tritt nur stärker hervor, wenn an dieser Stelle der Carotis externa vergrößerte Lymphdrüsen aufliegen, welchen der Puls mitgeteilt wird. Deutliches Pulsieren der Carotiden im größten Abschnitt ihres Verlaufes am Halse wird als Hüpfen oder Klopfen der Carotiden bezeichnet; es ist diese Erscheinung ein Teilsymptom des Pulsus altus et celer und als solches vor allem für die Erkennung einer Insuffizienz der Aortenklappen zu verwerten. Von S o r g o wurde einseitiges Hüpfen der rechten Carotis bei einem Aneurysma der Arteria anonyma beschrieben. Klopfen der Carotiden wird ferner bei Morbus Basedowi beobachtet, aber auch bei vasoneurotischen Zuständen; es ist hier oft einseitig und durch Innervationsstörungen in den Gefäßen bedingt, wahrscheinlich nicht nur durch lokale Erschlaffung der Vasokonstriktoren, sondern auch durch Reizung der Vasodilatatoren (C h v o s t e k).

Das Pulsieren der A r t e r i a e s u b c l a v i a e in den Oberschlüsselbeingruben und das Pulsieren des A o r t e n b o g e n s im Jugulum ist nur bei Erweiterung und Wandveränderung dieser Gefäße sowie bei gleichzeitigem Pulsus altus zu sehen. Selbstverständlich erfolgt der Puls aller dieser Arterien synchron mit der Aktion der Herzventrikel, also s y s t o l i s c h, was aus dem Vergleich mit dem gleichzeitig beobachteten Spitzenstoß festgestellt werden kann, die geringe Verspätung dieser Pulsationen gegenüber dem Spitzenstoß ist weder mit den Augen noch mit den Fingern zu bemerken. Dagegen kann es vorkommen, daß der Puls der linken Subclavia gegenüber dem in der rechten etwas verspätet sichtbar oder fühlbar wird, diese Erscheinung findet sich bei Aneurysma im Anfangsteil der Aorta mit Verengerung oder Verlagerung des Abgangs der linken Subclavia. Ganz selten kann scheinbar eine diastolische arterielle Pulsation in einer Oberschlüsselbeingrube zu beobachten sein. Es handelt sich dabei natürlich nicht um diastolischen Puls, sondern um systolisches Einsinken, wie ich es in einem Falle an der rechten Subclavia nach einer vor vielen Jahren vorgenommenen Strumektomie mit Narbenverziehung an dieser Stelle beobachten konnte. Hier war wohl der Vorgang so, daß die im Narbengewebe eingebettete Subclavia während der Systole derart nach abwärts verschoben oder verzogen wurde, daß ein systolisches (sichtbares und fühlbares) Einsinken der Fossa supraclavicularis dextra erfolgte.

Durch das B e t a s t e n d e r H a l s s c h l a g a d e r n und ihrer Pulsation bekommt man vor allem über die W e i t e dieser Gefäße Aufschluß. Es ist zweckmäßig, beim Palpieren einen mäßigen Druck auf die Gefäße auszuüben, da bei mangelndem Druck die Exkursionen so gering sind, daß sie schwer gefühlt werden (M a r e y, S a h l i). Nur bei Pulsus altus ist auch ohne Druck deut-

liche Pulsation zu tasten. Die Carotiden werden in der oberen
Halshälfte am vorderen Rande des Kopfnickers palpiert. Abnorme
E n g e der Carotiden findet sich als Teilerscheinung einer angeborenen allgemeinen Enge der Arterien. Normalerweise ist der Carotispuls beiderseits gleich stark zu tasten. Verdrängung oder Kompression der Arterien durch Strumen oder andere Tumoren bedingen ein
schwächeres Pulsieren oder ein Fehlen des Carotispulses auf einer
Seite, dasselbe findet sich bei Verengerung der Abgangsstelle einer
Carotis infolge von Mesaortitis mit oder ohne Aneurysma, gelegentlich auch bei halbseitiger Gefäßkontraktion im Verlaufe vaso-
motorischer Reizzustände bei cerebralen Hemiplegien. Lokale aneurysmatische Erweiterung einer Carotis hat starkes Pulsieren dieser
Stelle zur Folge. Die Erweiterung der Arterie ist meistens sehr
deutlich sichtbar. Eine l e i c h t e a n e u r y s m a t i s c h e E r -
w e i t e r u n g an der Teilungsstelle d e r C a r o t i s ist kein seltenes Vorkommnis bei älteren Personen, vor allem rechterseits
habe ich sie etwa bei jedem zehnten älteren Patienten angetroffen,
insbesondere bei Kranken, die auch sonst Zeichen von Arteriosklerose aufwiesen, ferner bei Patienten mit Blutdrucksteigerung.
T o r r e n s, A r r i l a g e und H o r t o n haben die gleiche Beobachtung gemacht. Anatomisch wurden in solchen Fällen neben der
Erweiterung Zeichen von Atheromatose gefunden. Dieser Befund
ist, nach eigener Erfahrung, von keiner wesentlichen diagnostischen Bedeutung, höchstens ein Hinweis auf das Vorliegen arteriosklerotischer Veränderungen; mitunter wurde dieselbe Erscheinung bei Mesaortitis luetica festgestellt und demgemäß anatomisch
gleichfalls Veränderung in der Media der Carotis an der Stelle
der Erweiterung nachgewiesen.

In sehr seltenen Fällen kann durch eine Stenosierung der Abgangsstellen für Arteria anonyma, Arteria carotis sinistra und
subclavia sinistra der Puls in beiden Carotiden und Subclavien
vollkommen fehlen:

Bei einem 54jährigen Mann mit mesaortitischer Aorteninsuffizienz fehlte
der Puls nicht nur in beiden Radialarterien, sondern auch in sämtlichen anderen Armschlagadern sowie in beiden Carotiden und Subclavien. Der Patient litt
an Parästhesien in den Händen, besonders wenn er arbeitete, sowie an Schwin-
delanfällen. Die Temperatur des Kopfes und der Arme war nicht merkbar
niedriger als die des übrigen Körpers; während eines sehr kalten Winters
(1929) traten allerdings starke Erfrierungen an beiden Ohren auf. Es muß sich
in diesem Falle um eine durch die Mesaortitis bedingte hochgradige Stenosierung der Abgangsstellen sämtlicher Arterien für Kopf und Arme gehandelt
haben, wodurch wohl die Pulswelle vollkommen unterbrochen wurde, trotzdem
aber eine halbwegs genügende Blutmenge die Stenose passieren konnte. Diese
Auffassung wurde erhärtet durch die Tatsache, daß bei leichtem Druck auf die
Gegend einer Carotis nicht nur leichter Schwindel und Benommenheit, sondern
auch Parästhesie und Schwäche in der anderen Körperhälfte auftrat, ein Zeichen, daß das Gehirn nur eben noch eine genügende Menge Blut erhielt.
K a m p m e i e r und N e u m a n n haben drei ähnliche Fälle beschrieben, bei
welchen es sich um Aortenaneurysmen handelte.

Druckpunkte.

Bei manchen Zuständen findet sich eine mitunter beträchtliche Druckschmerzhaftigkeit einer oder beider Carotiden in ihrem ganzen tastbaren Verlaufe, welche von der Druckempfindlichkeit der Halslymphdrüsen oder der Schilddrüse gut zu trennen ist. Ich habe eine solche Erscheinung bei einer Reihe von Individuen mit stenokardischen Zuständen und mit Aortalgie angetroffen. außerdem aber auch bei stärkeren Rauchern ohne subjektive Beschwerden. Es dürfte sich um eine Überempfindlichkeit der in der Gefäßscheide verlaufenden sensiblen Nerven handeln; gelegentlich ist diese Druckschmerzhaftigkeit an den Subclavien sowie an der Aorta in jugulo gleichfalls nachweisbar. Sie ist von der Druckempfindlichkeit des Nervus phrenicus bei Druck zwischen die Ursprungsstellen des Kopfnickers (oberer M u s s y scher Druckpunkt) wohl zu unterscheiden. Der Phrenicusdruckpunkt findet sich fast regelmäßig bei progredienten Lungenprozessen sowie bei pleuralen Affektionen, ferner rechterseits auch bei Gallenblasenprozessen (H ö g l e r und K l e n k h a r t, R. B a y e r), linkerseits mitunter bei kardialen Zuständen mit Aortalgie, nach W a l z e l auch bei Pankreasnekrose. Gleichfalls zu trennen von der früher beschriebenen Druckempfindlichkeit der Gefäßwand ist eine in der seitlichen Halsgegend hinter der Carotis bis knapp unter das Ohr reichende Druckschmerzhaftigkeit, welche häufig bei Pneumonien auf der erkrankten Seite, ferner mitunter bei progredienten Lungenspitzenprozessen anzutreffen ist. Dieser Druckschmerz deckt sich ungefähr mit dem von L e p r i n c e erwähnten P i n e l l e - schen Zeichen und dürfte auf einer erhöhten Empfindlichkeit des Vagus beruhen. Vielleicht steht die von G a t s c h e r bei Lungenspitzenaffektionen beschriebene Otalgie mit dieser Erscheinung in Zusammenhang. Eine ähnliche Druckempfindlichkeit fand L e u r e t bei Morbus Basedowi.

P a r t u r i e r und S i n g e r berichten über einen Druckpunkt in der Höhe des dritten Halswirbels entsprechend dem oberen sympathischen Halsganglion; sie fanden diesen Druckpunkt links bei Magen- und Duodenalprozessen, rechts bei Affektionen der Leber und der Gallenwege. Ich habe mich von einer Bedeutung dieses Druckpunktes für die Diagnostik abdomineller Erkrankungen nicht überzeugen können, bestätige aber die Angabe der französischen Autoren, daß bei allgemeiner nervöser Übererregbarkeit die erwähnte Stelle beiderseits stark druckempfindlich ist.

Subclavia.

Die Arteriae subclaviae werden durch Einlegen von zwei oder drei Fingern in die medialen Teile der Oberschlüsselbeingruben getastet. Bei vielen normalen Personen ist der Puls an den Subclavien überhaupt nicht zu tasten, besonders bei enger oberer

Brustapertur oder bei allgemeiner Enge des Gefäßsystems. Wenn ein Puls zu palpieren ist, so ist er auf beiden Seiten gleich stark. Die Bedeutung des Betastens der Subclavien wurde zuerst von Faure und Truneček betont. Der Vergleich des Pulses in beiden Subclavien ist notwendig, weil die bessere Fühlbarkeit einer Unterschlüsselbeinarterie bedingt durch Hochstand dieses Gefäßes diagnostisch von großer Wichtigkeit ist. Es findet sich Hochstand der rechten Subclavia, eine Erscheinung, auf welche zuerst von Huchard aufmerksam gemacht wurde, vor allem bei Erweiterung der Aorta ascendens, u. zw. eher bei diffuser Erweiterung als bei sackförmigem Aneurysma, außerdem aber auch bei Vergrößerung des linken Ventrikels und dadurch bedingter Hochdrängung und Drehung der Aorta, endlich bei angeborenem oder durch drucksteigernde Prozesse im Bauchraum hervorgerufenem Zwerchfellhochstand. Nur selten steht die linke Subclavia höher als die rechte (bei Tumoren im linken vorderen Mediastinum oder Erweiterung des absteigenden Schenkels des Aortenbogens). Bei Aneurysma ist manchmal neben der Differenz in der Stärke des Pulses der beiden Subclavien auch eine Verspätung des Pulses auf der linken Seite vorhanden (s. oben). In seltenen Fällen findet sich deutliche Pulsation einer Subclavia als Ausdruck einer angeborenen Weite des Gefäßes meist gleichzeitig mit solcher auch an den übrigen Gefäßen (Ungleichheit, abnorme Lagerung usw.). Hier hat auch die Arteria radialis auf der entsprechenden Seite ein größeres Kaliber.

Aorta in jugulo.

Die Fühlbarkeit der Aorta in jugulo hängt von verschiedenen Faktoren ab. Von Bedeutung ist vor allem die Weite des Jugulums, ferner die Lage und Weite der Aorta, endlich der Fettreichtum des subcutanen Gewebes und das Vorhandensein oder Fehlen eines Lobus pyramidalis der Schilddrüse. Bei weitem Jugulum ist eine normalgelagerte, mittelweite Aorta gut tastbar. Ein enges Jugulum sterni, welches bedingt sein kann durch geringe Breitenausdehnung oder zu große Dicke des Manubrium sterni, ferner durch hohen Ansatz der Sternoclaviculargelenke, wodurch sich die Sternalenden der beiden Schlüsselbeine einander stark nähern, ist imstande, die Tastbarkeit auch einer abnorm weiten und hochstehenden Aorta zu verhindern. Bei weitem Jugulum spricht das Fehlen eines tastbaren Pulses der Aorta für eine (angeborene) Enge der Aorta (Ortner), besonders dann, wenn gleichzeitig Zwerchfellhochstand besteht. Stärkere Fühlbarkeit des Aortenpulses im Jugulum findet sich bei Erweiterung oder Hochstand des Aortenbogens infolge Vergrößerung des linken Ventrikels oder infolge Zwerchfellhochstand, denselben Schluß kann man aus einer nur mäßig fühlbaren Pulsation bei engem Jugulum ziehen. Gelegentlich kann auch eine verhältnismäßig enge

Aorta infolge abnormer Dehnbarkeit und Elastizität dieses Gefäßes in seinen Anfangsteilen eine Pulsation im Jugulum bedingen (B u r k e, v. N e u s s e r). Bei diffuser Erweiterung der Aorta ascendens und des Aortenbogens ist die Pulsation nicht nur im Jugulum, sondern auch über den Ursprungsteilen der Kopfnicker zu tasten, gelegentlich auch zu sehen. Manchmal bemerkt man im Jugulum eine Pulsation, welche durch eine stark ausgebildete Arteria thyreoidea ima erzeugt wird. Vom Aortenpuls ist eine solche Pulsation leicht zu trennen, da die dünne, das Jugulum gewöhnlich in schiefer Richtung durchziehende Arterie in ihrem Verlaufe gut zu tasten ist.

Schwirren.

An sämtlichen Halsarterien sowie an der Schilddrüse kann in gewissen Fällen neben der Pulsation eine eigentümliche Vibration zu fühlen sein, welche als Schwirren bezeichnet wird. An den Carotiden findet sich dieses Schwirren manchmal nur an umschriebener Stelle, mit und ohne lokale Erweiterung dieses Gefäßes als Zeichen örtlicher Arteriosklerose; es wurde seinerzeit von L i t t e n mit dem Namen „Spritzen“ der Carotis versehen. Mit Ausnahme dieser seltenen Fälle ist das Schwirren an beliebigen Stellen der großen Halsarterien zu tasten, allerdings keineswegs an allen Arterien gleich gut: am seltensten in den Carotiden, dann an der Aorta im Jugulum, verhältnismäßig häufig an den Subclavien. Mitunter läßt sich das Schwirren deutlicher machen, wenn man am Ende der Inspiration den Atem anhalten läßt.

Die Ursache für ein solches Schwirren ist nicht in allen Fällen vollkommen sicher anzugeben. Ursprünglich (im Jahre 1828) wurde das Schwirren bei der Pulsation der Carotiden und Subclavien von C o r r i g a n als Symptom der Aorteninsuffizienz beschrieben. Bei S t o k e s ist diese Angabe noch erwähnt; auch von R o m b e r g wird sie kurz berührt. Später ist auf diese Erscheinung gar nicht mehr geachtet worden. Sie findet sich wenigstens in keinem der neueren Lehr- und Handbücher, soweit sie mir zugänglich waren, besprochen. Nach eingehenden Untersuchungen über dieses Phänomen läßt sich sagen, daß der Befund eines Schwirrens über Carotiden und Subclavien wohl sehr häufig bei Insuffizienz der Aortenklappen, vor allem bei mesaortitischer Aorteninsuffizienz anzutreffen, jedoch durchaus nicht für diesen Herzfehler pathognomonisch ist. Im allgemeinen dürfte für das Zustandekommen von Schwirren an den großen Halsarterien ein hoher Puls, außerdem aber auch eine Verengerung der Gefäße an irgend einer Stelle oder eine Veränderung der Gefäßwand notwendig sein. Bei sehr hohem und gleichzeitig schnellendem Puls kann das Schwirren ohne Verengerung oder Verziehung der Arterien zustande kommen. In solchen Fällen ist es zumeist auch zu tasten, ohne daß ein Druck auf die Arterien ausgeübt wird. T a s t b a r e s

S c h w i r r e n findet sich am häufigsten b e i m e s a o r t i t i - s c h e r A o r t e n i n s u f f i z i e n z mit oder ohne aneurysmatische Erweiterung der Aorta. Es kommt aber auch bei Morbus Basedowi und Hyperthyreoidismus vor. Schwächeres Schwirren, das meistens nur über einer oder über beiden Subclavien zu tasten ist und häufig nur bei einer gewissen Stärke des Druckes mit dem Finger, am besten, wenn die Subclavia gegen die darunter liegende erste Rippe gepreßt wird, gehört auch außerhalb der Aorteninsuffizienz keineswegs zu den seltenen Erscheinungen. Bei mesaortitischer Aorteninsuffizienz allerdings ist dieses Phänomen fast regelmäßig anzutreffen. Unter etwa 50 Fällen habe ich es aber doch viermal vermißt. Bei endokarditischer Aorteninsuffizienz ist es nur in etwa der Hälfte der Fälle vorhanden, doch auch bei gleichzeitigem Mitralfehler, sogar bei Dreiostienvitien. Ein ähnliches Schwirren wird auch ohne Aorteninsuffizienz beobachtet, wenn Pulsus altus zusammen mit Verengerung des Gefäßes an irgend einer Stelle vorhanden ist. So bei Aortensklerose, bei Mesaortitis, bei arteriellem Hochdruck verschiedener Genese, insbesondere bei bejahrten Personen, dann bei Kompression der Gefäße durch Struma substernalis, Thymuspersistenz, Mediastinaldrüsen, manchmal einseitig bei obsoleten tuberkulösen Prozessen mit Lungenspitzenschrumpfung. Hier entspricht das Schwirren dem auskultatorisch zu beobachtenden (meistens exspiratorisch besser hörbaren) Subclaviargeräusch. In allen diesen Fällen scheint aber das Schwirren erst bei beträchtlichem Druck auf das Gefäß aufzutreten, während sich das Subclaviarschwirren bei Aorteninsuffizienz schon bei ganz leichtem Druck und häufig nur bei diesem einstellt, um bei stärkerem Druck wieder zu verschwinden. Liegen die Subclavien infolge abnormer Lage der ersten Rippe oder bei bestehender Halsrippe (J. K r e t z), auch bei Drüsen oder Tumoren unterhalb der Gefäße sehr oberflächlich und lassen sie sich leicht gegen die feste Unterlage drücken, so tastet man auch bei sonst ganz normalem Befund ein leichtes Schwirren, welches hier einem Stenosengeräusch entspricht. Auf einen derartigen Umstand ist daher immer genau zu achten, falls Schwirren an den Subclavien für die Diagnose einer Aorteninsuffizienz oder einer Gefäßkompression an anderer Stelle verwertet werden soll.

Von viel rauherem Charakter als das eben geschilderte mehr weiche Schwirren bei Aorteninsuffizienz und Stenosierung der Gefäße ist das in manchen Fällen von A o r t e n s t e n o s e an den Halsgefäßen zu beobachtende Schwirren. Es ist für gewöhnlich nur im Jugulum der Aorta zu tasten (abgesehen von dem Schwirren im zweiten rechten Intercostalraum, allenfalls auch über dem Manubrium sterni, s. S. 125), nur selten auch über den übrigen Halsarterien. Die häufige Kombination von Aortenstenose mit Aorteninsuffizienz bringt es mit sich, daß im Einzelfalle nicht immer zu entscheiden ist, auf welchen Klappenfehler sich das Schwirren bezieht. Starkes rauhes Schwirren der Aorta in jugulo ist noch bei aneurysmatischer Erweiterung der Aorta zu finden: A o r t e n a n e u r y s m e n können sogar zu stark schwirrenden Vorwölbungen in der rechten oder linken Oberschlüsselbeingrube führen. Dagegen pflanzt sich dieses Phänomen nur selten auf die Carotiden und Subclavien fort, wenn keine Insuffizienz der Aortenklappen vorhanden ist.

Fortgeleitete Aortenpulsation ist bei Aneurysma in seltenen Fällen auch an der S c h i l d d r ü s e zu sehen und zu tasten. Aus der Art und Richtung der Bewegung ist dieser Puls sowie der von stark klopfenden Carotiden auf die Schilddrüse fortgeleitete von der nach allen Seiten erfolgenden diffusen Pulsation einer vaskulären Struma meistens leicht zu unterscheiden. Bei manchen derartigen Schilddrüsenvergrößerungen findet sich diffuses S c h w i r - r e n ü b e r d e r S c h i l d d r ü s e; es ist fast ausschließlich bei Morbus Basedowi und Hyperthyreoidismus anzutreffen. Bei akuten Hyperthyreosen ist die Struma nicht selten druckempfindlich, eine Erscheinung, welche mit der starken Erweiterung der Gefäße und der Spannung der Schilddrüsenkapsel in Zusammenhang zu bringen ist (v. B a s e d o w, C h v o s t e k). Besonders starke Druckempfindlichkeit der Schilddrüse wird bei Thyreoiditis oder Strumitis angetroffen.

Eine gewisse Bedeutung kommt der Fortleitung des Aortenpulses auf den K e h l k o p f zu. Das systolische Tiefertreten des Schildknorpels ist nur selten direkt sichtbar, wenn jedoch die Cartilago thyreoidea nach oben gezogen wird, läßt sich die systolische Abwärtsbewegung gut tasten. Die Ursache für diese als O l i v e r - C a r d a r e l l i sches Symptom bekannte Erscheinung ist das Reiten des Aortenbogens auf dem linken Hauptbronchus, wodurch dieser samt Trachea und Kehlkopf systolisch nach abwärts gezogen werden kann. Das Symptom findet sich vor allem bei diffuser oder aneurysmatischer Erweiterung des Aortenbogens mit oder ohne Insuffizienz der Aortenklappen. Bei diesem Herzfehler infolge des bestehenden Pulsus altus et celer in besonders ausgeprägtem Maße. W e n c k e b a c h sah dieses Symptom auch bei Kombination von Tiefstand des Zwerchfells mit Tropfenherz und erklärte es durch die Tatsache, daß sich das vom Zwerchfell nicht gestützte Tropfenherz systolisch an der Trachea hinaufziehe. Nach J. B a u e r wird das O l i v e r - C a r d a r e l l i - sche Symptom auch bei anderen Formen von Tropfenherz beobachtet. Es kommt ferner bei schwieliger Mediastinitis vor (R a d o - n i c i c), besonders wenn die Trachea oder ein Hauptbronchus mit der Aorta verwachsen sind. Bei Tropfenherz ist die Erscheinung häufig nur schwach ausgeprägt, wird aber manchmal während der Inspiration durch das Tiefertreten des Zwerchfells deutlicher (W e n c k e b a c h).

Venen.

Die Venen des Halses sind normalerweise nicht sichtbar. Wenn die oberflächlichen Jugularvenen an den Seiten des Halses als meist leicht geschlängelt verlaufende, bei dünner Haut bläuliche[1] Stränge zu sehen sind, so handelt es sich immer um eine Behinderung des Abflusses dieser Venen gegen den rechten Vorhof, also um Stauung. Gelegentlich ist neben der Vena jugularis externa infolge stärkerer Ausbildung einer Kollaterale am vorderen Rande des Musculus trapezius eine zweite oberflächliche Vene zu sehen: bei stärkerer Stauung tritt auch die erweiterte Vena jugularis interna hervor. Im medialen Halsabschnitt (Jugulum) sind nur selten erweiterte Venen nachweisbar.

Bei Hochstand der sogenannten Bulbusklappen am unteren Bulbus der Vena jugularis ist dieser manchmal deutlich als Vorwölbung im medialen Anteil der Fossa supraclavicularis zu sehen. Bei anhaltender Stauung, wie Trikuspidalinsuffizienz oder Concretio cordis können sich varizenähnliche Erweiterungen der Halsvenen einstellen (Feher). auch die Venenklappen sind nicht selten als halbmondförmige Vorwölbungen zu sehen (Abb. 2): schon Gerhardt hat auf diese Erscheinung aufmerksam gemacht.

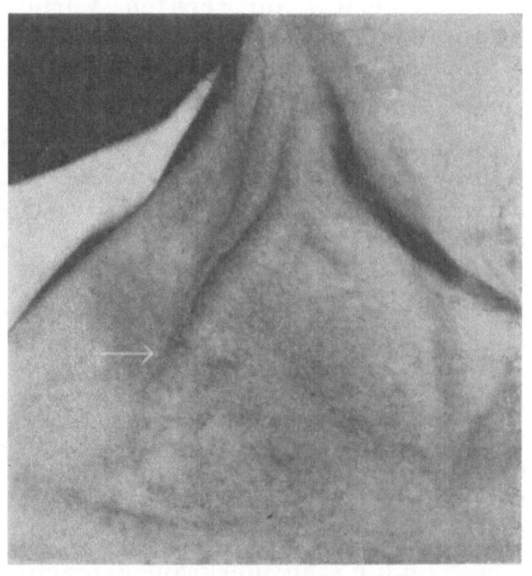

Abb. 2. Aneurysmatische Erweiterung der Jugularvene bei Stauung.
→ Venenklappe.

Die durch Stauung bedingte Sichtbarkeit der Halvenen verdankt häufig lokalen Ursachen ihre Entstehung. Die oberflächlichen Halsvenen können durch Schilddrüsenvergrößerung zusammengedrückt und verengt werden, dasselbe geschieht durch Schwellungen der Halslymphdrüsen oder durch Hautnarben mit Verziehung der Venen. In vielen Fällen erfolgt die Stauung der Jugularvenen durch Kompression im Bereiche des Brustkorbes; so tritt Stauung in den Jugularvenen ein durch Verziehung der Venae

---

[1] Die blaue Farbe der Venen hängt bekanntlich mit der zuerst von Goethe beschriebenen Brechung der Lichtstrahlen bei Betrachtung eines dunklen Gegenstandes durch ein trübes Medium (Haut) zusammen. Diese Lichtbrechung bewirkt, daß die oberflächlichen, mit dunklem, venösem Blut gefüllten Venen bei dünner Haut blau erscheinen.

anonymae in ihrem Verlaufe längs der Pleurakuppen infolge von schrumpfenden Prozessen an den Lungenspitzen mit Pleuraschwarten daselbst. Vor allem einseitige Stauung der Jugularvene läßt sich nicht selten für die Diagnose einer Lungenspitzenschrumpfung verwerten. Kompression der Venen an den Pleurakuppen kann ferner durch ausgebreitetes Oberlappenemphysem zustande kommen. Weiters führen verschiedene Prozesse im oberen Mediastinum zu Kompression der Venae anonymae oder der oberen Hohlvene und dadurch zu Stauung in den Jugularvenen. Als solche Mediastinalprozesse sind anzuführen: Substernale Struma, Lymphdrüsenschwellung der verschiedensten Genese (bei Tuberkulose, Bluterkrankungen, Tumoren), Erweiterungen des Aortenbogens. Halsvenenstauung findet sich ferner bei Verengerung oder Verziehung der Vena cava superior oder ihrer Einmündungsstelle in den rechten Vorhof infolge von Pleuraadhäsionen im Mediastinum, schrumpfender Mediastinitis, von Perikarditis oder Concretio cordis cum pericardio. Endlich wird sich jede Drucksteigerung im rechten Vorhof, meistens begleitet von Erweiterung dieses Herzabschnittes, also jede Herz- oder Kreislaufinsuffizienz durch Erweiterung und Sichtbarwerden der Jugularvenen kundgeben.

Die Frage, ob eine Stauung in den Jugularvenen durch lokale Behinderung des Venenabflusses, durch Prozesse im oberen Mediastinum oder durch Herzinsuffizienz, bzw. durch Erweiterung des rechten Vorhofes bedingt ist, läßt sich in vielen Fällen ziemlich leicht entscheiden. Einmal findet sich bei l o k a l e r S t a u u n g sowie bei Mediastinalprozessen die Erweiterung der Jugularvenen häufig n u r a u f e i n e r S e i t e, so bei einseitig stärker ausgebildeter Struma oder bei einseitiger Drüsenschwellung. Dasselbe gilt von schrumpfenden Lungenspitzenprozessen sowie von Schwellung der endothorakalen Drüsen oder Mediastinitis fibrosa; hier ist nur die Halsvene der befallenen Seite erweitert und sichtbar. Auch bei Aortenaneurysma ist manchmal nur eine einseitige Halsvenenstauung nachzuweisen, ein Umstand, auf welchen schon von S t o k e s aufmerksam gemacht wurde. Bei Aneurysma sowie bei allen anderen Mediastinalprozessen sind die Halsvenen allerdings häufiger auf beiden Seiten gestaut, insbesondere ist dies bei Concretio cordis der Fall. Bei kardialer Stauung sind die Halsvenen in der übergroßen Mehrzahl der Fälle ebenfalls auf beiden Seiten erweitert, allerdings ist die Stauung im Beginn meistens rechts deutlicher als links.

Von größter Wichtigkeit für die Unterscheidung zwischen lokaler oder mediastinaler und allgemeiner kardialer Stauung als Ursache von Erweiterung der Halsvenen ist das V e r h a l t e n b e i t i e f e r A t m u n g. Daß die Atmung auf die Füllung der Halsvenen von Einfluß ist, läßt sich gelegentlich schon bei gesunden Personen beobachten. Man findet nämlich bei manchen Individuen ein Sichtbarwerden der Halsvenen während der Exspiration als Zeichen des erhöhten Drucks im Thoraxraum während dieser Atmungsphase. Bei k a r d i a l e r S t a u u n g zeigt sich die Änderung des intrathorakalen Druckes während der Atmung sehr deutlich an dem zumeist beträchtlichen i n s p i r a t o r i s c h e n A b s c h w e l l e n d e r H a l s v e n e n, das von einem exspiratorischen Anschwellen gefolgt ist. Demgegenüber fehlt bei lokaler und mediastinaler Stauung dieses Phänomen. Die Füllung der Halsvenen bleibt bei lokaler Stauung während der Atmung vollkommen unverändert; dasselbe ist in vielen Fällen von mediastinaler Stauung der Fall. Bei einer Reihe derartiger Prozesse tritt sogar während der Inspiration ein deutliches Anschwellen der Halsvenen auf, hervorgerufen durch eine inspiratorische Kompression oder Zerrung der Venae anonymae infolge der gehemmten Beweglichkeit der oberen Thoraxpartien. Dieses i n s p i r a t o r i s c h e A n - s c h w e l l e n ist vor allem bei schwieliger Mediastinopericarditis (Concretio cordis) anzutreffen und wurde hier besonders von K u ß m a u l beschrieben. Es findet sich ferner bei mediastinaler Drüsenschwellung (Struma substernalis) oder anderen Mediastinaltumoren (S a h l i, E d l e f s e n), besonders bei Tumoren im vorderen Mediastinum (G r ö b e r). B o e h r und O. R o s e n b a c h haben die gleiche Erscheinung bei großen Perikardialexsudaten beobachtet. Es läßt sich also das An- oder Abschwellen, bzw. Gleichbleiben der Halsvenen während der Inspiration für die Differentialdiagnose zwischen allgemeiner, mediastinaler oder lokaler Stauung in vielen Fällen gut verwerten.

Forcierte Exspiration, insbesondere der H u s t e n, bedingt bei allen Formen der Halsvenenerweiterung eine beträchtliche Zunahme der Stauung. Bei chronischen Hustern kann sich beträchtliche Erweiterung des Bulbus der Vena jugularis einstellen; in solchen Fällen erfolgt dann während des Hustens ein beträchtliches Anschwellen besonders in den medialen Anteilen der Oberschlüsselbeingruben durch erweiterte Venenkonvolute. Der Bulbus der Vena jugularis kann dabei als großer Wulst medial und lateral von den Ursprungsköpfen des Kopfnickers sichtbar werden (S a h l i). Besonders stark ist dies der Fall, wenn der Thoraxinhalt nur wenig zusammendrückbar ist, also bei Emphysem und bei mediastinalen Tumoren. Manchmal ist die Erscheinung auf einer Seite stärker ausgeprägt. G r a v e s hat bei exsudativer Perikarditis eine starke Vorwölbung in der linken Fossa supraclavicularis während des Hustens beobachtet. Noch stärkeres Anschwellen der Halsvenen sieht man bei Vornahme des V a l s a l v a - schen Versuchs, vor allem wiederum in Fällen von Mediastinalprozessen. G r ö b e r meint, daß diese Erscheinung bei Aortenerweiterung sowie bei mediastinaler Drüsenschwellung, bei Prozessen im vorderen Mediastinum, aber auch bei alten Lungenspitzenprozessen vorkomme. Im letzteren Falle führt er das Sym-

ptom auf Abknickung der Halsvenen infolge von Pleurasynechien
zurück. Zunahme der Halsvenenstauung bei Druck auf die Leber
wurde von P l e s c h beschrieben; sie ist bei normalen Herzen von
einem rasch einsetzenden beträchtlichen Abschwellen der Venen
gefolgt, während diese Erscheinung bei Herzinsuffizienz erst später oder gar nicht eintreten soll. Hier sei noch daran erinnert.
daß zur Unterscheidung einer kardialen Insuffizienz von einem
peripheren Kreislaufkollaps der Füllungszustand der Körpervenen.
von denen die Halsvenen am besten sichtbar sind, mit Vorteil verwendet werden kann (E p p i n g e r). Im Gegensatz zu den stark
gefüllten Halsvenen bei allen Formen der Herzinsuffizienz findet
sich im Kollaps ein Leerlaufen der Venen, dessen diagnostische
Bedeutung nicht zu unterschätzen ist.

Venenpuls.

Eine besondere Bedeutung kommt der genauen Beobachtung
von Pulsationen an den Halsvenen zu. Die Unterscheidung eines
Venenpulses von einer arteriellen Pulsation ist für gewöhnlich
leicht. Das Vorkommen von Pulsationen an den Halsvenen war
schon A l l a n B u r n s bekannt und gab seither zu einer Unzahl
von Veröffentlichungen Anlaß. Die Zusammenstellung des älteren
Schrifttums, auf welches hier nicht näher eingegangen werden kann.
findet sich bei F r i e d r e i c h , R i e g e l und D. G e r h a r d t.
Seit der Einführung der graphischen Registrierungsmethoden hat
die einfache Beobachtung des Halsvenenpulses zu Unrecht viel
an Interesse verloren, trotzdem sie manchmal verläßlichere Aufschlüsse gibt (s. später).

Man erkennt den Venenpuls an der infolge der geringeren
Spannung des Blutes in den Venen mehr weichen undulierenden
Bewegung, an dem langsamen, oft doppelschlägigen Anstieg der
Erhebung (Anadikrotie) im Gegensatz zu dem plötzlichen, klopfenden arteriellen Puls, an der mehr flächenhaften Ausbreitung und
an den durch die Atmung und die Lage bedingten Schwankungen
des Pulses und der Füllung des Gefäßes. Der arterielle Puls ist
palpabel, der venöse nur in seltenen Fällen und dann nur bei ganz
leichtem Aufsetzen des Fingers.

Die Beobachtung des Halsvenenpulses erfolgt zweckmäßig am
liegenden Patienten, nur ausnahmsweise, bei starker Füllung und
Spannung der Venen, kann die Pulsation im Sitzen oder Stehen.
auch bei tiefer Einatmung, deutlicher sichtbar werden. In der
Regel ist der Venenpuls an der rechten Halsseite wegen des ge-
raden Verlaufes der rechten Vena anonyma besser zu beobachten
als auf der linken Seite (F r i e d r e i c h , R i e g e l, G e r h a r d t.
S a h l i u. a.). In gewissen Fällen ist der Halsvenenpuls nur während der Inspiration zu sehen. Durch Druck auf das Abdomen.
der die untere Hohlvene trifft, kann der Puls in den Halsvenen
manchmal verstärkt werden (G e i g e l). Für gewöhnlich wird

der Halsvenenpuls an den äußeren Jugularvenen beobachtet, doch gibt es eine Reihe von Fällen, bei welchen die oberflächlichen Jugularvenen infolge Kompression ihrer Einmündungsstelle in die tiefen Halsvenen nicht pulsieren, während die inneren Jugularvenen deutliche Pulsation zeigen.

Zur Unterscheidung der verschiedenen Formen des Halsvenenpulses ist die genaue Beobachtung des z e i t l i c h e n V e r h a l t e n s dieser Pulse im Vergleiche zur Systole der Herzventrikel, bzw. zur Pulsation der Arterien notwendig. Diese Feststellung geschieht am besten durch Vergleich des sichtbaren Venenpulses mit der gleichzeitig palpatorisch ermittelten Pulsation der Carotis. Um den ungestörten Ablauf des Venenpulses auf der beobachteten Seite zu ermöglichen, ist es zweckmäßig, den Carotispuls stets auf der anderen Halsseite zu tasten. Man vermeidet hiedurch eine Verziehung der Halsvenen durch den Druck der palpierenden Finger, was die Beobachtung stark erschwert. Sind die Carotiden schlecht zu tasten, so kann die Halsvenenpulsation in ihrem zeitlichen Ablauf auch mit der Palpation des Spitzenstoßes oder mit der Auskultation des Herzens verglichen werden. S a h l i gibt diesem Verfahren sogar den Vorzug, doch zeigt sich bei systolischem Venenpuls, besonders in Fällen von starker Bradykardie, deutliche Verspätung des Venen- wie des Arterienpulses gegenüber dem Spitzenstoß oder dem ersten Herzton, wodurch die Beobachtung unsicher wird. Außerdem ist das begriffliche Erfassen und zeitliche Vergleichen von Gesichts- und Höreindrücken zweifellos schwieriger als das von Gesichts- und Tasteindrücken. Für die Mehrzahl der Fälle ist es ferner unzweckmäßig, den Halsvenenpuls mit dem Pulse der Arteria radialis in Beziehung zu bringen. Auch hier bedingt der verschiedene Weg des Blutes deutliche Ungleichmäßigkeiten. Am einfachsten und verläßlichsten ist der allerdings verhältnismäßig seltene Fall, daß Pulsation einer Carotis, einer Subclavia oder der Aorta in jugulo neben einem Halsvenenpuls zu sehen ist, so daß das zeitliche Verhalten der beiden Erscheinungen unmittelbar mit den Augen verfolgt werden kann. Bei starker Tachykardie ist die Unterscheidung zwischen präsystolischem und systolischem Halsvenenpuls manchmal sehr erschwert, oft unmöglich (J ü r g e n s e n).

Von Wichtigkeit ist dann die Entscheidung, ob ein e c h t e r, r ü c k l ä u f i g e r V e n e n p u l s vorliegt, welcher durch den rhythmischen Rückstrom von Blut aus dem rechten Vorhof zustande kommt, oder ein sogenannter f a l s c h e r oder m i t g e t e i l t e r V e n e n p u l s. Zur Abtrennung bedient man sich mit Vorteil der Beobachtung der gestauten pulsierenden Vene nach Kompression dieses Gefäßes mittels eines Fingers oder besser eines Spatels oder Bleistiftes. Unter mitgeteiltem Halsvenenpuls ist die scheinbare Pulsation der Vena jugularis zu verstehen, dadurch bedingt, daß die tiefergelegene Arteria carotis ihre Pulsation auf

die darüberliegende Vene überträgt (Abb. 3 a). Ein solcher mitge-
teilter Venenpuls ist selbstverständlich immer s y s t o l i s c h, d. h.
er erfolgt ganz genau zur gleichen Zeit wie die Pulsation der Arteria carotis auf der anderen Seite. Er muß aber (wenigstens bei
leichter Berührung der Vene) durchaus nicht immer palpabel sein.
Bei Kompression der Vene bleibt die Pulsation bestehen, doch
wird sie unterhalb (herzwärts) von der Kompressionsstelle bei
Schlußfähigkeit der Bulbusklappe deutlich schwächer, da die Vene
sich in diesem Abschnitt entleert (E i c h h o r s t); dagegen schwillt
die Vene oberhalb der Druckstelle für gewöhnlich an, was die
Sichtbarkeit der mitgeteilten Pulsation begünstigt. Häufig pulsiert
nicht nur die Vene, sondern auch das umgebende Gewebe, endlich
schwindet der Puls, wenn die Arteria carotis herzwärts von der
Pulsationsstelle komprimiert wird (J ü r g e n s e n): dieser Kunst-
griff wird jedoch nur selten durchführbar sein. Die mitgeteilte
Venenpulsation ist klinisch ohne jede Bedeutung, doch ist ihre
Kenntnis aus differentialdiagnostischen Gründen wichtig, sie darf
daher nicht vollkommen vernachlässigt werden, wie dies von
R i e g e l vorgeschlagen wurde. Sie findet sich, wenn Venenstauung aus beliebiger Ursache mit Pulsus altus vereint ist.

Für das Entstehen von r ü c k l ä u f i g e m V e n e n p u l s ist
der Zustand der sehr regelmäßig vorhandenen Venenklappen am
unteren Bulbus der Vena jugularis communis sowie die Beschaffenheit der Einmündungsstelle der oberen Hohlvene in den rechten Vorhof von maßgebender Bedeutung. Normalerweise verhindert die mit der Kontraktion des rechten Vorhofs eintretende Verengerung dieser Einmündungsstelle sowie der hier gelegene Mus-
kelwulst, welcher als Tuberculum oder Torus L o w e r i bezeichnet wird, wenigstens zum größten Teil den Rückstrom des Blutes
gegen die Halsvene. Die geringe Menge schwachpulsierenden
Blutes wird von den Bulbusklappen, welche, wie oben erwähnt.
für gewöhnlich nicht sichtbar sind, abgefangen. Sind die Halsvenen
gestaut und ist die Einmündungsstelle der oberen Hohlvene infolge
m ä ß i g e r E r w e i t e r u n g d e s r e c h t e n V o r h o f e s für
größere Blutmengen durchgängig, so kann die präsystolische Pulsation des rechten Vorhofes durch die intakten Bulbusklappen auf die
Halsvenen fortgeleitet werden. Bei K o m p r e s s i o n einer derart
pulsierenden Vene v e r s c h w i n d e t jedoch der P u l s o b e r -
h a l b u n d u n t e r h a l b d e r D r u c k s t e l l e, da der Abschnitt der Vene zwischen Druckstelle und Bulbusklappen blut-
leer wird und daher der Puls durch die Bulbusklappen nicht fortgeleitet werden kann. An diesem Verschwinden bei Kompression
ist der f o r t g e l e i t e t e p r ä s y s t o l i s c h e Puls, welcher
nicht mehr anzeigt als eine Erweiterung des rechten Vorhofes bei
Schlußfähigkeit der Bulbusklappen, zu erkennen (Abb. 3 b). Fortgeleiteter systolischer Halsvenenpuls kommt dann zustande, wenn

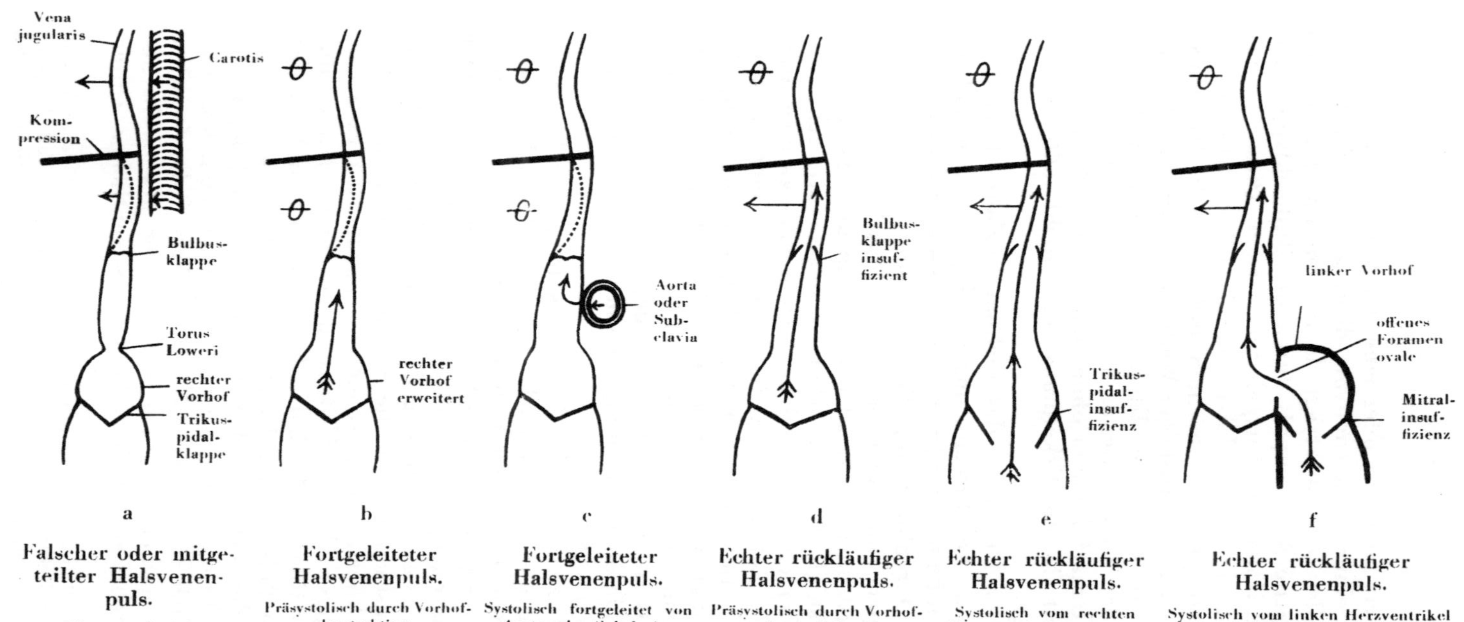

Abb. 3. Arten des Halsvenenpulses.

die Aorta, die Arteria anonyma oder eine der Subclavien der oberen Hohlvene oder einer Vena anonyma dicht anliegt und den arteriellen Puls auf die Vene überträgt. In bestimmten Fällen kann nun dieser übertragene Arterienpuls durch die Bulbusklappen auf die oberflächlichen Halsvenen fortgeleitet werden. Dieser fortgeleitete systolische Halsvenenpuls schwindet wie der präsystolische bei Kompression oberhalb und unterhalb der Druckstelle (Abb. 3 c); er ist von niedriger Welle, ohne Anadikrotie, oft nur auf einer Seite zu sehen, mit Rücksicht auf die Lage der Gefäße häufiger auf der rechten Seite. Auch diese Pulsation ist für die Diagnose von Herzaffektionen ohne Bedeutung, jedoch manchmal von Wichtigkeit für die Erkennung sonst nicht faßbarer mediastinaler Vorgänge.

Bei beträchtlicher Dilatation des rechten Vorhofes kommt es zu Stauung und zu starker Erweiterung der Jugularvenen und damit zu Schlußunfähigkeit der Bulbusklappen, gelegentlich auch zu Durchlöcherung dieser Klappen.

Die Venenklappen sind nicht bei allen Menschen gleichstark ausgebildet, daher ist auch der Grad der Stauung und Erweiterung. welcher Schlußunfähigkeit dieser Klappen hervorruft, sehr verschieden. Es gibt Personen, bei welchen schon eine geringe Stauung genügt, um die Bulbusklappen insuffizient zu machen, während bei anderen Patienten troß beträchtlicher Erweiterung des Bulbus der Vena jugularis die Klappen schlußfähig bleiben. In solchen Fällen kommt es dann manchmal zu halbkugeliger Vorwölbung des Bulbus im medialen Anteil der Fossa supraclavicularis (s. oben); an dieser Vorwölbung ist eine deutliche Pulsation sichtbar (Bulbuspuls).

Durch die insuffizienten Bulbusklappen gelangt der Blutstrom bei der Kontraktion des rechten Vorhofes während der Präsystole in die oberflächlichen und tiefen Halsvenen. Es ist dieser echte rückläufige präsystolische Halsvenenpuls (vielfach auch negativer Halsvenenpuls, systolischer Venenkollaps usw.) benannt[2], ein Zeichen von Erweiterung des rechten Vorhofes bei Insuffizienz der Bulbusklappen. Da die Bulbusklappen in ihrer Ausbildung sehr wenig konstant sind, sehen wir manchmal diesen Puls bei ganz geringfügiger Herzinsuffizienz als wichtiges frühes diagnostisches Zeichen für die Beschaffenheit des rechten Vorhofes. Man erkennt diesen Puls an dem Umstande, daß bei Kompression der pulsierenden Vene mit dem Finger oder Spatel der Puls oberhalb der Druckstelle verschwindet, unterhalb jedoch deutlich bestehen bleibt (Abb. 3 d). Zwischen dem echten präsystolischen und dem fortgeleiteten präsystolischen Halsvenenpuls besteht genetisch kein sehr wesentlicher Unter-

---

[2] Gegen den gleichfalls manchmal gebrauchten Ausdruck aurikulärer Venenpuls wendet Sahli mit Recht ein, daß das Herzrohr nur einen Teil des Vorhofes ausmacht, welcher mit dem Venenpuls in keiner direkten Beziehung steht.

schied, da die Pulswelle, wie besonders von S a h l i hervorgehoben
wird, durch die dünnen Bulbusklappen nicht wesentlich behindert
werden kann. Der präsystolische Halsvenenpuls wird sogar vielfach als physiologische Erscheinung aufgefaßt (physiologischer
Venenpuls), doch gilt diese Annahme höchstens für den Nachweis
des Venenpulses mittels graphischer Methoden, keinesfalls für den
mittels Augen oder Finger festgestellten. Der fortgeleitete Halsvenenpuls entspricht den „Undulationen an den Halsvenen" des
älteren Schrifttums; namentlich B a m b e r g e r und R o s e n -
s t e i n haben die Undulationen scharf vom Venenpuls unterschieden und als besonderes Kennzeichen des echten Venenpulses das
Bestehenbleiben unterhalb der Kompressionsstelle bezeichnet.
Seit R i e g e l wird an dieser Unterscheidung nicht mehr festgehalten. Der echte präsystolische Halsvenenpuls wurde schon von
S k o d a beobachtet und beschrieben. Auf die zahlreichen Veröffentlichungen über die mittels graphischer Registrierung herge-
stellten Halvenenpulskurven und ihre Deutung kann hier nicht
näher eingegangen werden; es sei nur daran erinnert, daß in neuerer Zeit vielfach an der Richtigkeit der subtilen Deutungsver-
suche solcher Kurven Zweifel erhoben werden, da die einzelnen
Wellen von vielerlei zum Teil völlig unübersichtlichen Faktoren
abhängig sind (Wellenreflexion usw). Dagegen sind die mit dem
Auge wahrnehmbaren Halsvenenpulse wegen ihres größeren Ausmaßes von solchen Fehlerquellen meistenteils frei, so daß ich im
Gegensatz zu B r u g s c h und S c h i t t e n h e l m sowie zu anderen neueren Autoren dem mit dem Auge beobachteten Halsvenenpulse diagnostisch eine größere Bedeutung zumessen muß als den
graphisch aufgenommenen Pulskurven. Auch S a h l i gibt die
Schwierigkeit der Aufnahme verläßlicher Halsvenenpulskurven
zu und warnt vor übertriebenen Deutungsversuchen.

E c h t e r   r ü c k l ä u f i g e r   s y s t o l i s c h e r   Halsvenenpuls
(auch positiver Halsvenenpuls genannt) ist ein ziemlich seltenes
Vorkommnis, in bestimmten Fällen jedoch von ausschlaggebender
diagnostischer Bedeutung. In der Mehrzahl der Fälle kommt dieser Puls dadurch zustande, daß während der Systole Blut aus dem
rechten Ventrikel in den Vorhof und durch die obere Hohlvene
in die Halsvenen geworfen wird. Solche Bedingungen sind bei der
(organischen oder relativen) I n s u f f i z i e n z   d e r   T r i k u s p i -
d a l k l a p p e n gegeben. Dieser Klappenfehler bedingt regelmäßig
eine beträchtliche Erweiterung des rechten Vorhofes und häufig
Schlußunfähigkeit der Venenklappen am Bulbus der Vena jugularis, daher ist der systolische Halsvenenpuls bei der Trikuspidalinsuffizienz ziemlich oft ein echter und kein fortgeleiteter (Abb. 3 e).
Letztere Möglichkeit ist nur für jene Fälle gegeben, bei welchen
die Bulbusklappen trotz der starken Vorhoferweiterung schlußfähig bleiben. Dann ist aber zumeist an der Leber, deren Venen
klappenlos sind. systolische Pulsation festzustellen (s. S. 156). Durch

die hochgradige Erweiterung des rechten Vorhofes bei Trikuspidalinsuffizienz finden sich hier auch die Vorbedingungen für das
Zustandekommen eines echten präsystolischen (Vorhofs-) Pulses,
daher sieht man bei diesem Herzfehler häufig einen sogenannten
d o p p e l s c h l ä g i g e n Venenpuls, dessen erste niedrigere, präsystolische Zacke der Vorhofkontraktion, dessen zweite höhere systolische Zacke der Kammerkontraktion entspricht. Allerdings ist
bei Trikuspidalinsuffizienz, gleichgültig, ob sie organisch oder relativ ist, recht oft Arhythmia perpetua infolge Vorhofflimmern
oder Lähmung des Vorhofes vorhanden: in solchen Fällen ent-
fällt die präsystolische Zacke des Venenpulses und es bleibt ein
isolierter echter systolischer Halsvenenpuls. Nach D. G e r h a r d t
sind die Fälle von Trikuspidalinsuffizienz mit Arhythmia perpetua
die häufigeren, was sich mit der eigenen Erfahrung deckt. Doppelschlägiger Halsvenenpuls wird besonders dann beobachtet, wenn
neben Insuffizienz der Trikuspidalklappen gleichzeitig eine Stenose
des rechten venösen Ostiums vorhanden ist. Unter solchen Bedingungen kann die präsystolische Zacke ziemlich hoch werden.
Das Bestehen einer gleichzeitig bestehenden Trikuspidalstenose
kann auch für die Unterscheidung zwischen organischer und relativer Trikuspidalinsuffizienz verwertet werden. Im übrigen läßt
sich für das Vorhandensein der organischen Natur eines derartigen Herzfehlers das dauernde Bestehenbleiben eines systolischen
Halsvenenpulses auch bei Fehlen von stärkeren Dekompensations-
erscheinungen verwenden, während bei relativer Trikuspidalinsuffizienz der Halsvenenpuls mit der Besserung der Herztätigkeit
unter dem Einfluß kardialer Therapie verschwindet. Als außerordentliche Seltenheit kommt eine „organische" Trikuspidalinsuffizienz vor, ohne daß an den Klappen eine Endokarditis abgelau-
fen ist. Ich sah einen solchen Fall, bei welchem die Autopsie eine
Dehnung des Annulus fibrosus infolge multipler Myomalacien
auf coronarsklerotischer Basis und eine hiedurch bedingte Insuffizienz der anatomisch intakten, allerdings vier Zipfel aufwei-
senden Trikuspidalklappe zeigte. Dieser Fall hatte während des
Lebens ständig, auch bei zeitweiser Besserung der Herztätigkeit,
echten systolischen Halsvenenpuls aufgewiesen, da der gedehnte
Annulus fibrosus sich nicht wieder verengern konnte.

In früheren Jahren herrschte ein lebhafter Streit darüber, ob
echter systolischer Halsvenenpuls auch ohne Trikuspidalinsuffizienz vorkommen könne. Heute ist es als sichergestellt zu bezeichnen, daß ein derartiger Puls noch bei dem seltenen Zusammentreffen von M i t r a l i n s u f f i z i e n z mit einem o f f e n e n
F o r a m e n   o v a l e zwischen beiden Vorhöfen beobachtet wird
(Abb. 3 f). Die ersten Fälle dieser Art wurden von R e i s c h und
R o s e n s t e i n beschrieben. Auch hier ist der Halsvenenpuls zumeist ein doppelschlägiger mit Rücksicht auf die Erweiterung des
rechten Vorhofes und besteht aus einer kleineren präsystolischen

und einer stärkeren systolischen Erhebung. Man kann diese Affektion manchmal daran erkennen, daß ein echter systolischer Halsvenenpuls, aber kein systolischer Lebervenenpuls besteht, während bei Trikuspidalinsuffizienz zumeist Hals- und Lebervenenpuls vereint vorkommen. Bei der Mitralinsuffizienz mit offenem Foramen ovale bedingt die Richtung des Blutstromes, daß ein systolischer Strom in die untere Hohlvene und damit in die Leber weniger gut zustande kommen kann. Ein weiteres Unterscheidungsmerkmal bildet das Fehlen anderer für Trikuspidalinsuffizienz charakteristischer Erscheinungen (trikuspidaler Stauungstypus, beträchtlicher Subikterus, in der Klangfarbe verschiedenes systolisches Geräusch über der Auskultationsstelle der Trikuspidalis usw.). Unter Berücksichtigung der erwähnten Faktoren habe ich bisher bei zwei Patienten die Diagnose Mitralinsuffizienz mit offenem Foramen ovale gestellt, welche Diagnose bei der späteren Autopsie verifiziert wurde.

In ganz seltenen Fällen wird echter systolischer Halsvenenpuls bei bestimmten Störungen im Reizleitungssystem des Herzens beobachtet, u. zw. dann, wenn die Vorhofkontraktion gleichzeitig oder fast gleichzeitig mit dem Herzventrikel, also systolisch erfolgt. Es ist dies beim nodalen Rhythmus (M a c k e n z i e), bzw. bei der sogenannten a-v-Automatie der Fall, wenn infolge Schädigung des Sinusknotens der Reiz für Vorhof und Kammer vom Atrioventrikularknoten (T a w a r a) ausgeht. Zumeist ist allerdings dieser systolische Halsvenenpuls so schwach, daß er zwar graphisch aufzuzeichnen, aber nicht zu sehen ist; nur in sehr seltenen Fällen ist ein solcher Venenpuls direkt sichtbar (D r e ß l e r und R ö s l e r, eigene Beobachtungen). Zur Abtrennung gegenüber dem systolischen Venenpuls bei Trikuspidalinsuffizienz oder Mitralinsuffizienz mit offenem Foramen ovale ist vor allem auf die zumeist sehr beträchtliche Bradykardie beim a-v-Rhythmus zu verweisen, ferner auf die niedrige Welle und die Tatsache, daß hier der Halsvenenpuls etwas nach dem Carotispuls eintritt, was bei der Bradykardie deutlich festzustellen ist, endlich auf den Umstand, daß systolischer Halsvenenpuls infolge Reizleitungsstörung sehr wechselnd ist, unter Umständen einem präsystolischen Puls Platz macht. J. N e u m a n n hat der Anschauung Ausdruck gegeben, daß echter systolischer Halsvenenpuls bei Bestehen von Arhythmia perpetua nur dann als Symptom einer Trikuspidalinsuffizienz gewertet werden könne, wenn die Pulsation sehr hoch sei und ruckweise erfolge oder sogar zu tasten sei. Nach eigener Erfahrung ist ein echter systolischer Halsvenenpuls, auch wenn er nicht tastbar ist, fast durchwegs ein Zeichen von Trikuspidalinsuffizienz. Im übrigen ist das Vorhandensein oder Fehlen sonstiger für einen Herzklappenfehler sprechender Erscheinungen (Form des Herzens, Auskultationsbefund usw.) mit in Rechnung zu stellen.

Nur ganz ausnahmsweise läßt sich das Bestehen von doppelschlägigem Venenpuls für das Vorhandensein eines 2 : 1-Blocks zwischen Vorhof und Ventrikel verwerten. Man kann diesen Zustand annehmen, wenn bei starker Bradykardie ein doppelschlägiger echter Halsvenenpuls (dessen beide Komponenten echt sein müssen) anzutreffen ist, dessen beide Wellen gleich hoch sind und in gleichen Zwischenräumen aufeinanderfolgen. Die Verwechslung mit einem wenigstens systolisch nur fortgeleiteten Venenpuls (s. S. 78) wird aber kaum je zu umgehen sein. Der von S k o d a, später besonders von M a c k e n z i e und S a h l i beschriebene systolische Halsvenenpuls, welcher bei Vorhoflähmung troß intakter Trikuspidalklappen infolge der systolischen Stauung des Blutes im rechten Vorhof entstehen soll, ist wegen seiner Schwäche mit dem Auge nur sehr selten nachzuweisen. Er muß zumeist der graphischen Registrierung überlassen bleiben.

Der zuerst von A n k e beobachtete, von Q u i n c k e und R i e g e l genau beschriebene, sogenannte progressive oder penetrierende Venenpuls (von O. R o s e n b a c h Kapillarvenenpuls genannt) findet sich nach Q u i n c k e vor allem bei Aorteninsuffizienz, ferner im Fieber und bei manchen Anämien; E p p i n g e r, P a p p und S c h w a r z sahen diese Erscheinung bei heißen Armbädern. Bei Aorteninsuffizienz ist penetrierender Halsvenenpuls jedenfalls keine häufige Erscheinung. Viele ältere Angaben in dieser Richtung dürften auf Verwechslung mit mitgeteiltem Venenpuls beruhen, welcher bei Aorteninsuffizienz infolge des Pulsus altus et celer begreiflicherweise sehr leicht zustande kommt. Der penetrierende Venenpuls bleibt gleich dem mitgeteilten bei Kompression nur peripherwärts von der Druckstelle bestehen.

An dieser Stelle ist eine Erscheinung zu erwähnen, welche gelegentlich diagnostische Schwierigkeiten mit sich bringen kann. An gestauten Halsvenen wird manchmal ein doppelschlägiger Venenpuls beobachtet, welcher die Charaktere des echten rückläufigen Halsvenenpulses trägt (Verschwinden des Pulses nur oberhalb der Druckstelle), dessen präsystolische Welle aber deutlich höher ist als die systolische. In solchen Fällen ist die systolische Erhebung zumeist eine arterielle, fortgeleitet von der im Bereiche des Mediastinums der Vena jugularis anliegenden Aorta oder Subclavia; wegen der Schlußunfähigkeit der Bulbusklappen bekommt aber hier der systolische fortgeleitete Venenpuls den Charakter des echten Venenpulses. E d l e f s e n hat auf diese Erscheinung zuerst aufmerksam gemacht und hervorgehoben, daß ein solcher Pseudovenenpuls an der Schwäche der systolischen Welle zu erkennen ist; später haben L a t z e l und L a u d a auf die diagnostischen Schwierigkeiten derartiger Fälle hingewiesen.

Zu unterscheiden von dem systolischen Halsvenenpuls ist noch der sogenannte diastolische Halsvenenkollaps, welcher zuerst von F r i e d r e i c h bei Concretio cordis und schwieliger Mediastinitis beobachtet wurde. Friedreich erklärte diese Erscheinung durch die infolge des Zurückschnellens des Brustkorbes nach der systolischen Einziehung in der Diastole erfolgende Verminderung des intrathorakalen Drucks und das dadurch bedingte Ansaugen des Blutes aus den Halsvenen. Der diastolische Halsvenenkollaps ist eine sehr seltene Erscheinung. Vom Venenpuls ist er unter Umständen durch die längerdauernde plateauförmige Erhebung und die dazwischen liegende kurzdauernde Einsenkung, ferner durch das gleichzeitig zu beobachtende diastolische Thoraxschleudern (s. S. 123) zu trennen. Riegel und Romberg fanden diastolischen Halsvenenkollaps auch bei offenem Foramen ovale und erklären ihn durch die schnellere Entleerung des Blutes aus den Venen in beide Vorhöfe. Ich habe eine solche Erscheinung bei Inspektion der Halsvenen bisher niemals finden können.

Als außerordentliche Seltenheit sei das Vorkommen von systolischem Schwirren über den Halsvenen verzeichnet. Es kommt nach Mayne bei Kommunikation eines Aortenaneurysmas mit der Vena cava superior vor. Etwas häufiger gelangt ein kontinuierliches, systolisch etwas stärker tastbares Schwirren bei manchen Fällen von Anämie zur Beobachtung. Es entspricht einem sehr starken Nonnensausen oder Venengeräusch. Die älteren Angaben von Rosenstein und Rosenbach, daß Schwirren über den Halsvenen häufig anzutreffen sei, dürften auf Verwechslung mit dem auf S. 68 beschriebenen arteriellen Schwirren zurückzuführen sein.

Oberschlüsselbeingruben.

Die untersten Anteile des Halses, die Fossae supraclaviculares. verdienen eine besondere Besprechung. Das Aussehen der Oberschlüsselbeingegend ist zunächst in hohem Maße vom Fettpolster abhängig; bei mageren jugendlichen Personen, insbesondere bei Mädchen sind oft deutliche grubenartige Vertiefungen in der Regio supraclavicularis zu sehen (sogenannte „Salzfässer“), während sich die Oberschlüsselbeingruben im späteren Alter auch bei sonst verhältnismäßig wenig fettreichen Personen mit Fettgewebe ausfüllen und daher fast völlig verstreichen. Doch finden sich gerade bei bejahrten kachektischen Individuen, vor allem bei malignen Tumoren und fortgeschrittener Lungentuberkulose, tief eingesunkene Fossae supraclaviculares. Schrumpfende Lungenspitzenprozesse führen häufig zu starker Einziehung einer Oberschlüsselbeingrube und deren Ungleichheit bildet ein wichtiges Symptom für die Erkennung derartiger Zustände, wobei aber auf eine allfällige Asymmetrie des knöchernen Brustkorbes geachtet werden muß. Bei dyspnoischen Zuständen sieht man häufig ein Einsinken der Oberschlüsselbeingruben während des Inspiriums, besonders trifft dies in manchen Fällen von Emphysem zu. Liegt aber neben dem Emphysem auf einer Seite eine Schrumpfung der Lungen-

spitze vor, so kann auf dieser Seite das inspiratorische Einsinken
fehlen. Beim Husten treten mehr oder weniger starke Vorwölbungen in dieser Gegend auf; auch dieses Phänomen fehlt jedoch bei
Schrumpfungsprozessen in einer oder beiden Lungenspitzen (S a h l i,
A. W i n k l e r).

Ausgesprochene D r u c k e m p f i n d l i c h k e i t in der Su -
p r a c l a v i c u l a r g r u b e ist ein Symptom der Neuritis im
Plexus brachialis (E r b); geringere Druckschmerzhaftigkeit beiderseits findet sich bei allgemeiner Hyperästhesie. Umschriebener
Druckpunkt im medialen Anteil der Supraclaviculargrube wurde
neuerdings mehrfach im Rahmen des S c a l e n u s - a n t i c u s -
S y n d r o m s beschrieben (H e n s c h e n und H e u s s e r, G a g e
und P a r n e l l, T a n n a). Dieser Druckpunkt ist fast identisch
mit dem seinerzeit von M a e s t r i n i bei Lungenspitzenaffektionen angegebenen. Über das Scalenus-anticus-Syndrom fehlen mir
eigene Erfahrungen. Die Druckempfindlichkeit zwischen den Ursprungsköpfen des Sternocleidomastoideus (M u s s y) wurde schon
früher erörtert (s. S. 66).

Unter bestimmten Bedingungen finden sich d a u e r n d e V o r -
w ö l b u n g e n in der Oberschlüsselbeingegend. Liegen diese Vorwölbungen in den medialen Anteilen der Fossae supraclaviculares, so können sie durch V e n e n k o n v o l u t e bedingt sein. In
solchen Fällen ist die Natur der Vorwölbung manchmal schon an
der bläulichen Farbe kenntlich, ferner an der weichen Konsistenz
und der leichten Zusammendrückbarkeit. Sie gibt einen gedämpften Perkussionsschall. Bei tiefer Inspiration können diese Vorwölbungen abschwellen, für gewöhnlich bleiben sie aber unverändert; beim Husten treten sie stärker vor. T r u n e č e k hat
diese Vorwölbungen als auffälligstes Zeichen der „plethorischen
Hypertension“ beschrieben, S e n a t o r fand sie bei Plethora und
bei Polyglobulie, vor allem auf der rechten Seite. Diese Venenkonvolute sind aber wohl nur als Zeichen von hochgradiger mediastinaler Stauung aufzufassen, wie sie sich bei Tumoren des oberen Mediastinums, bei Aortenerweiterung, endlich und vor allem
bei chronischem substantiellem L u n g e n e m p h y s e m einstellen. Die genannten Vorwölbungen, auch Supraclavicularpölster
genannt, kommen bei Hochdruck nicht häufiger vor als bei normalem Blutdruck. Ist die mediastinale Stauung auf einer Seite
stärker ausgeprägt oder besteht eine Thrombose einer Vena anonyma, so ist der Supraclavicularpolster nur auf einer Seite nachweisbar. In seltenen Fällen kann ein Aneurysma des Aortenbogens
eine Vorwölbung in einer Oberschlüsselbeingrube hervorrufen:
ein solcher Tumor ist an der starken Pulsation leicht kenntlich.
vor Verwechslung mit Halsrippe schützt die weiche Konsistenz
(C a b o t).

Bei chronischem Lungenemphysem sind häufiger als die durch
Venenkonvolute bedingten supraclavikularen Vorwölbungen die

sogenannten echten Emphysempölster zu finden, welche in den aus der oberen Brustapertur heraustretenden geblähten obersten Lungenpartien bestehen. Sie sind immer beiderseitig, außer wenn eine einseitige, auf einem tuberkulösen Prozeß beruhende Lungenspitzenschrumpfung das Hervortreten verhindert. Sie liegen wie die Venenpölster mehr in den medialen Partien der Oberschlüsselbeingruben, sind von weicher Konsistenz, nur wenig kompressibel, geben einen mehr oder weniger lauten tympanitischen Klopfschall. Bei angestrengter Inspiration können sie abschwellen, beim Husten wölben sie sich stärker vor. Diese Emphysempölster finden sich durchaus nicht in jedem Falle von chronischem Lungenemphysem. L. Hofbauer unterscheidet in ähnlicher Weise wie schon früher Sahli das exspiratorische Emphysem bei chronischen Hustern und Bläsern, welches sich besonders in den Lungenspitzen lokalisiert und Emphysempölster aufweist, von dem inspiratorischen Emphysem bei Dyspnoikern und Faßthorax mit besonderer Ausbreitung der Affektion in den unteren Lungenteilen und mit eingezogenen Supraclaviculargruben. Es gibt aber zweifellos auch viele Individuen mit exspiratorischem Husteremphysem und fehlenden Emphysempölstern. Das Vorhandensein oder Fehlen dieser Erscheinung dürfte von der Beschaffenheit und der Weite der oberen Thoraxapertur, von der Widerstandsfähigkeit des Lungengewebes usw. abhängen. Von den durch Venenkonvolute bedingten Vorwölbungen sind die Emphysempölster durch die Farbe, die schlechtere Zusammendrückbarkeit und durch den Perkussionsschall zu trennen. Beide liegen aber in den medialen Anteilen der Oberschlüsselbeingruben.

In den lateralen Anteilen dieser Gruben werden gleichfalls gelegentlich Vorwölbungen beobachtet, diese bestehen zumeist aus lipomförmig angeordnetem Fettgewebe (F. Schultze). Sie sind an der größeren Konsistenz, am läppchenförmigen Aufbau und der völlig fehlenden Kompressibilität kenntlich und werden nicht nur bei allgemeiner Fettsucht, sondern auch bei chronischer Omarthritis beobachtet (Pseudolipome — Verneuil). Von noch härterer Konsistenz und von unregelmäßiger Anordnung sind die durch Drüsenpakete bedingten Vorwölbungen in den Oberschlüsselbeingruben. Von der Virchowschen Drüse wurde schon gesprochen (s. S. 62). Knochenharte Tumoren dieser Gegend endlich werden bei dem seltenen Vorkommen von Halsrippen beobachtet, einer Anomalie, deren Klinik besonders von G. Fischer und Ranzi beschrieben, deren familiäres Vorkommen von Serck Hanssen betont wurde. Hier findet man einen in der Oberschlüsselbeingrube von oben hinten innen, d. h. vom vorderen Rand des Musculus cucullaris nach unten außen vorne ziehenden, sehr harten Tumor, an welchem häufig Pulsation sichtbar und fühlbar ist (Cabot und Ziesché). Der Puls ist dadurch bedingt, daß die Arteria subclavia regelmäßig oberhalb der

Halsrippe hinwegzieht und daher in solchen Fällen sehr oberflächlich verläuft. Mitunter kann sogar Schwirren in der Supraclaviculargrube getastet werden (J. Kretz). Halsrippen können nicht nur zu Schmerzen und Schwächezuständen in einem Arm infolge von Kompression des Plexus brachialis führen (Cabot). sondern bewirken manchmal auch eine schlechtere Tastbarkeit des Radialispulses auf der betreffenden Seite, ferner Venenstauungen und Venenthrombosen des Armes (Ranzi); sie müssen daher manchmal operativ entfernt werden.

Der gleiche Tastbefund wie bei Halsrippe kann bisweilen durch abnorme Stellung der ersten Rippe hervorgerufen werden sowie durch abnorme Länge des Processus transversus des 7. Halswirbels. Ich konnte mich in einigen Fällen durch röntgenologische Kontrolle von dem Vorhandensein dieser Anomalie bei einem an Halsrippe erinnernden Tastbefund überzeugen.

Ganz selten kann eine Vorwölbung in einer oder in beiden Oberschlüsselbeingruben durch Hautemphysem bedingt sein: sie fühlt sich weich an und man tastet feinblasiges Knistern. Hautemphysem findet sich auch über den oberen Thoraxanteilen oder am Rücken; es kommt bei Rippenfrakturen, die Verletzung der Lunge und der Pleura bewirkt haben, ferner bei schwerem Lungenemphysem, bei Pneumothorax (auch bei artefiziellem) und bei Asthma vor. Häufiger ist es bei Kindern, besonders bei asthmatischer Bronchitis, dann bei Keuchhusten; es führt mitunter zu taubenkropfartiger Vorwölbung der vorderen Halsgegend (Rach). Das durch gasbildende Bakterien hervorgerufene Hautemphysem bei chirurgischen Erkrankungen (Schußverletzungen usw.) bleibt unbesprochen.

III. Thorax.

Formen des Brustkorbes.

Die Form des knöchernen Thorax bestimmt in hohem Maße das allgemeine Aussehen des Individuums, insbesondere ist für die Beurteilung, ob es sich um einen kräftigen oder zarten Körperbau handelt, das Ausmaß des Brustkorbes von wesentlicher Bedeutung. Der in der Anlage gegebene Umriß des knöchernen Thorax spielt auch seit jeher bei der Einteilung der Menschen in bestimmte konstitutionelle Typen oder Habitusformen eine große Rolle. Schon Rokitansky hatte die Thoraxform als Hauptmerkmal für seine Klassifizierung gewählt, ebenso haben Sigaud sowie Chaillou und Mac Auliffe bei der Aufstellung des Typus respiratorius, digestivus, muscularis und cerebralis großes Gewicht auf die Form des Brustkorbes gelegt, desgleichen Kretschmer bei der Abtrennung des leptosomen vom pyknischen Habitus.

Die am Erwachsenen sich findende Thoraxform wird durch verschiedene Ursachen bestimmt. Die Länge des Brustkorbs hängt vom Wachstum der Brustwirbelsäule und des Sternums ab; nicht selten wird ungleichmäßiges Wachstum der Wirbelsäule angetroffen, insbesondere stärkere Ausbildung der obersten Brustwirbel, mit welcher eine größere Ausdehnung des Manubrium sterni und der oberen Anteile des Brustbeinkörpers verbunden ist, wodurch die Zwischenräume zwischen den oberen Rippen weiter werden und der Thorax in die Länge gestreckt wird. Auch die Länge der unteren Rippen und der Grad ihrer Krümmung ist für die Längsausdehnung des Thorax von Belang; beträchtliche Schiefstellung der falschen Rippen führt zu Verlängerung des Thorax. Die B r e i t e n - u n d T i e f e n a u s d e h - n u n g des Brustkorbes hängt von der Länge sämtlicher Rippen und der Stärke ihrer Krümmung ab. Die Breite des Sternums ist in dieser Hinsicht gleichfalls von Bedeutung. Der Zustand des Bandapparates und die Beschaffenheit der Muskulatur beeinflussen die Form des Thorax in hohem Maße, denn von diesen Faktoren hängt teilweise die Stärke der Wirbelsäulenkrümmung und der Neigungsgrad der Rippen ab. Aus diesen Angaben geht hervor, daß die konstitutionelle Form des Brustkorbes sehr vielen verschiedenen Ursachen ihre Entstehung verdankt, wodurch sich die ungeheuren Abweichungen der zur Beobachtung gelangenden Thoraxformen erklären.

Ein (im Verhältnis zur Körperlänge) langer Thorax ist häufig auch flach und schmal, man spricht dann von Thorax paralyticus oder a s t h e n i c u s. Die oberen Intercostalräume dieses „L a n g - S c h m a l t h o r a x" sind fast immer auffallend weit, dagegen die unteren Intercostalräume eng; die unteren Rippen laufen steil nach abwärts, demgemäß laden die Rippenbögen weit nach unten aus und zwischen ihnen liegt ein spitzer, epigastrischer Winkel. Die erste Rippe ist häufig verkürzt und nimmt dann einen fast horizontalen Verlauf, dadurch erscheint das Jugulum sterni gehoben. Die obere Apertur kann, muß jedoch durchaus nicht immer enge sein. Der Sternalwinkel zwischen Manubrium und Corpus sterni kann eine sehr verschiedene Größe haben. — Von diesem angeborenen Lang-Schmalthorax aus knöcherner Ursache ist der m u s k u l ä r - a s t h e n i s c h e T h o r a x zu trennen; er ist gleichfalls lang, schmal und flach, dabei stehen aber die Schultern infolge Insuffizienz der Schulterheber tief und sind nach vorne gerückt; desgleichen sinkt das Jugulum sterni herunter und die erste Rippe hat eine starke Neigung nach vorne. Die Brustwirbelsäule ist vor allem in ihrem obersten Anteil stark kyphotisch gekrümmt, die Weite der oberen Zwischenrippenräume ist nicht sehr beträchtlich. Dieser muskulär-asthenische Thorax ist zumeist eine Teilerscheinung der asthenischen Konstitution von S t i l l e r. Im Schrifttum wird vielfach kein Unterschied zwischen dem muskulär-asthenischen und dem rein knöchernen Lang-Schmalthorax gemacht, häufig ist diese Differenzierung auch nicht mit

Sicherheit durchzuführen, denn die asthenische Konstitution tritt nicht selten mit einem Lang-Schmalthorax vereint auf. Es kann sich aber ein dem angeborenen muskulär-asthenischen Thorax ähnlicher Brustkorb auch sekundär bei Erkrankungen, welche zu hochgradiger Muskelschwäche führen (Lungentuberkulose, maligne Tumoren usw.), einstellen.

Nicht immer ist ein langer Thorax gleichzeitig auch schmal und flach, er kann mit beträchtlicher Tiefen- und Breitenausdehnung einhergehen. Er kann lang, breit und flach oder lang, breit und tief sein. Dabei stehen die Schultern hoch, der epigastrische Winkel nähert sich 90°. Bei diesen Thoraxformen hat der Brustraum eine beträchtliche Größe; es sind dies jene Thoraxformen, für welche B e n e k e bedeutende Ausdehnung der Lungen annimmt, und welche S i g a u d beim Habitus r e s p i r a t o r i u s abbildet. Eine besondere Abart des langen Thorax ist der sogenannte T h o r a x p i r i f o r m i s. Hier ist der Brustkorb in den oberen Anteilen gut gewölbt (gleichsam inspiratorisch fixiert), der untere Anteil dagegen schmal und flach, der epigastrische Winkel spitz. W e n c k e b a c h faßt den Thorax piriformis als Folge von Enteroptose mit Tiefstand des Zwerchfells auf, doch spricht vieles dafür, daß es sich um eine angeborene Anomalie handelt, bedingt durch ungleichmäßiges Wachstum der oberen und unteren Thoraxanteile, und daß die Enteroptose wenigstens großenteils nur eine koordinierte Erscheinung darstellt.

Ein kurzer Thorax ist häufig auch breit und tief; da er sich in seiner Gestalt der sekundär durch chronisches Lungenemphysem zustande kommenden Thoraxform nähert, wird er auch als e m p h y s e m a t ö s e r T h o r a x bezeichnet. Ferner sind die Ausdrücke: arthritischer, pyknischer Thorax gebräuchlich. Die oberen Intercostalräume sind hier zumeist eng, doch kommen auch mittelweite oder weite zur Beobachtung, ohne daß der Thorax in seiner Gesamtheit hiedurch ein besonders langes Aussehen erhält, denn die unteren Rippen sind wenig gekrümmt und engstehend, dadurch reichen die Rippenbögen verhältnismäßig wenig weit kaudalwärts. Der epigastrische Winkel ist stumpf. Derartige Thoraxformen werden von S i g a u d für den Habitus muscularis beschrieben. Es gibt auch kurze und infolge starker Krümmung der Rippen flache Thoraces (S i g a u d s Habitus digestivus). Durch beträchtliche Kürze bei ziemlich großer Tiefe und geringer Breitenausdehnung, also durch Walzenform des Thorax kennzeichnet sich im allgemeinen der kindliche Brustkorb. Solche Formen kommen aber auch beim Erwachsenen als Infantilismus (i n f a n t i l e r T h o r a x) zur Beobachtung. Der epigastrische Winkel ist dabei zumeist ein rechter. Einzelne infantile Züge werden gelegentlich bei verschiedenen Thoraxformen festgestellt: so kann ein langer Thorax Walzenform besitzen u. ä. m.

Klinische Bedeutung der Thoraxformen.

Für die klinische Beurteilung sind die konstitutionellen Thoraxformen nicht von allzu großer Bedeutung, da der Umriß des Brustkorbes in hohem Maße auch von der Menschenrasse abhängig ist und daher die Häufigkeit der verschiedenen Formen in verschiedenen Gegenden bis zu einem gewissen Grade Abweichungen aufweisen dürfte. In Gegenden mit Vorwiegen der nordischen Rasse, für welche ein verhältnismäßig langer Thorax zur Regel gehört, ist ein Überwiegen des Lang-Schmalthorax in der Population eine Selbstverständlichkeit. Es dürfen daher für die klinische Beurteilung nur extreme Thoraxformen, für welche mit Wahrscheinlichkeit eine vom Normalen abwegige Konstitution anzunehmen ist, Berücksichtigung finden. Außerdem sind am Patienten angeborene Thoraxanomalien von Formveränderungen, welche sich im Verlaufe einer Erkrankung entwickelt haben, oft nicht mit Sicherheit auseinanderzuhalten.

Ausgesprochene Lang-Schmalform des Thorax (knöchern a s t h e n i s c h e r Thorax, Kümmerform des Hochwuchses nach F. K r a u s), also leptosomer oder asthenischer Habitus im weiteren Sinne, findet sich bei der Mehrzahl der Patienten, welche im Betriebe einer internen und neurologischen Krankenstation (wenigstens unserer Gegenden) zur Beobachtung kommen. Dieser Umstand dürfte damit zusammenhängen, daß derartige Individuen gegenüber der Mehrzahl der inneren und nervösen Erkrankungen eine geringere Widerstandsfähigkeit aufweisen; allerdings wird das Bild durch die Häufigkeit getrübt, mit der lange Thoraces bei der nordischen Rasse vorkommen. Damit hängt es auch zusammen, daß das Bestehen eines asthenischen Thorax nur bis zu einem gewissen Grade von diagnostischem Werte ist.

Bei der L u n g e n t u b e r k u l o s e wird das Vorhandensein eines langen und schmalen Brustkorbes seit langer Zeit als eine sehr häufige Erscheinung bezeichnet, es muß jedoch bedacht werden, daß die Lungentuberkulose infolge schrumpfender Prozesse verhältnismäßig oft sekundäre Thoraxveränderungen hervorruft, wobei dann nicht mehr zu entscheiden ist, welche Form des Brustkorbes vor Bestehen der Lungentuberkulose vorhanden war (sekundär-phthisischer Thorax-R o k i t a n s k y). Außer schrumpfenden Prozessen führt die allgemeine Unterernährung und die bei Tuberkulösen vorhandene Muskelschwäche wohl gleichfalls zu Veränderungen des Thorax im Sinne von Verschmälerung, Abflachung und Steilstellung der Rippen (sekundärer muskulär-asthenischer Thorax); es läßt sich jedoch keineswegs behaupten, daß jeder Lang-Schmal-Thorax eine Folgeerscheinung frühzeitig erworbener Tuberkulose darstellt, wie dies von mancher Seite geschehen ist (R ö m e r, H a y e k, F r i s c h und E i s e l s b e r g). Denn in vielen Fällen sind die Anzeichen eines asthenischen Thorax schon bei kleinen Kindern festzustellen (E. S c h l e s i n g e r).

für gewöhnlich werden sie allerdings erst im Pubertätsalter deutlich zu einer Zeit, wo die infantilen Züge des Brustkorbes sich zu verlieren pflegen. Auch die Rasse spielt für die Neigung von Individuen mit langem schmalem Thorax zur Tuberkulose eine wichtige Rolle; nur so ist es zu erklären, daß die meisten mitteleuropäischen Autoren (Florschütz, Gottstein, Brugsch, Wenckebach für Friesland, neuerdings auch Ickert, Saltykow, Satke, Stefko, Burkhart) den asthenischen Thorax als prädisponierend für Tuberkulose bezeichnen, während von französischen Autoren (in Frankreich Vorherrschen der westischen Rasse mit zumeist kurzem Thorax), ferner von Wenckebach für Elsaß (Alemannen) jede Beziehung dieser Thoraxform zur Tuberkulose geleugnet wird. Trotzdem muß gesagt werden, daß auch, abgesehen von Rassebedingtheit bei der Lungentuberkulose, und zwar vor allem bei den mehr gutartigen Formen dieser Erkrankung der knöchern-asthenische Thorax mit auffallend großer Häufigkeit angetroffen wird, nach Kirch und W. Neumann besonders bei der Tuberculosis fibrosa densa, während bei der echten Phthise eher der pyknische Habitus vorherrscht. Ähnlich ist die Bemerkung von Schrempf zu werten, daß Leptosome wohl besondere Anfälligkeit, aber keine Hinfälligkeit für Tuberkulose aufweisen.

Ein starkes Überwiegen zumeist hochgradig asthenischer Thoraxformen findet sich in unseren Gegenden bei der übergroßen Mehrzahl der Fälle von akutem Gelenksrheumatismus sowie dementsprechend auch bei den für gewöhnlich auf rheumatischer Basis entstehenden endokarditischen Herzklappenfehlern. R. Schmidt hat als Erster die Anschauung ausgesprochen, daß der akute Gelenksrheumatismus ein besonderer Zweig am Stamme der asthenischen Konstitution sei, Wiesel hat die Beziehungen der rheumatischen Erkrankungen zur asthenischen Thoraxform gleichfalls anerkannt, von J. Bauer werden sie allerdings geleugnet, auch Lenz meint, daß bei Rheumatismus infectiosus keine bestimmte Körperverfassung anzutreffen sei, doch ist eigener Erfahrung nach, welche sich mit der von Reitter, Kowarschik und Wellisch deckt, bei akutem Gelenksrheumatismus und endokarditischem Herzfehler ein ausgesprochener Lang-Schmalthorax in 80 %/₀ der Fälle zu beobachten, jedenfalls auffallend häufig im Verhältnis zum durchschnittlichen Vorkommen dieser Thoraxanomalie bei anderen internen Erkrankungen. Es läßt sich daher das Bestehen einer derartigen Thoraxform mit für die Diagnose eines endokarditischen Herzfehlers verwerten, beispielsweise zur Abtrennung einer endokarditischen von einer mesaortitischen Aorteninsuffizienz, bei welch letzterer häufig ein kurzer und breiter Brustkorb anzutreffen ist (s. Lazarovits).

Im Schrifttum des Magen- und Zwölffingerdarmgeschwürs wird vielfach hervorgehoben, daß der Habitus asthenicus bei diesen Erkrankungen besonders häufig anzutreffen sei (Stiller, S. Möller, Westphal, J. Bauer u. a.). Vereinzelt ist die Meinung von Fauszt und Augustin geblieben, daß asthenische Thoraxform bei Ulcus des Magenkörpers häufig sei, während bei Geschwüren des Pylorus und Duodenums der emphysematöse Habitus vorherrsche. Von Goralewski und Schreiber wird jeder Zusammenhang zwischen Thoraxform und Ulcusentstehung geleugnet. Im erwähnten Schrifttum wird allerdings auf die Form des Thorax kein großes Gewicht gelegt, wie ja bekanntlich auch Stiller der Form des Thorax bei seinem Morbus asthenicus nicht allzu große Bedeutung zumaß. Auch im eigenen Material ist ein langer, schmaler Thorax, u. zw. nicht selten verbunden mit grazilem Knochenbau, eine recht häufige Erscheinung bei Ulcus ventriculi und duodeni. Es kann das Bestehen einer solchen Thoraxform um so eher mit für die Diagnose einer derartigen Erkrankung gewertet werden, als bei der häufigsten, differentialdiagnostisch in Betracht kommenden Affektion, der Cholelithiasis, verhältnismäßig oft, wenn auch nicht regelmäßig, ein kurzer, breiter Thorax angetroffen wird.

Das Überwiegen der asthenischen Brustform bei Tabes dorsalis ist eine bekannte Erscheinung (R. Stern). Nach Curtius, Schlotter und Scholz findet sich dieser Habitus besonders bei schwerer fortschreitender Tabes, nach Zweig und Golostschokow bei Tabikern mit Neigung zu gastrischen Krisen. Letztere Annahme kann nicht vollauf bestätigt werden, während das außerordentlich häufige Zusammentreffen von langem, schmalem Brustkorb und Tabes dorsalis auch nach eigener Erfahrung als Tatsache gewertet werden muß. Auffallend ist es, daß bei Tabes mit Arthropathie häufig ein kurzer, breiter Thorax und ein kräftiger Knochenbau angetroffen wird, vielleicht hängt dies mit dem Umstande zusammen, daß die tabische Arthropathie sich auf der Grundlage einer bestehenden Arthrosis deformans aufbaut (Risak). Die deformierende Arthrose gehört aber zweifellos in die Domäne des kurzen, breiten (arthritischen!) Thorax, während beim primär-chronischen Gelenksrheumatismus der asthenische Thorax vorherrscht (Wellisch).

Bei den übrigen Erkrankungen des zentralen und peripheren Nervensystems läßt sich ein besonders häufiges Vorhandensein bestimmter Thoraxformen nicht nachweisen, nur bei der Syringomyelie wird Lang-Schmalthorax in der übergroßen Mehrzahl der Fälle angetroffen (Finzi), für die multiple Sklerose kann dieses von J. Bauer erwähnte Zusammentreffen jedoch nicht bestätigt werden. Ich fand bei dieser Erkrankung die verschiedensten Habitusformen, stimme auch, gleich Stransky, nicht mit der Angabe von Kaspin überein, daß Fälle von multipler Sklerose mit pyknischem Habitus einen günstigen Verlauf nehmen.

Verhältnismäßig oft wird ein Lang-Schmalthorax mit infantilen Zügen bei vielen **Blutdrüsenerkrankungen** beobachtet, so beim Morbus Basedowi, bei Tetanie, bei Morbus Addisoni (**Pardo**), bei Chlorose, endlich bei jugendlichen Diabetikern. Alte Diabetiker dagegen (sogenannter sthenischer Diabetes) zeigen häufiger emphysematösen Thorax (S. **Bondi**), daneben auch abnorm starke Körperbehaarung, während jugendliche (asthenische) Diabetiker zumeist schwach behaart sind.

Endlich fand sich bei der übergroßen Mehrzahl der **malignen Tumoren** eigener Beobachtung ein ausgesprochen asthenischer Thorax, häufig mit infantilen Zügen vereint, insbesondere beim Magenkarzinom. Nur bei bestimmten Tumoren (Bronchuskarzinom, Pankreaskarzinom, Hypernephrom) wurde ein umgekehrtes Verhalten angetroffen; hier handelt es sich ziemlich oft um starkknochige Personen mit emphysematösem Thorax. Auch **Benedetti** fand bei Magenkarzinom Vorherrschen des asthenischen Habitus, unter den Patienten mit Mamma- und Genitalkrebs dagegen vorwiegend Pykniker. Ebenso wird von K. H. **Bauer** angegeben, daß bei Mamma- und Uteruskarzinomen mehr kurze, bei Haut- und Magenkarzinomen mehr lange Thoraxformen angetroffen werden.

Ein wesentliches Überwiegen **kurzer breiter Brustkorbformen** (pyknischer oder emphysematöser Habitus) konnte bei keiner internen Erkrankung festgestellt werden, doch sei vermerkt, daß bei Nephritis, ferner bei Lebercirrhose und Cholelithiasis, bei alten Diabetikern (s. oben), sowie bei Arthrosis deformans diese Thoraxform im Verhältnis viel häufiger angetroffen wurde als bei den früher erwähnten Erkrankungen. Besonders verdient erwähnt zu werden, daß bei **Mesaortitis** mit und ohne Insuffizienz der Aortenklappen ein kurzer breiter Brustkorb sogar in über der Hälfte der eigenen Fälle vorhanden war. Nur bei jenen Patienten, welche neben dieser Erkrankung auch eine Tabes dorsalis aufwiesen, war bedeutend häufiger asthenischer Thorax zu finden, ein Umstand, welcher daher gelegentlich diagnostische Bedeutung erlangen kann. Bei Arteriosklerose, auch bei Gehirngefäßverkalkung mit und ohne Hochdruck (zentral-läsionelle Hypertension) wurde ziemlich oft kurzer, breiter Thorax mit kräftigem Knochenbau angetroffen (Habitus apoplecticus). Diese Beobachtungen decken sich ungefähr mit den Angaben von **Zipperlen**, **Hackel**, **Zameck**, **Robinson** und **Brucer**, welche Autoren bei konstitutioneller Hypertonie und Arteriosklerose Vorherrschen des pyknischen Habitus festgestellt haben. Beim zentral-toxischen Hochdruck dagegen ist ein starkes Überwiegen des Lang-Schmalthorax zu verzeichnen. Kranke mit perniziöser Anämie zeigten kein besonders häufiges Vorhandensein eines kurzen, breiten Thorax, wie gegenüber **Hurst** betont werden muß.

Obere Apertur.

Besonderes Augenmerk soll der Weite der oberen Thoraxapertur geschenkt werden, da eine angeborene Enge dieses Brustabschnittes ein nicht unwichtiges Symptom darstellt. Die obere
Thoraxapertur kann sowohl in ihrem dorso-frontalen als auch in
ihrem seitlichen Durchmesser verengt sein. Die besonders von
F r e u n d und H a r t hervorgehobene und auf frühzeitige Verknöcherung der ersten Rippe bezogene Querverengerung der
oberen Apertur läßt sich leicht feststellen, wenn man das laterale
Ende der Fossa supraclavicularis in eine Sagittalebene projiziert
und den Abstand dieser Ebene von der seitlichen Thoraxwand
schätzt. Bei Verengerung der oberen Thoraxapertur liegt zwischen
beiden Ebenen ein beträchtlicher Abstand. Enge obere Thoraxapertur kommt bei allen konstitutionellen Formen des Thorax
vor, vielleicht etwas häufiger beim langen als beim kurzen Thorax.
Die Verbindung von Lang-Schmalthorax mit Enge der oberen
Apertur wird vielfach als T h o r a x p h t h i s i c u s bezeichnet,
da die angeborene abnorme Enge dieses Brustabschnittes mit der
vorwiegenden Lokalisation der Lungentuberkulose in den Lungenspitzen in Beziehung gebracht wurde (F r e u n d und H a r t,
B a c m e i s t e r): allerdings wird dieser Zusammenhang von
K r e t z und W e n c k e b a c h strenge abgelehnt, doch kann die
Beziehung zwischen enger oberer Apertur und Spitzentuberkulose
nicht völlig geleugnet werden (S a t k e); es muß nur beachtet
werden, daß schrumpfende Lungentuberkulose auch sekundär zu
Verengerung der oberen Apertur führen kann, ein Zustand, wel-
cher für gewöhnlich an der Einseitigkeit leicht zu erkennen ist.
Bei ausgesprochen asthenischem Habitus mit starker Muskel-
schwäche kommt eine genetisch verschiedene Enge der oberen
Thoraxapertur vor, die durch Insuffizienz der Schulterheber,
Schiefstellung der Schlüsselbeine und Nachvornsinken der Schultern bedingt ist. Der gleiche Zustand kann durch schlechte Haltung und starke Abmagerung auch konditionell erworben werden.
Wesentliche klinische Bedeutung hat er nicht.

Angulus Ludovici.

Von geringer praktischer Wichtigkeit ist die Beobachtung
des Winkels, welchen Manubrium und Corpus sterni miteinander
bilden (A n g u l u s L u d o v i c i). Bei vielen Personen liegen
Manubrium und Corpus sterni in einer Ebene: dann ist ein Winkel zwischen diesen beiden Knochen überhaupt nicht vorhanden.
Ein ausgesprochener Winkel findet sich häufiger bei Lang-Schmalthorax und bei enger oberer Brustapertur. R o t h s c h i l d hat
dem Angulus Ludovici große Aufmerksamkeit geschenkt: er wies
nach, daß sich dieser Winkel mit der Atmung etwas verändert
und daß normalerweise die Beteiligung des Sternalwinkels an der

Atmung bis ins höchste Alter zu finden sei. R o t h s c h i l d meint, daß der Louissche Winkel bei Emphysem stark ausgeprägt sei, ebenso bei Karies und Rachitis, während bei Lungentuberkulose und bei Personen mit hereditärer Disposition zu Tuberkulose häufig starke Exostosen vorhanden seien, welche sich pyramidenartig zwischen den beiden Knochen des Brustbeines hervorheben, ohne daß aber die Flächen der beiden Knochen wesentlich gegeneinander geneigt sind. R o t h s c h i l d glaubte, daß dieser Form des Angulus L u d o v i c i eine diagnostische Bedeutung für die Lungentuberkulose beizumessen sei, doch hat schon F. K r a u s dieser Annahme widersprochen, neuerdings wieder H. G ü n t h e r. Eigener Erfahrung nach ist stark ausgeprägter Sternalwinkel häufig bei enger oberer Apertur anzutreffen, doch hat er zur Lungentuberkulose keine Beziehungen. In manchen Fällen dürfte es sich um eine angeborene Anomalie handeln, vielfach, besonders bei Bestehen der oben beschriebenen Exostosen, ist er lediglich ein Zeichen abgelaufener Rachitis.

Trichterbrust.

Zu den angeborenen Thoraxanomalien gehört die Trichterbrust, welche zuerst von W. E b s t e i n ausführlich beschrieben wurde. Geringe Grade dieser Deformität sind keine Seltenheit, sie sind klinisch bedeutungslos; hochgradige Trichterbrust führt zu Verdrängung des Herzens in den linken Thoraxraum (G r o e d e l. W e n c k e b a c h) oder zu Eindellung eines mediangestellten Herzens (P o h l). Nach L o m m e l hat die genannte Thoraxdeformität großen Einfluß auf die Entwicklung der Kreislauforgane. Bei der Trichterbrust ist das ganze Sternum oder zumindest die untere Hälfte trichterförmig eingesunken (Abb. 4), bei der sogenannten S c h u s t e r b r u s t dagegen beschränkt sich die Vertiefung auf den Processus xiphoideus, manchmal noch auf die untersten Anteile des Corpus sterni. Die Schuster-

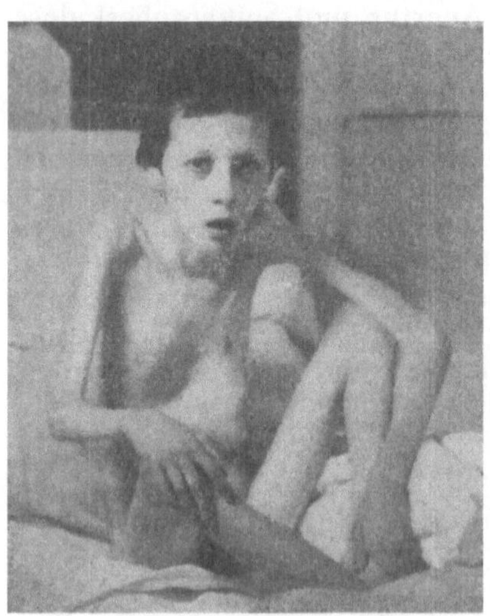

Abb. 4. Trichterbrust. Fall von Dystrophia musculorum progressiva.

brust ist durchaus nicht immer eine beruflich bedingte Thoraxveränderung, sondern dürfte manchmal ebenso angeboren und unabhängig von traumatischen Einwirkungen sein wie die Trichterbrust: zumeist ist sie aber als rachitisches Stigma aufzufassen. Inwieweit die Rachitis auch bei dem Zustandekommen oder der Verstärkung der Trichterbrust eine Rolle spielt, muß als fraglich bezeichnet werden.

Andere Thoraxanomalien.

Die Länge des Processus xiphoideus des Brustbeines ist außerordentlich schwankend. Beim Lang-Schmalthorax ist recht häufig ein langer Schwertfortsatz vorhanden, welcher das spitzwinkelig abschließende Epigastrium in einer großen Ausdehnung bedeckt. Dadurch kann das Betasten einer epigastrischen Pulsation beträchtlich erschwert werden, ein Umstand, der in Betracht zu ziehen ist, falls eine erwartete epigastrische Pulsation vermißt wird.

Am knöchernen Thorax sind noch einige ziemlich belanglose Zeichen körperlicher Abartung zu finden, welche nur für die Diagnose einer Konstitutionsanomalie von Belang sind. Dazu gehört neben den abnorm weiten Zwischenrippenräumen zwischen den oberen Rippen, auf welche schon früher hingewiesen wurde, eine tastbare erste Rippe (bekanntlich ist für gewöhnlich unter dem Schlüsselbein nur die zweite Rippe palpabel). Diese Anomalie findet sich vor allem bei Lang-Schmalthorax. Ferner ist die Scapula scaphoidea zu erwähnen. eine Anomalie, bei welcher der mediale Rand des Schulterblattes konkav gestaltet ist: Graves, Kellner und Reve haben die Scapula scaphoidea als Zeichen einer hereditären Lues aufgefaßt. Nach Kollert, Drazek, Chotzen und Brückner handelt es sich jedoch um ein degeneratives Stigma, nach Warburg nur um eine normale Varietät. Kollert meint allerdings, daß diese Anomalie der Scapula von einer gewissen Bedeutung ist, da sie bei Lungentuberkulose als ein Signum mali ominis angesehen werden müsse. Eine große Rolle spielte im Schrifttum durch längere Zeit die Costa decima fluctuans, d. i. das Fehlen einer knorpeligen Verbindung zwischen Spitze der zehnten Rippe und dem Rippenbogen. Nach Stiller ist dieses Costalstigma das wesentlichste Merkmal für den asthenischen Habitus; es kommt nach eigener Erfahrung jedoch recht häufig nicht nur beim Lang-Schmalthorax, sondern bei den verschiedensten Thoraxformen vor: nach Tandler ist es überhaupt kein Degenerationszeichen, sondern ein Zeichen der Fortentwicklung des Menschengeschlechts. Bei auffallend langem Thorax ist manchmal auch die neunte Rippe fluktuierend. Gelegentlich wird als konstitutionelle Anomalie auch das Vorhandensein von nur elf oder von dreizehn Rippen beobachtet.

Rachitische Veränderungen.

Ziemlich beträchtliche Veränderungen können am Brustkorb nach überstandener Rachitis zurückbleiben. Am häufigsten sind Verdickungen und Auftreibungen am Übergang der knöchernen Rippenteile in den Rippenknorpel, welche als „rachitischer Rosenkranz" auf beiden Thoraxseiten vorspringen. Die abnorme Weichheit der Rippen bei Rachitis bedingt manchmal ein Vortreten des Brustbeins im ganzen, es ist dies eine Anomalie, welche in ihrer stärksten Ausbildung unter dem Namen Hühnerbrust (Pectus carinatum) bekannt ist. Am kostalen Zwerchfellansatz ruft der Zug des Zwerchfells manchmal eine ringförmige Furche (Harrisonsche Furche) hervor. Ferner kommt nicht selten eine unregelmäßige Auftreibung der seitlichen Anteile der Rippenbögen sowie Verkrümmungen der Schlüsselbeine vor, welche manchmal zu Verwechslung mit Kallusbildung nach Frakturen Veranlassung geben können. Alle diese Veränderungen des Brustkorbs erschweren oft wesentlich das Perkutieren und müssen daher genau beachtet werden, um perkutorische Fehlschlüsse zu vermeiden.

Wirbelsäule.

Vor der Perkussion ist stets eine Betrachtung des Thorax von rückwärts zur Untersuchung der Wirbelsäule vorzunehmen, denn schon eine geringfügige Kyphoskoliose, die beim Anblick von vorne überhaupt keine Asymmetrie des Thorax erkennen läßt, kann beträchtliche perkutorische Änderungen am Brustkorb hervorrufen. Auf Kyphoskoliose soll auch wegen der Folgen für den Kreislauf und die Lungenzirkulation geachtet werden, ferner kommen bei diesem Zustande verhältnismäßig oft Magen- und Zwölffingerdarmgeschwüre vor (Hitzenberger, Plaschkes u. a.). Die Kyphoskoliose ist fast immer rachitischer Natur, nur selten werden angeborene hereditäre Kyphoskoliosen beobachtet (F. v. Müller), insbesondere reine Skoliosen der Wirbelsäule werden auch ohne Rachitis gefunden und sind die Folge einer allgemeinen Schlaffheit des Bandapparates oder von Pleuraprozessen (s. S. 99). Schon ganz geringe Grade von Skoliose führen zu Dämpfungsänderung im Bereiche der Lungenspitzen und können zu perkutorischen Täuschungen Anlaß geben (W. Neumann). Skoliosen der Lendenwirbelsäule sind eine häufige Begleiterscheinung der Ischialgie (Albert, Schüdel, Erben u. a.), für gewöhnlich ist die Konvexität der Skoliose nach der kranken Seite gerichtet (heterologe Skoliose), viel seltener nach der gesunden Seite (Eichhorst).

Reine Kyphosen finden sich bei Jugendlichen nur selten. Nach Lang muß zwischen dem schlaffen, auf Muskelschwäche beruhenden, runden Rücken und der starren, durch Rachitis bedingten Kyphose unterschieden werden. Nach den interessanten

Untersuchungen von W. H a y e k ist der runde Rücken ausgesprochen hereditär. Häufig wird Kyphose der Brustwirbelsäule als Alterserscheinung angetroffen. Völliges Fehlen oder geringe Ausbildung der normalen Dorsalkyphose ist eine angeborene Anomalie, welche aber durch unzweckmäßige Belastung (Tragen von Schultaschen usw.) verstärkt werden kann.

Sehr wichtig ist eine Betrachtung der Lendenwirbelsäule bezüglich der Stärke ihrer Lordose. Es kommt sowohl abnorm starke Lendenlordose vor, besonders bei orthostatischer Albuminurie, wobei es allerdings noch fraglich ist, inwieweit diese starke Lordose eine direkte Ursache der Albuminurie darstellt; andererseits findet sich mitunter bei Erwachsenen als Ausdruck eines Zurückbleibens auf kindlicher Stufe abnorm geringe Ausbildung der lumbalen Lordose. Auch bei deformierender Spondylarthrose wird mitunter eine derartige „stabförmige“ Wirbelsäule, bei welcher Lendenlordose und Dorsalkyphose fehlt, festgestellt (L e d d e r - h o s e); starkes Einsinken der ganzen Lendenwirbelsäule mit hochgradiger Lordose wird bei progressiver Muskeldystrophie infolge Lähmung der Rückenstrecker angetroffen, ferner bei Osteomalazie, worauf neuerdings wieder von M e u l e n g r a c h t aufmerksam gemacht wurde.

Neben den Anomalien der Wirbelsäulenkrümmung bildet V e r s t e i f u n g der Brust- und Lendenwirbelsäule ein wichtiges diagnostisches Kennzeichen. Sie läßt sich bei Anblick von hinten durch Beobachtung der Vorwärts-, Rückwärts- und Seitwärtsneigung gut verfolgen. Eine solche Versteifung findet sich bei krankhaften Prozessen im Wirbelkörper, ferner bei Spondylarthrose, endlich bei Ischialgie. Besonders für die Diagnose der deformierenden Spondylarthrose ist Fehlen der einheitlichen runden Kyphose, wie sie sich normalerweise beim Vorneigen einstellt, von Wichtigkeit, ebenso die Versteifung beim Zurückbeugen und das lokale Ausbleiben der Konkavskoliose beim Seitwärtsneigen, welche durch mehrere Wirbel umfassende Versteifungen unterbrochen wird (W e l t m a n n und G e r k e). Ischialgie bewirkt nicht selten starke Versteifung und Beibehaltung der Lordose der Lendenwirbelsäule beim Vorwärtsneigen (E r b e n).

Von sonstigen Anomalien der Wirbelsäule sei noch erwähnt das starke Vorspringen von zwei oder drei Dornfortsätzen im Bereiche des Nackens an Stelle des normalerweise allein vorspringenden siebenten Halswirbeldorns, der Vertebra prominens. In solchen Fällen entspricht der siebente Halswirbel gewöhnlich dem mittleren der drei vorspringenden Dorne (W. N e u m a n n). Dieser Befund sowie die Biakanthie (Verdoppelung oder vielmehr fehlender Zusammenschluß des Dornfortsatzes im Bereiche der untersten Brust- und obersten Lendenwirbelsäule) stellen lediglich recht wenig bedeutende degenerative Stigmen dar, jedenfalls haben sie mit einer besonderen Disposition zur Tuberkulose nichts zu tun, wie dies von Zielinski und Polanski angenommen wurde. Auch die seitliche Verschiebung einzelner Dornfortsätze im Bereiche der obersten Brustwirbel, die von Porges als Zeichen einer Lungenspitzentuberkulose beschrieben und auf den Muskelzug des gespannten M. cucullaris zurückgeführt wurde, dürfte eher konstitutioneller oder rachitischer Genese sein. Nach Spitzy findet sich diese („zerworfene") Wirbelsäule im Kindesalter sehr häufig.

Deformation des Thorax.

Die Rachitis bedingt manchmal beträchtliche Veränderungen des ganzen Brustkorbes, welche schon auf den ersten Blick zu erkennen sind. Durch die Kyphoskoliose kommt es dann zu beträchtlicher Asymmetrie des Thorax, wobei die eine Thoraxseite bei Anblick von vorne die Gegenseite scheinbar an Größe übertrifft, während bei Betrachtung von rückwärts das Gegenteil der Fall ist. Die rachitische Kyphoskoliose hat zumeist einen bogenförmigen Verlauf, nur selten findet sich ein deutliches Vorspringen eines Wirbeldorns. Ein solches Verhalten (Gibbus) ist dagegen bei Zerstörung eines oder mehrerer Wirbelkörper durch Spondylitis tuberculosa oder luetica (auch durch maligne Tumoren) die Regel. In solchen Fällen besteht zumeist reine Kyphose, ferner ist beträchtliche Klopf-, Druck- und Hitzeempfindlichkeit dieser Wirbeldorne vorhanden (s. S. 169). Die malignen Tumoren der Wirbelsäule sind fast immer metastatisch, es muß daher nach einem Primärtumor gefahndet werden.

Ähnlich dem rachitischen Thorax ist manchmal das Bild des osteomalazischen Brustkorbes, zumeist ist dieser aber von fast quadratischem Querschnitt, die Rippen sind weich, stark druckschmerzhaft, beim Zusammenpressen des Brustkorbes empfindet man ein Federn; nicht selten sind spontane Infraktionen der Rippen, welche an einem Krepitieren kenntlich sind. Eine besondere Form erhält der Brustkorb in manchen Fällen von Syringomyelie: nicht nur die Muskelatrophie im Bereiche der Schultermuskulatur, sondern auch trophische Störungen an den Knochen rufen eine kahnförmige Einziehung der oberen Anteile des Sternums hervor und verleihen dem Brustkorb ein sehr auffälliges Aussehen (Kahnthorax [thorax en bateau] — Marie). Dieser Befund läßt die Diagnose Syringomyelie oft schon auf den ersten Blick stellen.

Die Altersveränderungen des Thorax bestehen in einer zumeist arkuären Kyphose der Brustwirbelsäule, ferner in einer geringeren Elastizität (Starre) des Brustkorbes infolge Verknöcherung der Rippen und eingeschränkter Beweglichkeit der Rippengelenke. Ausnahmsweise kann eine derartige Rigidität auch schon bei verhältnismäßig jugendlichen Personen vorkommen. Örtlich beschränkt findet sich diese Starre der Thoraxwand (vermehrter Widerstand bei Druck) mitunter bei intrathorakal gelegenen Tumoren; sie läßt sich gelegentlich mit Vorteil zur Unterscheidung eines Tumors von einer Pleuritis oder einer Pneumonie verwenden.

Außerordentlich wichtige und für die Diagnostik bedeutungsvolle Veränderungen erfährt der Brustkorb durch pulmonale und pleurale Affektionen. Ausweitung des ganzen Thorax wird durch chronisches L u n g e n e m p h y s e m hervorgerufen. Der Thorax erscheint hiebei inspiratorisch fixiert. Klinisch ist die Unterscheidung dieses sekundär emphysematösen Brustkorbes von dem auf konstitutioneller Ursache beruhenden „pyknischen" Thorax nicht immer leicht; H o f b a u e r unterscheidet zwei Formen des Emphysems, denen er auch verschiedene Thoraxformen zuspricht (Birnthorax mit starker Ausweitung der oberen Anteile bei exspiratorischem Emphysem, Faßthorax mit Erweiterung der unteren Brustapertur bei inspiratorischem [Lufthunger-]Emphysem). Nach eigener Erfahrung ist eine solche Abtrennung nur bei einer Minderzahl von Fällen durchzuführen.

Asymmetrie.

Die meisten Lungenaffektionen führen infolge ihrer Einseitigkeit zu Asymmetrie des Brustkorbes. A u s w e i t u n g einer Thoraxseite mit Verbreiterung der Intercostalräume findet sich bei exsudativer P l e u r i t i s beträchtlichen Ausmaßes oder ausgedehntem Pleuraempyem, ferner bei spontanem oder künstlichem Pneumothorax, seltener bei Pleuratumoren. Die Ausweitung der Thoraxseite ist auf die Verminderung des negativen intrathorakalen Druckes, welcher sich dem atmosphärischen nähert, zu beziehen; dabei ist es nicht notwendig, daß der intrapleurale Druck den atmosphärischen übersteigt, also positiv wird (S a h l i). Bei starker Ausdehnung einer Thoraxseite kann es zu einer mit der Konvexität nach der kranken Seite gerichteten Skoliose der Wirbelsäule kommen. Zumeist fehlt aber im Gegensatz zur rachitischen Kyphoskoliose die Krümmung der Wirbelsäule in der Sagittalebene und es tritt nicht die charakteristische Schiefstellung des ganzen Brustkorbes ein. Ältere pleuritische Prozesse mit Neigung zu Schrumpfung verkleinern die betreffende Brustseite und verengern die Intercostalräume, können auch zu Skoliose nach der kranken Seite führen; wichtig ist, daß eine solche Schrumpfung zu einer Zeit auftreten kann, zu welcher noch Exsudat vorhanden ist. R a d o n i c i c hat diesen Befund mit der Tatsache in Verbindung gebracht, daß die durch das große Pleuraexsudat hervorgerufene Atelektase der betreffenden Lunge sich mit dem Schwinden des Exsudates nicht in demselben Tempo wieder ausgleicht und daher Verstärkung des negativen Drucks in der kranken Brustseite mit sich bringt. V e r k l e i n e r u n g der kranken Thoraxseite wird auch ohne Pleuraadhäsion bei ausgedehnten

Lungenschrumpfungen (Tuberkulose, Indurativpneumonie, Lungenlues) sowie bei Bronchuskarzinom beobachtet. Bei der letztgenannten Erkrankung ist es wie bei Lues des Bronchus vor allem die Bronchusstenose, im besonderen die hiedurch bedingte Atelektase größerer Abschnitte des Lungenparenchyms, welche die Verkleinerung der Thoraxseite hervorruft. Bei plötzlich einsetzender Bronchusstenose können solche einseitige Thoraxverkleinerungen auch akut auftreten (W. N e u m a n n).

Für die Verwertung von mäßiger Asymmetrie des Brustkorbes zu diagnostischen Zwecken ist die Tatsache zu bedenken, daß nicht gar so selten bei normalen Rechtshändern die linke Thoraxseite von Haus aus etwas schwächer angelegt ist als die rechte und zeitlebens kleiner bleibt (G e r h a r d t). Auch als Folgezustand einer während der Kindheit durchgemachten Polioenzephalitis (cerebrale Kinderlähmung) kann ein derartiges Mißverhältnis zwischen beiden Thoraxseiten zurückbleiben. In solchen Fällen sind die Extremitäten der betreffenden Seite gleichfalls schwächer und kürzer, häufig besteht auch die charakteristische Hemiparese mit Kontraktur. Bei der konstitutionellen oder cerebral bedingten Asymmetrie des Thorax betrifft die Verkleinerung im Gegensatz zu den Veränderungen nach pulmonalen oder pleuralen Prozessen nicht nur die Intercostalräume; es sind auch die Rippen schmäler und kürzer, was manchmal die Unterscheidung erleichtert. Lähmung des Nervus phrenicus — sei sie spontan oder auf operativem Wege (durch Phrenicusexhairese) entstanden — kann zu einer mäßigen Verkleinerung der betreffenden Brustseite führen, während bei cerebralen Hemiplegien, wenn sie nicht, wie eben erwähnt, im Kindesalter erworben waren, für gewöhnlich keine Thoraxasymmetrie eintritt. Durch Thorakoplastik bedingte operative Verkleinerung einer Thoraxseite wird an den großen Narben immer leicht kenntlich sein.

Wenig ausgedehnte, schrumpfende Lungen- oder Pleuraerkrankungen bedingen nur l o k a l e V e r ä n d e r u n g e n im Bereiche einer oder beider Thoraxhälften; so läßt sich eine tuberkulöse Spitzenschwiele häufig schon an der Schrumpfung der oberen Anteile der betreffenden Thoraxseite erkennen. Besonders deutlich erscheint das Eingesunkensein der Supra- und Infraclaviculargruben sowie ein Tiefertreten der Schulter. Zur Feststellung von geringgradigen Unterschieden zwischen beiden Thoraxhälften eignet sich gut die gleichzeitige Betastung der Rippen und Intercostalräume mit beiden Händen, dabei läßt sich nicht nur die Weite der Intercostalräume gut vergleichen, sondern auch das stärkere oder schwächere Eingesunkensein der Zwischenrippenräume. Geringere Eindellung der Intercostalräume gegenüber der Norm findet sich sowohl bei frischen als bei älteren pleuritischen Prozessen, dagegen nicht bei rein pulmonalen Erkrankungen. Bei gut einsinkenden, normal weiten Intercostalräumen ergibt die Palpation eine Empfindung wie beim Streichen über eine Waschrumpel. Dieses „Waschrumpelgefühl" ist bei engen und bei verstrichenen Zwischenrippenräumen viel schwächer.

In manchen Fällen kann die Betrachtung des Brustkorbes Aufschlüsse über die G r ö ß e d e s H e r z e n s geben. Bedeutende Herzvergrößerung führt zu einer Vorwölbung im Bereiche der linken Thoraxseite, die vorne neben dem Sternum zwischen dritter und sechster Rippe gelegen ist. Ein solcher „Herzbuckel" tritt jedoch nur dann auf, wenn der Thorax zur Zeit der Vergrößerung des Herzens noch nachgiebig ist, also wenn die Herzaffektion während der Kindheit oder in jungen Jahren (etwa vor dem 25. Lebensjahre) erworben wurde. In seltenen Fällen kann ein Herzbuckel auch bei Entwicklung einer Herzvergrößerung in späteren Lebensjahren zur Erscheinung gelangen, wenn der Thorax aus konstitutionellen Gründen seine Elastizität durch längere Zeit behält. Andererseits gibt es Individuen, bei welchen der Brustkorb schon frühzeitig starr wird, dann bleibt troß Herzvergrößerung der Thorax unverändert. Fast regelmäßig findet sich ein Herzbuckel bei angeborenen Herzfehlern, da hier die Herzvergrößerung sehr beträchtliche Ausmaße hat. Zur Unterscheidung rachitischer Thoraxveränderungen von einem Herzbuckel ist darauf zu achten, ob sich die Vorwölbung nur auf die Herzgegend oder auch auf die oberen Anteile der linken Thoraxseite erstreckt. Der „Rosenkranz" kann gleichfalls differentialdiagnostisch verwendet werden. Außerdem ist über dem Herzbuckel häufig Pulsation zu sehen und zu tasten (s. später). Eine nicht pulsierende Vorwölbung an der linken Thoraxseite kann durch exsudative Perikarditis bedingt werden (L o u i s, S t o k e s). Durch ein großes Aneurysma der Aorta ascendens wird manchmal eine (pulsierende) Vorwölbung der Thoraxwand hervorgerufen, welche zumeist in der rechten Infraclaviculargegend gelegen ist. Ich habe eine solche durch ein Aneurysma bedingte, faustgroße Vorwölbung auch in der rechten Parasternallinie unterhalb der Mamma gesehen, sie war von anderer Seite für einen malignen Tumor gehalten worden.

Erkrankungen des Abdomens, welche zu Drucksteigerung im Bauchraum oder zu starker Vergrößerung der intraabdominellen Organe führen, verursachen eine mehr oder weniger gleichmäßige Erweiterung der unteren Thoraxapertur und ein Auseinanderweichen der Rippenbögen, doch kann, wie früher erwähnt, auch Lungenemphysem einen derartigen Faßthorax erzeugen. Bei starker Lebervergrößerung ist manchmal nur die rechte, bei Milzvergrößerung nur die linke untere Brusthälfte ausgeweitet.

Ö r t l i c h e V o r t r e i b u n g e n im Bereiche der Rippen finden sich bei tuberkulösen und gummösen Prozessen, bei Aktinomykose, bei malignen Tumoren, ferner nach Frakturen. Sie sind nach Form und Konsistenz, Druckschmerzhaftigkeit und dem Verhalten zur umgebenden Haut voneinander abzugrenzen und bilden oft Hinweise für das Bestehen entsprechender Affektionen an den inneren Organen. Mehrfache Rippenfrakturen müssen den Verdacht auf multiple Myelome oder auf Knochenmetastasen maligner Tumoren erwecken; sie kommen ferner bei Osteomalazie und Osteoporose vor.

Muskulatur.

Die Betrachtung und Betastung der Thoraxmuskulatur ist vor allem für die Diagnose tuberkulöser Prozesse in den Lungenoberlappen von Wichtigkeit. Bei frischen Lungenspitzenerkrankungen findet man im Bereiche des oberen Randes des Musculus cucullaris über der kranken Seite eine stärkere Spannung, welche sich besonders bei gleichzeitiger Palpation der beiden Muskeln nachweisen läßt. Gelegentlich, wenn auch weniger regelmäßig, läßt sich in den tieferen Anteilen dieser Muskeln über der Spina scapulae sowie am Musculus pectoralis, besonders im ersten Intercostalraum, erhöhte Spannung nachweisen (Pottenger). Erhöhte Spannung im rechten Musculus cucullaris wird manchmal auch bei Cholelithiasis und Cholecystitis angetroffen. Diese Befunde beruhen auf einem viszeromotorischen Reflex, ebenso wie die erhöhte Spannung der Bauchmuskeln bei abdominalen Affektionen. Ältere tuberkulöse Lungenspitzenprozesse zeigen anstatt (bei neuerlichem Aufflackern der Erkrankung auch neben) der erhöhten Muskelspannung eine Atrophie im oberen Anteile des Musculus cucullaris. Diese Muskelschwäche ist in vielen Fällen schon bei Betrachtung der Schultern von rückwärts an dem bogenförmigen Verlauf des oberen Cucullarisrandes im Verhältnis zur anderen Seite kenntlich. Bei Betastung des Muskels zwischen den Fingern läßt sich der geringere Umfang vergleichsweise gut feststellen. Die Verwertung der einseitigen Cucullarisatrophie als Zeichen eines älteren Lungenprozesses darf nur mit der Einschränkung geschehen, daß schon normalerweise beim Rechtshänder der rechte Cucullaris stärker ausgebildet ist als der linke, während beim Linkshänder das gegenteilige Verhalten zu beobachten ist; bei Schwerarbeitern ist dieses Mißverhältnis deutlicher ausgeprägt. Andererseits gibt es bei manchen Berufen stärkere Ausbildung des genannten Muskels auf einer Seite (beispielsweise linkerseits bei Geigern), ferner kommt Atrophie eines Muskels bei gewissen Arbeitern vor, welche gewohnt sind, auf einer Schulter schwere Lasten zu tragen. Dann darf nicht übersehen werden, daß Atrophie eines Cucullaris bei einer Reihe von Nervenaffektionen vorkommt, so bei peripherer Neuritis, bei spinaler Muskelatrophie, amyotrophischer Lateralsklerose und Syringomyelie; bei diesen Affektionen ist häufig die eine Seite schwerer betroffen als die andere. Endlich findet sich bei Omarthritis nicht selten eine Atrophie der das Gelenk umgebenden Muskulatur. Erst wenn die genannten Zustände ausgeschlossen werden können, darf einseitige Cucullarisatrophie als Zeichen eines älteren Lungenspitzenprozesses angesehen werden.

Im Bereiche des Musculus pectoralis major können bei lange bestehenden Lungenspitzenaffektionen gleichfalls Atrophien festgestellt werden. Dieser Befund läßt sich am besten durch Betasten des Muskels vor dem Schultergelenk oder am lateralen Rande bei abduziertem Arme erheben. Sorgo traf auch über Cavernen und anderen destruktiven Lungenprozessen eine lokalisierte geringere Spannung der Thoraxmuskulatur an, die er als Muskeldelle bezeichnete. Differenzen in der Stärke der beiden Pectorales finden sich allerdings, ebenso wie die der Cucullares schon normalerweise bei Rechtshändern, besonders bei Schwerarbeitern, dann bei Erkrankungen des Nervensystems; auch angeborenes Fehlen oder sehr schwache Ausbildung eines Brustmuskels kommt gelegentlich vor (Berger, O. Kahler u. a.). Beiderseitige Lungenprozesse gehen selbstverständlich mit Atrophie beider Cucullares und Pectorales einher, doch ist dieser Befund wegen des Fehlens eines Vergleichsobjektes nur sehr schwer mit Sicherheit zu erheben, da sich überdies bei konsumierenden Lungenerkrankungen eine allgemeine Schwäche der Muskulatur einstellt.

Für die neurologische Diagnose kann die Betrachtung der Cucullares und der Schulterblätter gleichfalls von großem Werte sein. Ausgesprochene Cucullarislähmung führt zu Schiefstellung der Scapula (Schaukel-Stellung — Duchenne). Lähmung des Musculus serratus anterior bedingt ein flügelförmiges Abstehen des Schulterblattes von der Brustwand; dieses Phänomen kommt beim Vorstrecken des Armes besonders deutlich zum Ausdruck. Einseitige Serratuslähmung ist charakteristisch für die (seltene) Neuritis des Nervus thoracalis longus, beiderseitig findet sich diese Lähmung bei der Dystrophia musculorum progressiva (Erb), ferner mitunter bei Syringomyelie. Geringe Flügelstellung der Schulterblätter kommt auch bei Nervengesunden vor, sie ist dann angeboren und als ein nicht sehr hochwertiges degeneratives Stigma zu deuten (scapulae alatae).

Bei mageren Leuten mit schwacher Muskulatur treten die Rippen deutlich hervor, da die Intercostalräume stark eingesunken sind. Zum Teil hängt dieses Einsinken mit dem negativen Druck im Thoraxraume zusammen und ist daher im Bereiche der Lungen beträchtlicher als in den unterhalb des Zwerchfells gelegenen Anteilen der Thoraxwand. In solchen Fällen kann man gelegentlich die untere Lungengrenze schon bei Betrachtung des ruhenden Thorax am Wölbungsunterschied der Intercostalräume erkennen (Gerhardt). E. Weiß macht darauf aufmerksam, daß bei cerebralen Hemiplegien manchmal die Intercostalräume auf der gelähmten Seite stärker eingesunken sind als auf der gesunden. Auch andere Konturdifferenzen am Thorax, bedingt durch einseitige Änderung des Muskeltonus, werden bei Hemiplegikern gelegentlich angetroffen (einseitige Prominenz der Rückenstrecker, Unterschiede in der Hautfältelung, Änderung des Taillenumrisses usw. [W e i ß]). Durch genaue Beobachtung und Betastung der R ü k - k e n m u s k e l n, insbesondere im Verlauf von Rumpfbewegungen. lassen sich ein- oder beiderseitige Versteifungen dieser Muskeln, welche für die Diagnose von arthrotischen Veränderungen in der Wirbelsäule große Bedeutung haben, gut erkennen (W e l t - m a n n und G e r k e). Beim Seitwärtsbeugen erkennt man die Versteifung der langen Rückenstrecker an der tastbaren Härte dieser Muskeln auf der konvexen Wirbelsäulenseite und an der mangelhaften Muskelentspannung auf der Seite der Neigung; beim Vorwärtsbeugen behalten die Muskelbäuche des Sacrospinalis neben den Wirbeldornen ihren wulstförmigen Kontur.

Fett.

Für den Umriß des Thorax sind der Fett- und Feuchtigkeitsgehalt der Haut und des subcutanen Gewebes sowie die Beschaffenheit der Brustdrüsen von wesentlicher Bedeutung. Die Fettverteilung am Thorax ist bei fettleibigen Männern zumeist mehr diffus, vorwiegend die oberen Anteile des Thorax und den Nacken betreffend, während bei Frauen (insbesondere bei konstitutioneller Fettsucht) der Fettreichtum der Mammae und des Rückens den Ausschlag gibt. Am Rücken findet man häufig schief nach außen und unten ziehende Fettwülste, besonders bei allgemeiner Zunahme des Körperfettes im Klimax oder nach Kastration. Solche Fettwülste sind zu unterscheiden von den Lipombildungen, wie sie nicht selten an den Schultern, aber auch sonst an den rückwärtigen und seitlichen Thoraxpartien angetroffen werden und manchmal in Zusammenhang mit chronischen Gelenksaffektionen (Arthrosis deformans) zu bringen sein dürften (P r i b r a m, G e r k e).

Ödem.

Was den Flüssigkeitsgehalt der Brust- und Rückenhaut betrifft, so ist zunächst zu erwähnen, daß an kardialen Ödemen die Thoraxhaut vorne weniger teilnimmt als rückwärts, besonders stark ist jedoch manchmal Ödem an den abhängigen Anteilen der Mammae ausgeprägt, u. zw. ist zumeist die rechte Mamma stärker ödematös, weil herzkranke Patienten für gewöhnlich auf der rechten Seite liegen. Auch an kachektischen Ödemen sind die Brustdrüsen mitunter stark beteiligt, bei älteren Männern manchmal in einem solchen Ausmaß, daß der Eindruck einer Gynäkomastie hervorgerufen wird. Örtlich u m s c h r i e b e n e s Ö d e m der Brust- oder Rückenhaut findet sich bei lokalen Hindernissen in den Lymphwegen und ist ein wichtiges Zeichen für die Diagnose von Tumoren im Bereiche der Pleura oder des Mediastinums. Ferner beobachtete ich bei einer Patientin mit Concretio und Accretio cordis Auftreten von Ödem oberhalb der linken Mamma nur während der Arbeit; auch diese Erscheinung dürfte mit Stauung des Lymphabflusses im Zusammenhang gestanden sein. Bei einem Oesophaguskarzinom mit mediastinalen Drüsenmetastasen fand ich Ödem im Bereich des vierten bis sechsten Brustwirbeldorns.

Bei exsudativer **Perikarditis** wird manchmal lokalisiertes Ödem über dem Herzen angetroffen; nicht immer ist es so stark, daß ein Fingereindruck bestehen bleibt, man findet jedoch bei Aufheben einer Hautfalte oder bei Darüberstreichen mit dem Finger eine Verdickung der Haut im Bereiche des Herzens. Dieselbe Erscheinung kann man an Stellen der Thoraxwand feststellen, unter welchen Tumoren sitzen. **Sorgo** hat die Meinung ausgesprochen, daß es bei sämtlichen **exsudativen Pleuritiden** infolge Lymphstauung gleichfalls zu einer Verdickung und erhöhten Sukkulenz der Haut komme, was diagnostisch verwertet werden könne. Eigener Erfahrung nach ist dieses Symptom bei frischen exsudativen Pleuritiden wohl manchmal anzutreffen, u. zw. bei hochgradiger Pleuritis mit starker Erhöhung des Innendrucks im Pleuraraum, doch kann es in vielen Fällen auch fehlen. Bei längerdauernden exsudativen Pleuritiden ist die Haut der kranken Seite wohl regelmäßig verdickt, doch läßt sich dieses Verhalten nicht mehr für eine Lymphstauung verwerten, da jede exsudative Pleuritis mit Hautreizmitteln (Wickel, Sapo kalinus, Quarzlampe usw.) behandelt wird; alle diese Verfahren führen bei längerer Anwendung zu einer Verdickung der Haut, es kann sogar beträchtliches Ödem entstehen. Bei **pleuritischen Schwarten** stellt sich nach **Sorgo** Verdünnung und Adhärenz der Haut an die Unterlage ein, die Haut läßt sich nur schwer in Falten abheben. Bei dieser Erscheinung ist gleichfalls die Einwirkung der Hautreizmittel nicht mit Sicherheit auszuschließen, doch hat sie immerhin einen gewissen diagnostischen Wert. Einen eigenartigen Befund beim Abheben von Hautfalten im Bereiche der Thoraxwand findet man noch bei manchen mit unklaren Schmerzen einhergehenden Zuständen. Ob es sich dabei um Änderungen des Kolloidzustandes im Unterhautzellgewebe handelt (Gelose — **Schade**, **Hartmann**) oder um eine eigenartige Anordnung des Fettgewebes, läßt sich derzeit nicht entscheiden. Diese Hautveränderung kommt besonders häufig an der Bauchhaut vor und soll daher in dem bezüglichen Abschnitte näher besprochen werden (s. S. 145).

Lymphdrüsen.

Im Bereiche des Brustkorbes sind nur selten Lymphdrüsen zu sehen oder zu tasten. Bei starker Vergrößerung der **Axillardrüsen** (durch Leukämie, Tumormetastasen usw.) können diese gelegentlich als vorspringende Knoten sogar zu sehen sein, geringere Vergrößerung dieser Drüsen muß mit dem Tastgefühl ermittelt werden. Die Achseldrüsen sind bei Lungentuberkulose häufig vergrößert, sie zeigen dann zumeist Verwachsung der beiden Pleurablätter an (Wieting). An der seitlichen Thoraxwand finden sich manchmal hirsekorn- bis erbsengroße, wenig bewegliche Drüsen in der mittleren Axillarlinie, zumeist im vierten oder fünften Interkostalraum; sie sind ganz selten auch zu sehen. Nach Zebrowski sind diese Drüsen charakteristisch für eine Erkrankung der Lungen oder Pleuren, auch Hochsinger hat sich in diesem Sinne geäußert; Neumann will sie nur für Spitzenpleuraadhäsionen oder für Herde in der darunter befindlichen Lunge verwertet wissen, Plaschkes hat darauf aufmerksam gemacht, daß solche Drüsen auch bei Hautaffektionen, vor allem bei Skabies sowie bei wandständiger Peritonitis vorkommen; aus diesem Grunde ist ihr diagnostischer Wert recht gering.

Pigment.

Im Bereich des Thorax finden sich nur selten abnorme Pigmentierungen. Die Pigmentierung der Mamillen und Warzenhöfe ist in ihrem Ausmaß vom allgemeinen Pigmentreichtum abhängig, nach überstandenen Graviditäten nimmt sie zu, vor allem das Stillen ist von Einfluß. Am Rücken sieht man mitunter horizontal verlaufende streifenförmige Pigmentierungen, die durch das Tragen von engen Büstenhaltern bedingt sind. Beim Manne können straff sitzende Hosenträger ähnliche Hautverfärbung hervorrufen. Die Hauterkrankungen bleiben unbesprochen, es sei nur die Pityriasis versicolor erwähnt, die sich verhältnismäßig oft bei Tuberkulösen einstellt, vielleicht durch die starken Schweiße mitveranlaßt (W. Neumann). Ferner sei an die Urticaria erinnert, deren Vorhandensein auf den Darm als Ausgangspunkt auch anderer Erscheinungen hinweisen kann, endlich an den Herpes zoster; Patienten mit dieser Affektion suchen wegen der starken Schmerzen nicht selten den Internisten auf. Für die interne Diagnostik ist der Befund eines Herpes zoster (auch von Narben nach dieser Erkrankung, welche jahrelang sichtbar bleiben können) nicht unwichtig, weil er sich bisweilen im gleichen Dermatom entwickelt wie eine bestehende interne Affektion (Cholelithiasis, Nephrolithiasis und ähnliches) und daher einen Anhaltspunkt für die Lokalisation der Erkrankung abgeben kann.

Die Körperstellen, an welchen sich Naevi pigmentosi an der Brust- und Rückenhaut, aber auch in anderen Körpergebieten finden, sind nicht selten hereditär verankert. Gehäuftes Vorhandensein solcher Naevi muß bei Bestehen von Tumorsymptomen an irgend einer Körperstelle den Verdacht auf ein Melanosarkom wachrufen. Auch Narben nach Exstirpation derartiger Naevi sind in dieser Beziehung von Belang. Im Alter nimmt die Zahl der Naevi allerdings mitunter auch bei Gesunden beträchtlich zu. Im allgemeinen kann gesagt werden, daß die Körperhälfte, welche die größere Zahl von Naevi pigmentosi aufweist, minderwertig entwickelt und daher für irgendwelche Organerkrankung leichter empfänglich ist. So ist die Tatsache zu erklären, daß bei Lungentuberkulose (A d l e r, E. S t e r n, W. N e u m a n n), bei Nierenerkrankungen (A d l e r, E p p i n g e r), auch bei Erkrankungen des Nervensystems (L e w i t h, W i n t e r g a s t), die allein oder stärker erkrankte Seite manchmal an der größeren Zahl von Hautnaevi zu erkennen ist. Nach A d l e r wird auf diese Weise gelegentlich nicht nur die Seite, sondern auch die Gegend des erkrankten Organs angedeutet.

Die Anwesenheit multipler X a n t h o m e (Xanthoma tuberosum) auf der Haut soll dazu veranlassen, die Leber genau zu untersuchen und den Harn auf Zucker zu prüfen; denn diese Hautveränderung findet sich besonders bei Leberaffektionen und bei Diabetes.

Brustdrüsen.

Die Größe der Brustdrüsen ist vom Ausmaß des Drüsengewebes und vom Fettreichtum abhängig. Abnorm große, fettreiche Mammae können sich aus konstitutioneller Ursache bei sonst verhältnismäßig mageren Frauen vorfinden. Schlaffe Brüste werden besonders bei Frauen, die oft gestillt haben, angetroffen, doch kann dieselbe Veränderung nach zehrenden Krankheiten auftreten oder auf erblicher Anlage beruhen. Ausbildung von Brustdrüsengewebe bei Männern (G y n ä k o m a s t i e) läßt sich als degeneratives Stigma werten. W e l t m a n n und P a u l a haben Auftreten von Gynäkomastie bei Lebercirrhosen beobachtet; dieselbe Erscheinung wurde ferner bei langdauernder Medikation mit Follikelhormon festgestellt, außerdem bei einseitiger unzureichender Kost (Kriegsgefangenenbrust — s. H ö g l e r). R i c c i a r d i meint, daß die Gynäkomastie nicht endokrinen Störungen, sondern nervösen Reizen ihre Entstehung verdankt, da er bei Malaria-Splenomegalie linksseitige Gynäkomastie angetroffen hat, während er bei Lebercirrhose diese Veränderung auf der rechten Körperseite fand; in den eigenen bisher spärlichen Beobachtungen von Gynäkomastie bei Lebercirrhosen bestand dieses Symptom doppelseitig.

Sehr häufig ist eine A s y m m e t r i e in der Größe der Brustdrüsen und in der Lage der Brustwarzen. Bei der Mehrzahl der Rechtshänder ist die linke Mamma schwächer entwickelt als die rechte (H y r t l, H e n n i g), es steht demgemäß die linke Mamilla etwas höher, auch der linke Warzenhof ist kleiner (S o r g o und S u e s s, K o k a l j - K o w a l e s k a). G e r h a r d t behauptete allerdings, daß die linke Brustwarze physiologisch etwas tiefer stehe, doch ist diese Beobachtung nach eigener Erfahrung unrichtig. Starke Asymmetrie findet man mitunter bei Frauen, die gestillt haben, denn hier bleibt die Mamma jener Seite, welche häufiger zum Stillen verwendet wurde (zumeist die linke), dauernd etwas stärker entwickelt. Besondere Bedeutung wird von mehreren Autoren der Asymmetrie der Brustdrüsen für die Seitendiagnose der Tuberkulose beigemessen: so beschrieb Krönig Tiefstand der männlichen Brustwarze auf der stärker erkrankten Seite. Sorgo und Suess sahen neben diesem Befund kleinere Ausbildung der Areola. Kuthy Pigmentarmut des Warzenhofes. A. Sattler legt großes Gewicht auf das Verhalten des „unteren Bogenmaßes" der Brustdrüsen und meint, daß die Mamma der kranken Seite bei frischer Pleuritis größer, bei adhäsiver Pleuritis kleiner erscheint. Kokalj-Kowaleska ist der Auffassung, daß es sich bei dieser Asymmetrie der Mamma um eine toxische oder reflektorische Atrophie der Brustdrüse auf der kranken Seite handle, doch spricht die Tatsache dagegen, daß eine derartige Asymmetrie schon bei beginnender Lungentuberkulose angetroffen wird und daß sich die Lage der Brustwarze im Laufe der Jahre nicht ändert. Es dürfte daher eine angeborene Anomalie der Brustdrüse und Brustwarze vorliegen, welche in Analogie zu setzen ist zu der gleichfalls bei Tuberkulose beobachteten Häufung von Pigmentnaevi auf der kranken Seite. Möglicherweise ist dabei das vegetative Nervensystem mitbeteiligt (de Angelis und Altschul). Daß sich mit der Schrumpfung einer Thoraxseite oder während Pneumothoraxbehandlung (Rist und Viran) Änderungen im Stand der Mamma und Mamilla einstellen, ist eine Selbstverständlichkeit, bei genauer Betrachtung des Thorax aber von den oben geschilderten Vorkommnissen leicht zu trennen. Mit der Deformation des Thorax (Herzbuckel) dürfte es auch zu erklären sein, daß S. Schwartz bei Mitralstenose häufig eine Verlagerung der linken Brustwarze nach oben und außen angetroffen hat. Dagegen dürfte die Asymmetrie der Mammae bei Hemiplegie (Weiß) durch Änderung des Tonus im Musculus pectoralis bedingt sein.

Nur als Zeichen konstitutioneller Abartung ist das Vorhandensein von akzessorischen Brustdrüsen oder von überzähligen Brustwarzen zu werten: letztere sind ein recht häufiges Vorkommnis. Sie finden sich regelmäßig in der sogenannten Milchleiste (von der Axilla über die Mamilla etwa handbreit seitlich vom Nabel nach abwärts ziehend), oft in größerer Anzahl. Die Tatsache, daß von manchen Autoren Beziehungen zur Tuberkulose (Teizo Iwai, Squire), von anderen zum Mammakarzinom (Williams, Martin) gesucht werden, darf wohl nur im Sinne einer allgemeinen konstitutionellen Minderwertigkeit aufgefaßt werden, wenn auch Familienforschungen in dieser Richtung, die von Neuman und Oing angestellt wurden, ohne Ergebnis verliefen. Die Milchleiste kann manchmal einen Einfluß auf Anomalien des Haarkleides haben (Risak): nicht nur in der

Umgebung akzessorischer Mamillen. sondern auch ohne diese Anomalie wird gelegentlich lokalisiertes, stärkeres Haarwachstum in der Gegend der Milchleiste angetroffen.

T u m o r e n d e r M a m m a sind an ihrer Härte, oft auch an der Unverschieblichkeit gegenüber der Haut kenntlich. Daß in jedem Falle. bei welchem ein Verdacht auf malignen Tumor vorliegt, den Mammen genauestes Augenmerk geschenkt werden soll. braucht nur erwähnt zu werden; auch die Anwesenheit von Operationsnarben im Bereich einer Mamma gibt mitunter einen Hinweis. Andere Operationsnarben sind am Thorax nur selten zu sehen, außer Narben nach Thorakotomie oder plastischen Thoraxoperationen. Multiple kleine, runde. weiße Narben auf einer Brustseite findet man bei Kranken, die einen artefiziellen Pneumothorax getragen haben. Personen aus den Balkanländern oder anderen östlichen Gegenden weisen fast regelmäßig an der Rückenhaut mehrere. aus kleinen, weißen, strichförmigen Narben in kreisrunder Anordnung bestehende Hautbezirke auf; diese sind die Folge von blutigen Schröpfköpfen. welche in den genannten Ländern bei jeder beliebigen Erkrankung angesetzt werden.

Behaarung.

Die Stärke der männlichen Thoraxbehaarung läßt für die interne und neurologische Diagnostik keine wesentlichen Schlüsse zu, sie ist fast ausschließlich aus konstitutionellen Gesichtspunkten von Interesse. Zu ihrer Beurteilung muß beachtet werden, daß die Stammbehaarung nicht mit der Pubertät, sondern erst viel später ihre volle Ausbildung erfährt (T a n d l e r). Auffallend schwache Brustbehaarung bei Männern jenseits des 30. Lebensjahres ist als degeneratives Stigma zu deuten. Die Form der Brustbehaarung kann großem Wechsel unterliegen. S. B o n d i hat auf diese Differenzen eingehend hingewiesen. Einseitiges Fehlen der Brustbehaarung findet sich als angeborene Anomalie gleichzeitig mit einseitigem Defekt des Musculus pectoralis (P u l a w s k i. S c h e i n, H i r s c h f e l d, R e d l i c h), aber auch als trophische Störung bei Syringomyelie (W. W i n k l e r). Nur bei starker allgemeiner Behaarung wird der Rücken behaart angetroffen. Die Rückenbehaarung verläuft häufig in zwei Streifen, welche ungefähr der Scapularlinie entsprechen. Starkes Haarwachstum am Rücken, insbesondere an den Schulterblättern und in den Fossae supraspinatae. beschreibt R. S c h m i d t bei Diabetikern.

Druckpunkte.

Wesentliche diagnostische Anhaltspunkte können durch Beobachtung von örtlich umschriebener Druckempfindlichkeit an bestimmten Stellen des Thorax gewonnen werden (Algeoskopie — G e r h a r t z). Druckschmerzhaftigkeit der oberen Anteile des

Musculus cucullaris läßt sich oft als Zeichen eines aktiven Prozesses über der Lungenspitze der entsprechenden Seite
verwenden (P o r g e s), findet sich aber häufig auch bei Phrenicusreizung, also bei Erkrankungen der basalen Pleuren, ferner rechterseits bei Cholelithiasis, linkerseits bei Angina pectoris (R.
S c h m i d t), endlich bei Neuritiden oder Neuralgien. Bei frischer
exsudativer oder trockener Pleuritis ist oft Druckempfindlichkeit
der Intercostalräume an den betreffenden Stellen des Thorax anzutreffen, besonders in den seitlichen Anteilen der unteren Intercostalräume, während Druckempfindlichkeit in den medialen Anteilen des ersten und zweiten Intercostalraumes für basale Pleuritis
spricht (P h r e n i c u s d r u c k p u n k t). Nicht selten findet man
eine Druckempfindlichkeit des vierten bis sechsten Intercostalraumes in der Nähe der Herzspitze bei kardialen Prozessen, vor
allem allerdings bei nervösen Zuständen, aber auch bei Stenokardie und anderen organischen Herz- und Gefäßerkrankungen.
Diese Druckempfindlichkeit verläuft manchmal in Form einer
Headschen Zone (Z u e l z e r), manchmal ist sie nur auf bestimmte
Punkte beschränkt (S z o u r). Im Bereiche des Rückens kann man
Druckpunkte häufig neben dem elften bis zwölften Brustwirbeldorn, etwa 2 bis 3 cm seitlich von der Mittellinie feststellen; sie
sprechen für frische pleurale Prozesse derselben Seite (H u c h a r d s
hinterer Phrenikusdruckpunkt), aber auch für Ulcus ventriculi
und duodeni (B o a s) (s. S. 173).

Diffuse D r u c k s c h m e r z h a f t i g k e i t d e r R i p p e n
kann manchmal auf die Diagnose einer Osteomalazie führen,
kommt aber auch bei multiplen Knochentumoren, vor allem bei
Myelom vor. Von W a s s e r m a n n wurde als Parakardialgie
Druckempfindlichkeit der Rippen bei schmerzhaften Herz- und
Aortenleiden beschrieben. Lokaler Druckschmerz an einer Rippe
zeigt oft eine Fraktur oder Infraktion an, dabei ist zu beachten,
daß die Schmerzhaftigkeit der Rippe auch bei fern von der Bruchstelle ausgeübtem Druck auftritt. Dagegen ist die Empfindlichkeit
bei periostalen Gummen und Tumoren scharf umschrieben. Druck-
und Klopfempfindlichkeit des S t e r n u m s ist nicht selten ein
Frühsymptom hyperplastischer Prozesse des Knochenmarks, vor
allem von leukämischen und aleukämischen Myelosen, aber
auch von Lymphadenosen und Knochenmarkstumoren. Nach R.
S c h m i d t kann derselbe Befund mitunter bei perniziöser Anämie und Polyglobulie erhoben werden. B o a s fand Klopfempfindlichkeit des Brustbeins bei Speiseröhrenkrebs, dagegen nicht bei
Spasmen des Oesophagus. Starke Empfindlichkeit der W i r b e l -
d o r n e gegen Druck und Stoß ist als Zeichen eines destruktiven
Wirbelprozesses zu verwenden, auch Überempfindlichkeit gegen
Wärme ist in solchen Fällen vorhanden. Klopfempfindlichkeit der
Wirbeldorne (Spinalgie) kann ferner durch periostale Wirbelaffektionen hervorgerufen werden; sie ist nach P e t r u s c h k y

für die Diagnose frischer tuberkulöser Hilusdrüsenvergrößerung heranzuziehen, kommt nach Löwenstein aber auch bei dekompensierten Mitralfehlern vor.

Dermographismus.

Blässe und Rötung der Thoraxhaut geht für gewöhnlich dem allgemeinen Hautkolorit parallel. Lokale Rötung im Bereiche der oberen Thoraxanteile, besonders in der Gegend des Manubrium sterni ist zumeist eine Folge der stärkeren Witterungseinflüsse an diesen Stellen; nach Zak ist die genannte Hautveränderung gelegentlich als reflektorisch (auf dem Wege eines viszero-vasomotorischen Reflexes) entstandene Gefäßerweiterung aufzufassen und dann als Zeichen einer Aortenaffektion zu verwerten. Nach eigener Erfahrung, welche sich mit der von P. Müller geäußerten deckt, findet sich diese Rötung auch bei Vasoneurose und hat daher ungefähr dieselbe Bedeutung wie starker Dermographismus. Diese Rötung ist halbmond- oder schmetterlingsförmig und manchmal erst durch Hautreize (Bürsten) besser zur Ansicht zu bringen. Ähnlich zu deuten ist die interessante Tatsache, daß bei Rückenmarkstumoren manchmal eine gerötete Zone die obere Grenze der sensiblen Lähmung anzeigt, eine Erscheinung, welche für die Höhenlokalisation von Spinaltumoren verwendet werden kann (Fay). Nach Hitzeeinwirkung läßt sich diese Zone deutlicher machen. Zu den experimentell erzeugten Hautveränderungen gehört ferner die lokale, als Dermographismus bezeichnete Rötung, welche durch Bestreichen der Haut entsteht. Die Stärke des Dermographismus ist vorwiegend von der Beschaffenheit der Gefäßnerven abhängig; hochgradiger Dermographismus, manchmal mit Bildung von erhabenen, urtikariaähnlichen Quaddeln findet sich bei beginnender Meningitis, aber auch bei schweren Vasoneurosen. Bei solchen Zuständen wird gelegentlich auch das Auftreten eines weißen Streifens nach Streichen der Haut angetroffen. Nach Kantarnik und Cernikov sowie Sturm tritt weißer Dermographismus besonders an den unteren Extremitäten auf. Die von französischen Autoren (Sergent u. a.) geäußerte Anschauung, daß in solchen Fällen Affektionen der Nebennieren vorliegen („ligne blanche surrénale"), hat sich nicht als richtig erwiesen. F. Hoff meint, daß die dermographische Latenzzeit im Alter zunehme, desgleichen bei Hyperthyreosen. Er fand Erhöhung der Latenzzeit bei Großhirnerkrankungen kontralateral, bei Rückenmarksaffektionen homolateral. Bei beträchtlicher Übererregbarkeit der Vasomotoren wird mitunter die Prüfung auf Dermographismus vom Auftreten einer Cutis anserina gefolgt (Gänsehautreflex). Er ist für die neurologische Diagnostik ohne Bedeutung; nach Adrenalin- und Pilokarpininjektionen stellt sich

häufig allgemeine Cutis anserina, wie in der Kälte und im Schüttelfrost ein. K o s c h e w n i k o w hat blauen Dermographismus beschrieben, den er an zyanotisch-hyperämischer Haut besonders
der unteren Extremitäten beobachtet hat. Der zuerst von russi-
schen Forschern beschriebene „schwarze Dermographismus“ (Auftreten eines schwarzen Streifens bei Bestreichen der Haut mit
einem metallischen Instrument) wurde zunächst als Zeichen von
Hysterie aufgefaßt (E m d i n, K u s m e n k o) oder auf innersekretorische Störungen bezogen (B r e i t m a n n); es hat sich aber
herausgestellt, daß er lediglich an Stellen auftritt, welche mit
Blei- oder Zinksalben eingerieben wurden, und daß es sich daher
um eine chemische Reaktion auf ein Metall, aber nicht um ein
pathologisches Vorkommnis handelt (K r a n t z, B o r k. R i e h l.
D i e t e l u. a.).

Venen.

Die Feststellung von erweiterten Venen an Brust- und Rückenhaut kann für die interne Diagnostik von großer Wichtigkeit sein.
Es ist notwendig, zwischen Erweiterung größerer Venen und dem
Sichtbarwerden kleinster präkapillarer Venen (Striae venosae oder
capillares) zu unterscheiden. E r w e i t e r u n g g r ö ß e r e r V e -
n e n im Bereiche der vorderen Thoraxwand (Äste der Venae mam-
mariae externae) sind nur selten bei hochgradiger kardialer Stauung
anzutreffen, sie sind zumeist als Zeichen einer Stauung im vorderen
Mediastinum, also von raumbeengenden Prozessen in dieser Gegend
anzusehen, die zu einer K o m p r e s s i o n d e r o b e r e n H o h l -
v e n e geführt haben. Dabei kann es sich um eine Struma substernalis, um Tumoren, die von der Thymus, von den mediastinalen Drüsen
oder von einem Hauptbronchus ausgehen, ferner um ein Aortenaneurysma handeln. Auch schwielige Mediastinitis, wie sie häufig
gleichzeitig mit Concretio und Accretio cordis vorhanden ist, kann
zu Erweiterung der Hautvenen auf der Brust führen. Nur sehr
selten ist dieses Symptom durch Thromben im Bereich der oberen
Hohlvene bedingt. Unverwertbar ist eine Erweiterung der Venen
an der vorderen Brustwand bei Frauen, welche mehrere Kinder
gestillt haben. Dann ist die Erweiterung der Venen häufig nur
Folge der während der Mammahypertrophie zur Zeit der Laktation vorhandenen Hyperämie der Brustdrüsen. Kann aber mehr-
malige Laktation ausgeschlossen werden, so ist Venenerweiterung
mit großer Wahrscheinlichkeit als mediastinale Stauung aufzufassen. Nur selten führt tuberkulöse Hilusdrüsenvergrößerung zu
einer derartigen Erscheinung; doch kann Stenose beider Venae
anonymae in Fällen von doppelseitiger schrumpfender Lungentuberkulose das Bild der oberen Hohlvenenstauung völlig kopieren
(E h m a n n und T h u r n h e r). Bei Tumoren im Mediastinum erreichen die Symptome der Hohlvenenstauung an der vorderen
Brustwand bisweilen hohe Grade. Entweder sind bis daumendicke,

sich verästelnde Venen vorhanden, welche besonders beiderseits des manubrium sterni gelegen sind, oder es sind kleine, intracutane, meist miteinander parallel verlaufende Venen in großer Zahl zu sehen. Dieses Phänomen findet etwas unterhalb der Mamilla einen meist ziemlich plötzlichen Abschluß. Die Abb. 5 zeigt eine derartige Stenose der oberen Hohlvene bei einem Fall von Bronchuskarzinom mit mediastinalen Drüsenmetastasen. Betrifft die Stauung vorwiegend eine Seite des Mediastinums, so ist auch die Venenerweiterung auf der betreffenden Seite stärker. Vor allem beobachtet man dies bei Bronchuskarzinom und Aortenaneurysma.

An der seitlichen Thoraxwand, besonders auf der rechten Seite, wird bei Schwerarbeitern nicht selten eine kraniokaudalwärts ziehende Vene angetroffen, welche die Dicke eines Bleistiftes erreichen kann. Sie ist klinisch ohne Bedeutung, mit mediastinaler Stauung hat sie nichts zu tun. Am Rücken ist eine Erweiterung größerer Venen außerordentlich selten und nur bei hochgradiger mediastinaler Stauung anzutreffen. Bei Isthmusstenose der Aorta können erweiterte Arterien unter der Rückenhaut zu sehen und zu tasten sein.

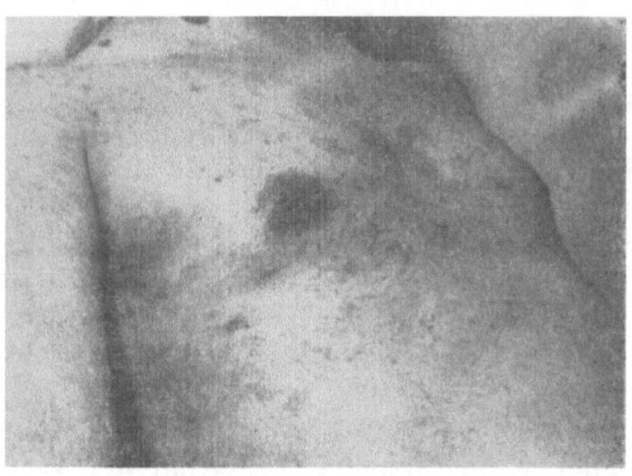

Abb. 5. Venenstauung bei Stenose der oberen Hohlvene. Fall von Karzinom des rechten Oberlappenhauptbronchus.

Die Erweiterung der kleinen präkapillaren Venen im Bereiche der Brust- und Rückenhaut darf nur dann als Zeichen von Stauung angesehen werden, wenn es sich nicht um eine allgemeine konstitutionelle Anomalie der intracutanen Venen handelt. Es gibt eine Reihe von Personen, bei denen am ganzen Körper, vor allem allerdings in den abhängigen Partien, die feinen Hautvenen allenthalben als dendritische Verzweigungen zu sehen sind. Curtius hat auf diese Erscheinungen eingehend aufmerksam gemacht und die Heredität dieses von ihm als cutane Form des Status varicosus bezeichneten Zustandes betont. Curtius spricht dem Vorkommen derartiger dendritischer Venenverzweigungen am Thorax und Rücken jeden Wert für die Lungendiagnostik ab, doch ist ein so scharf ablehnender Standpunkt sicherlich nicht berechtigt. Bei Fehlen von sichtbaren präkapillaren Venen am übrigen Körper lassen diese Striae vasculares doch ge-

wisse Schlüsse zu. So finden sich solche kleinste Venen vorne in -
fracliculär, besonders im Mohrenheimschen Dreieck
bei pleuralen Adhäsionen an dieser Stelle, etwas größere Venen
beiderseits unterhalb der Schlüsselbeine sollen nach K u t h y bei
peribronchialen Lymphdrüsenschwellungen infolge von Kompression der Vena azygos und hemiazygos zustande kommen. W.
N e u m a n n legt den Kuthyschen Venen nicht unwesentliche
Bedeutung bei und betont, daß sie bei Vornahme des Valsalva-
schen Versuches deutlicher hervortreten. Ich habe derartige Venen auch infolge von geringfügiger mediastinaler Stauung anderer
Art entstehen sehen, ferner kann starke kardiale Stauung infolge
von Mitralvitien dasselbe Bild erzeugen. Adhäsionen am oberen
Herzrand rufen im zweiten und dritten Intercostalraum links derartige Striae vasculares hervor. Bei Frauen, die mehrfach geboren
haben, sieht man manchmal einen präkapillaren Venenkranz ein-
oder beiderseitig vom Manubrium sterni schräg nach außen gegen
die Mamillen ziehen. Dieser Befund dürfte dieselbe Bedeutung
haben wie die früher beschriebenen Erweiterungen größerer Venen bei Multiparen.

Recht häufig findet sich ein nach unten bogenförmig verlauf-
fender Kranz feinster Venen an der vorderen und s e i t l i c h e n
T h o r a x w a n d beiderseits, etwa in der Höhe der unteren Lungengrenzen. Dieser zuerst von S a h l i näher beschriebene Venengürtel wurde ursprünglich mit Plethora abdominis in Beziehung
gebracht (Sc h w e n n i n g e r, T h. S c h m i d t), andere Forscher
haben diese heute als „Sahlischer Venenkranz" bezeichnete Erscheinung für eine Folge von Venenstauung bei starken Hustern
(S a h l i), von Pleuraadhäsionen oder Emphysem (H i r s c h -
l a f f, E d l e f s e n, H a e b e r l i n, W. N e u m a n n) erklärt.
S c h r ö t t e r meinte, daß die genannte Stauung durch heftige
Beugebewegungen des Rumpfes hervorgerufen werde, H a e b e r -
l i n bezog sie vor allem auf Hypertrophie des linken Herzventrikels, manche Autoren sprechen ihr jede diagnostische Bedeutung
ab (C u r t i u s). Auch S a h l i hat sich neuerdings in diesem Sinne
geäußert, glaubt jedoch, daß man aus der Lage des Venenkranzes
die Höhe des Zwerchfellstandes ermitteln könne. Nach eigener
Erfahrung zieht sich der Venengürtel zumeist von der rechten
vorderen Axillarlinie über die Brust bis zur linken mittleren oder
hinteren Axillarlinie in der Höhe der unteren Lungengrenzen hin.
Vergleicht man diese topische Anordnung mit der oben beschriebenen Erweiterung der feinen Hautvenen bei Stauung im Bereich
der oberen Hohlvene, so zeigt sich, daß eine derartige Hohlvenenstauung ihr kaudales Ende in der gleichen nach unten bogenförmig
begrenzten Linie findet wie der „Sahlische Venenkranz". In den
letzten Jahren hatte ich bei den jetzt so häufigen Fällen von Bronchustumoren mit mediastinalen Drüsenmetastasen und Kompres-

sion der oberen Hohlvene diese Tatsache mehrfach feststellen können (s. Abb. 5). Es entspricht daher die Lage des „Sahlischen
Venenkranzes" dem Übergang des Versorgungsgebietes der oberen
zu dem der unteren Hohlvene im Bereiche der Haut, was sich im
übrigen auch aus den Angaben und Abbildungen in den anatomischen Lehrbüchern und Atlanten entnehmen läßt. Der Venenkranz
dürfte daher einer ganz leichten Stauung im Bereiche der oberen
Hohlvene seine Entstehung verdanken, wobei möglicherweise eine
konstitutionell bedingte Neigung der kleinen präkapillaren Venen
zur Erweiterung mit im Spiele ist. Daß hiebei die Stauung in der

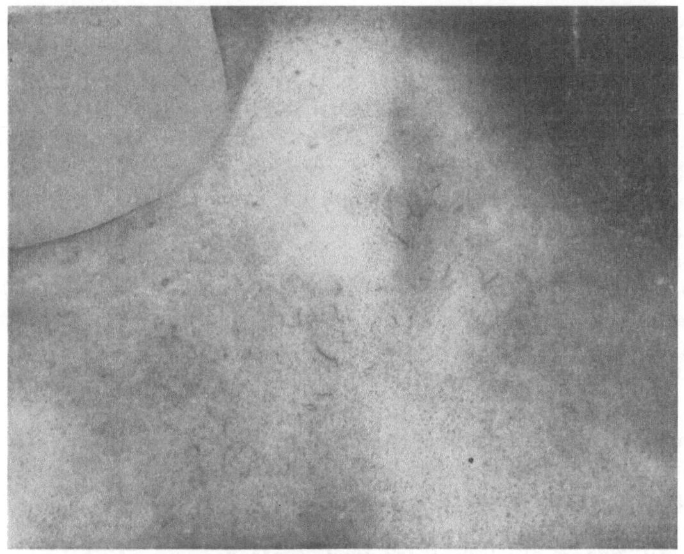

Abb. 6. Franckesche Venen neben der Vertebra prominens. Fall von
obsoletem rechtsseitigem Lungenspitzenprozeß.

Vena azygos und hemiazygos eine besondere Rolle spielt, wie dies
von S c h o e n angenommen wird, ist vorläufig nicht erwiesen. Entsprechend ihrer Genese findet sich die geschilderte Hautvenenveränderung mitunter bei Strumen, bei chronischem Lungenemphysem und bei pleuralen Adhäsionen und läßt sich für das Bestehen
einer l e i c h t e n S t a u u n g im Gebiete der o b e r e n H o h l -
v e n e diagnostisch verwerten.

Nicht selten werden am Rücken feinste präkapillare Venen
angetroffen, besonders in der Gegend der V e r t e b r a p r o m i -
n e n s und des ersten und zweiten Brustwirbels, etwa 2 bis 3 cm
von der Medianlinie entfernt (Abb. 6). F r a n c k e hat diesen
Venenerweiterungen besondere Aufmerksamkeit geschenkt und sie
als Folge von lokalen Entzündungen der Venen bei frischen Lun-

genspißenaffektionen bezeichnet. Er sah diese Striae vasculares
als pathognomonisch für Tuberkulose im Bereiche der Lungenspißen an. W. Neumann meint demgegenüber, daß ihr diagnostischer Wert recht gering ist und daß höchstens auf eine Pleuraadhäsion an der Lungenspiße geschlossen werden dürfe. Eingehende
eigene Beobachtungen scheinen dafür zu sprechen, daß die Farbe
dieser Striae vasculares besondere Beachtung verdient. Schon
Francke gibt an, daß sie entweder frischrot und dann sehr zart
oder aber blaurot bis hellblau sein können. Für die Erkennung
von Spißenpleuraadhäsionen sind nur die blauroten bis
blauen, zumeist nur spärlich vorhandenen Striae vasculares
von Bedeutung; sie sind nicht selten das zunächst in die Augen
springende Symptom, das den Verdacht einer älteren oder
obsoleten Spitzenaffektion erwecken soll. Ähnliche
Striae vasculares wie in der Gegend der Vertebra prominens werden manchmal in der Hilusregion neben dem vierten bis
sechsten Brustwirbeldorn angetroffen und lassen sich dann für
die Diagnose vergrößerter Hilusdrüsen verwenden, kommen allerdings auch bei mediastinalen Verwachsungen sowie rechterseits
bei Aortenaneurysma vor. Ganz selten habe ich bei Pleuraadhäsionen an der Lungenbasis, in der Höhe des zehnten bis elften Brustwirbeldorns derartige Venenerweiterung gesehen, doch könnte es
sich in diesen Fällen auch um einen schwach angedeuteten Sahlischen Venenkranz gehandelt haben.

Im Gegensaß zu den blaurot bis bläulich verfärbten Striae
vasculares sind die frischrot gefärbten auch als Striae capillares bezeichneten ohne klinische Bedeutung. Sie kommen am
häufigsten rückwärts in der Gegend der Lungenspißen vor, ziehen
zumeist bandförmig, aus mehr oder weniger parallelen Strichen
bestehend, gegen die Schultern und dürften konstitutionellen Momenten ihr Vorhandensein verdanken. Sie sind vielleicht
nur als Zeichen einer metameralen, abnormen konstitutionellen
Beschaffenheit der Gegend der Lungenspißen aufzufassen und daher häufiger bei Erkrankungen dieser Region anzutreffen. Sie
dürften in Analogie zu seßen sein zu den Veränderungen der ersten
Rippe bei Lungenspißenprozessen, zu dem vermehrten Auftreten
von Naevi pigmentosi usw. Satke hat für die besondere Disposition der Lungenspißen zur Tuberkulose eine ähnliche Anschauung entwickelt und W. Winkler hat dieselbe Auffassung für das
Bestehen von Behaarungsanomalien, Venenerweiterungen usw. im
Bereiche des kaudalsten Wirbelsäulenabschnittes ausgesprochen.
Auch in der Nähe anderer konstitutioneller Anomalien im Bereiche der Brust- und Bauchhaut werden solche Striae capillares
gelegentlich angetroffen (Risak). Dabei spielt zweifellos noch
eine abnorme Veranlagung der Haut sowie der Gefäße eine Rolle,
denn man findet in solchen Fällen Erweiterungen der feinsten

Hautvenen an den verschiedensten Körperstellen. Chronische Reizzustände an den Hautgefäßen durch Temperatureinflüsse usw.
dürften gleichfalls nicht ohne Belang sein. Schon F r a n c k e fand
die Venenerweiterungen häufiger im Winter als im Sommer. Sehr
zahlreiche derartige Striae capillares werden endlich bei Schädigung der Haut durch intensive R ö n t g e n b e s t r a h l u n g angetroffen.

E p p i n g e r hat bei Lebercirrhose das Vorkommen von stern-
förmigen Hautgefäßerweiterungen (V e n u l a e s t e l l a t a e) beobachtet: er fand diese Hautveränderungen nur im Bereich des
Versorgungsgebietes der oberen Hohlvene und mißt diesem Umstand für die Deutung der Teleangiektasien eine gewisse Bedeutung zu. Es handelt sich um sternförmige, stecknadelkopf- bis erbsengroße Gefäßerweiterungen, die in der Mitte manchmal angiom-
artige Erhebungen zeigen; ich habe sie gleichfalls mitunter bei
Fällen von atrophischer Lebercirrhose angetroffen, allerdings auch
im Versorgungsgebiet der unteren Hohlvene. C i c o v a c k i fand
die gleiche Hautveränderung auch bei anderen Lebererkrankungen. Die Entstehungsbedingungen für diese Venulae stellatae,
welche von P a t e k, P o r t und V i c t o r als Naevus araneus bezeichnet werden, sind noch nicht bekannt; L o e p e r, L o e w und
N e t t e r meinen, daß vielleicht Ascorbinsäuremangel dabei beteiligt ist.

Das Vorkommen von multiplen kleinen H a u t h ä m a n g i o -
m e n ist für die interne Diagnostik bedeutungslos: bekanntlich
nimmt die Zahl solcher Hämangiome mit dem Alter oft bedeutend
zu. Ein Zusammenhang mit der Neigung zur Entstehung von malignen Tumoren besteht nicht (R a z z i n i).

Herzspitzenstoß.

Die regelmäßigste, im Bereiche des Thorax sichtbare und fühl-
bare Pulsation ist der Herzspitzenstoß. Bei normalem Herzen, nicht
zu übermäßigem Fettreichtum der Haut und normal weiten Intercostalräumen ist der Spitzenstoß in Rückenlage immer tastbar,
aber durchaus nicht immer sichtbar. Manche Autoren (M. H e r z,
W e l t m a n n) meinen sogar, daß beim herz- und lungengesunden,
nicht zu mageren Menschen der Spitzenstoß fast niemals sichtbar
sei, doch habe ich bei nicht zu beleibten Männern den Spitzenstoß
in Rückenlage recht häufig auch gesehen. Fast regelmäßig ist der
Spitzenstoß bei Linkslage sichtbar, besonders, wenn die Haut straff
gespannt wird. Bei aufrechter Haltung verschwindet er zumeist.
Gelegentlich, wenn die Herzspitze gegen eine Rippe schlägt, wird
der Spitzenstoß erst bei tiefer Inspiration sichtbar und palpabel.
Völliges F e h l e n eines tastbaren Spitzenstoßes trotz Linkslage
findet sich am häufigsten bei exsudativer P e r i k a r d i t i s und
bei C o n c r e t i o c o r d i s, kommt jedoch auch bei linksseitigen

Pleuraadhäsionen (Accretio cordis), bei chronischem Lungenemphysem und Blähung der Lunge, bei linksseitigen pleuritischen Exsudaten und Pneumothorax, endlich bei sehr engen Intercostalräumen und bei reichlichem Panniculus adiposus vor. Daher ist das Fehlen des Spitzenstoßes nur mit großer Vorsicht für die Diagnose einer Perikarditis zu verwenden; überdies kann der Spitzenstoß trotz ausgebreiteter Pericarditis exsudativa oder totaler Concretio cum pericardio auch tastbar bleiben.

Von großer Bedeutung ist die genaue Feststellung der Lage des Herzspitzenstoßes. Normalerweise ist er in Rückenlage im linken fünften Intercostalraum etwas einwärts von der Mamillar- oder Medioclavicularlinie zu finden; bei Situs viscerum inversus an der korrespondierenden Stelle rechterseits. Sind ausgebreitete pulsatorische Vorwölbungen vorhanden, so ist als Stelle des Spitzenstoßes die am meisten außen und kaudalwärts gelegene Pulsation anzusprechen. Höhere Lage des Spitzenstoßes (im vierten Intercostalraum) wird bei Zwerchfellhochstand aus konstitutioneller Ursache oder bei Druckzunahme im Abdomen angetroffen, dabei ist der Spitzenstoß häufig etwas nach außen verlagert, ohne daß daraus auf eine Vergrößerung oder Verziehung des Herzens geschlossen werden darf (Querlagerung des Herzens). Bleibt der Spitzenstoß trotz Hochdrängung des Diaphragmas an seiner früheren Stelle, so ist dies als wichtiges Zeichen einer Concretio und Accretio cordis zu werten (Ortner). Tiefere Lage des Spitzenstoßes (im sechsten oder siebenten Intercostalraum) kommt bei Zwerchfelltiefstand infolge von Emphysem oder Enteroptose vor; steht er trotz normalen Zwerchfellstandes tief, so spricht dies für Vergrößerung des linken Ventrikels. In solchen Fällen ist der Spitzenstoß nur wenig nach außen verlagert. Bei Vergrößerung beider Herzventrikel ist er nach unten und nach außen verschoben, dabei ist jedoch zu beachten, daß das Auftreten des Spitzenstoßes im sechsten Intercostalraum beträchtlich außerhalb der Mamillarlinie wegen des schrägen Verlaufes der Rippen keinen Tiefstand mehr bedeutet. Reine Verlagerung des Spitzenstoßes nach links ohne Tiefstand findet sich bei isolierter Vergrößerung des rechten Ventrikels, bei Vergrößerung des linken Ventrikels nur dann, wenn gleichzeitig Querlagerung des Herzens infolge Zwerchfellhochstand besteht. Änderungen in der Lage des Spitzenstoßes durch Verdrängung oder Verziehung des Herzens bei pleuritischen Exsudaten oder Schwarten lassen sich von den Lageveränderungen bei Herzvergrößerung aus dem Fehlen anderer Zeichen eines großen Herzens meist leicht abgrenzen. Bei Seitenlage ändert der Spitzenstoß seinen Ort nicht unwesentlich, völlige Unbeweglichkeit bei Lagewechsel spricht für Concretio und Accretio cordis. Einseitige Anwachsung des Herzens an die Pleura führt zu Unverschieblichkeit des Spitzenstoßes nur nach einer Richtung.

Der Herzstoß kann in seiner Intensität bezüglich Sichtbarkeit und Fühlbarkeit beträchtliche Schwankungen aufweisen, ohne daß es sich dabei um organische Herzerkrankungen handeln muß. So findet sich der einfach verstärkte oder erschütternde Herzspitzenstoß (F. Müller) bei nervöser und thyreogener Tachykardie, im Fieber usw. Dagegen ist der langsam hebende, kuppelförmige Spitzenstoß als ein fast sicheres Zeichen der Hypertrophie des linken Ventrikels anzusehen und oft führend für das Erkennen dieses Zustandes (Bamberger, Traube). Als besondere Tastempfindung muß das Fühlen des systolischen Klappenstoßes erwähnt werden, der als kurzer Anstoß im Verlaufe des Spitzenstoßes getastet wird. Er entspricht einem sehr lauten ersten Ton und ist als wichtiges Symptom für die Diagnose einer Mitralstenose zu verwenden, wenn keine Tachykardie oder sonst ein Zeichen einer erregten Herzaktion vorhanden ist.

Sowohl der erschütternde als auch der hebende Spitzenstoß sind häufig an einer ausgedehnteren Stelle der Thoraxwand zu tasten, doch ist diese Verbreiterung durchaus nicht immer an eine Vergrößerung des Herzens gebunden, sie kommt auch bei erregter Herzaktion vor. Nur bei beträchtlicher Ausdehnung der über dem Herzen sichtbaren und tastbaren Pulsationen darf auf eine Vergrößerung des Herzens geschlossen werden. Aus der Lage des Herzstoßes und aus der Richtung, nach welcher er sich ausbreitet, läßt sich häufig durch Inspektion und Palpation feststellen, welche Herzabschnitte vergrößert sind. Betrifft die Vergrößerung den linken Ventrikel, so breitet sich die Pulsation, die gleichzeitig nach unten verlagert ist, nur entsprechend dem linken Ventrikel am linken Rande der Herzdämpfung aus. Reicht der Puls des Herzstoßes dagegen ziemlich weit nach rechts gegen den Sternalrand, so handelt es sich zumeist um eine Vergrößerung des rechten Ventrikels, der bekanntlich der vorderen Thoraxwand in seiner größten Ausdehnung anliegt. Vorübergehende, auffallend starke Pulsation der Thoraxwand innerhalb des Spitzenstoßes beobachteten Scherf und Erlsbacher bei drei Fällen von partiellem Herzaneurysma. Manchmal wird bei Hypertrophie des rechten Ventrikels der linke untere Sternalrand systolisch gehoben (Jagič). Die vom rechten Ventrikel hervorgerufene Pulsation ist mehr diffus und palpatorisch weniger gut als Stoß zu lokalisieren. Sie findet sich nicht nur bei Erweiterung und Hypertrophie dieses Herzabschnittes, sondern mitunter auch bei engem Thorax, vor allem bei Kyphoskoliose (M. Herz, Weltmann). Bei dieser Wirbelsäulenveränderung treten nicht selten systolische Vorwölbungen größerer Thoraxwandabschnitte auf, die mit dem Platzmangel des Herzens in dem zwischen Wirbelsäule und Sternum eingeengten Thoraxraum zusammenhängen. Manchmal wird das Sternum als Ganzes pulsatorisch gehoben, in anderen Fällen kommt es nur zu systolischen Vorwölbungen im dritten bis fünften Intercostalraum links vom Sternum. Häufig läßt sich die Vergrößerung des rechten Ventrikels nur aus dem Vorhandensein einer echten epigastrischen Pulsation erkennen (s. S. 155).

Andere Pulsationen.

Auch im dritten bis fünften Intercostalraum rechts vom Brustbein wird gelegentlich leichte systolische Pulsation beobachtet; wenn es sich nicht um Verziehung oder abnorme Lagerung des Herzens handelt, so rührt diese zumeist vom r e c h t e n V o r h o f e her. Es sind schwache, kraftlose, besser sichtbare als tastbare Pulsationen, die bei starker Erweiterung des rechten Vorhofes, vor allem bei Trikuspidalinsuffizienz, nicht während der Kontraktion, sondern während der Erschlaffung dieses Herzabschnittes, also während der Systole des rechten Ventrikels durch Regurgitation des Blutes gegen die Vorhofwand zustande kommen (S a h l i). Viel bessere Anhaltspunkte für eine Vergrößerung des rechten Vorhofes lassen sich aus der Betrachtung des Halsvenenpulses ableiten (s. S. 78). Pulsation des l i n k e n V o r h o f e s bleibt wegen seiner Lage an der Hinterfläche des Herzens auch bei starker Erweiterung dieses Herzabschnittes für die Inspektion und Palpation verborgen, nur D r e ß l e r bezog eine systolische Pulsation, die er bei Mitralinsuffizienz mit starker Erweiterung des linken Vorhofes neben dem rechten Sternalrande antraf, auf den Stoß des aus dem linken Ventrikel regurgitierenden Blutes gegen die Vorhofswand; die Deutung dieses Befundes scheint aber fraglich.

Bei Mitralfehlern mit starker Erweiterung des Conus arteriosus der Pulmonalarterie ist nicht selten eine leichte systolische Pulsation im dritten Intercostalraum links vom Sternum zu sehen und zu tasten: an dieser Stelle wird dann häufig in der Diastole der zweite Pulmonalton als kurzer Stoß gefühlt. T r a u b e hat diese Erscheinung zuerst beschrieben. In ganz vereinzelten Fällen kann der Pulmonalklappenstoß auch sichtbar sein (W e l t m a n n). Ein t a s t b a r e r P u l m o n a l k l a p p e n s t o ß spricht für Akzentuation des zweiten Pulmonaltons, also bei Fehlen von Lungen- und Pleuraveränderungen für einen Mitralfehler und daher für Erweiterung des linken Vorhofes; nur ganz selten wird bei starker Retraktion der Lungenränder ein normaler Pulmonalton palpabel sein. Viel häufiger als an der Pulmonalarterie ist a n d e r A o r t a eine P u l s a t i o n, u. zw. im ersten bis dritten Intercostalraum rechts vom Sternum zu beobachten. Man kann aus diesem Befunde eine Erweiterung der Aorta erschließen, besonders sackförmige Aneurysmen können zu stark ausgedehnten systolischen Pulsationen in den oberen Anteilen des Thorax führen, Aneurysmen des Aortenbogens auch auf der linken Seite. Die gleichen Pulsationen treten auf, wenn feste Tumoren (Drüsen, indurierte

Lunge usw.) zwischen Thoraxwand und Aorta gelegen sind. Nur erfolgt dann die Pulsation nach einer Richtung, während bei Aortenaneurysma ein nach verschiedenen Richtungen ausstrahlender Puls zu beobachten ist. Bei stärkerer Akzentuation des zweiten Aortentones und Erweiterung der Aorta ascendens kann gelegentlich der S c h l u ß d e r A o r t e n k l a p p e n im zweiten Intercostalraum rechts diastolisch getastet werden; S t o k e s hat auf diese Erscheinung zuerst aufmerksam gemacht.

Nicht nur Herz und große Gefäße, auch k l e i n e A r t e r i e n und Venen rufen manchmal sichtbare und tastbare Pulsationen im Bereiche des Thorax hervor. So kann in vereinzelten Fällen der Puls der Arteria mammaria interna in einem Intercostalraum sichtbar und fühlbar sein und zu Verwechslungen mit Pulsationen von seiten des Herzens führen. In einem Falle eigener Beobachtung war Pulsation im dritten Intercostalraum links mit Sicherheit als von der Arteria mammaria herrührend zu erkennen, da der schiefe Verlauf der Pulsation den Arterienstrang ahnen ließ und ferner nur jeder zweite Puls im Vergleich zu dem am Spitzenstoß erhobenen, an der erwähnten Stelle gleich wie an der Arteria radialis erschien (es bestand Pulsus alternans). Auch die Pulsation der Arteria mammaria externa kann in beträchtlicher Ausdehnung fühlbar werden, hier ist aber der Arterienstrang deutlich zu palpieren. Bei Isthmusstenose der Aorta besteht manchmal kräftige Pulsation stark erweiterter arterieller Kollateralen an Brust und Rücken, vor allem an den stark erweiterten Intercostalarterien (H a r t), manchmal sind hier sogar aneurysmaartige Gefäßkonvolute zu sehen und zu tasten, gelegentlich kann ein Schwirren fühlbar sein (S t ü r t z, L o m m e l). P u l s a t i o n e n d e r V e n e n des Thorax kommt nur selten vor, doch wird unter denselben Bedingungen wie Halsvenenpuls gelegentlich auch präsystolischer und systolischer Puls der Hautvenen am Thorax beobachtet (P a r r o t, F r i e d r e i c h). Bei ausgesprochenem Pulsus altus kann das systolische Anprallen der arteriae subclaviae an die Schlüsselbeine als kurzer Stoß zu fühlen sein.

Systolische Einziehungen.

Von großer diagnostischer Bedeutung sind systolische Einziehungen im Bereiche der Brustwand. Es ist jedoch wichtig, die pathologischen Depressionserscheinungen von den auch physiologisch vorkommenden abzutrennen. Seit S k o d a wird eine systolische Einziehung der Thoraxwand an Stelle des Spitzenstoßes als Zeichen einer Concretio cordis cum pericardio angesehen, doch darf dieser Schluß nur dann gezogen werden, wenn sich weder bei Rechts- oder Linkslagerung noch bei tiefer Atmung ein positiver Spitzenstoß einstellt, denn bekanntlich werden bei ganz normalen Herzen neben dem Spitzenstoß systolische Einziehungen im dritten und vierten linken Intercostalraum zwischen Sternalrand

und Mamillarlinie beobachtet. Diese früher vielfach als r o t a t o -
r i s c h e E i n z i e h u n g e n bezeichneten Phänomene dürften
vor allem mit der Hebelwirkung des Herzens sowie mit der Vo-
lumsverkleinerung des Organs während der Systole (Meiokardie —
B u i s s o n , M a c k e n z i e), in der unmittelbaren Umgebung des
Spitzenstoßes auch mit seiner direkten Saugwirkung zusammenhängen (W e l t m a n n). Bei diesen physiologischen systolischen
Depressionsphänomenen erfolgt die Einziehung mit viel geringerer
Kraft, ist ferner immer nur zu sehen, niemals zu tasten. Es kommt
sogar manchmal vor, daß einer systolischen Einziehung ein palpab-
ler systolischer Stoß (Hartwerden des Herzens während der Systole) entspricht. Die sogenannten rotatorischen Einziehungen sind
ohne klinische Bedeutung, ihr Vorhandensein spricht gegen eine
Verwachsung des Herzens mit dem Herzbeutel, ferner gegen exsudative Perikarditis; sie sind nur bei mageren Personen mit weiten Intercostalräumen anzutreffen, bei großen Herzen im allgemeinen etwas häufiger. Nach O r t n e r werden sie vor allem bei Vergrößerung des linken Ventrikels beobachtet, besonders bei Aorteninsuffizienz, dagegen nicht bei Mitralstenose. Doch gibt es nach
eigener Erfahrung, die sich mit der von R. F i s c h e r und W e l t -
m a n n deckt, sicher auch Mitralfehler mit rotatorischen Einziehungen, so daß diese Erscheinung differentialdiagnostisch nicht
zu verwenden ist. Gelegentlich können bei mangelhafter Entfalt-
barkeit der Lungen außerhalb der Herzdämpfung systolische Einziehungen auftreten, deren Entstehungsart sich mit der der „rotatorischen" decken dürfte und die von W e l t m a n n als „kardiopneumatische" Einziehungen bezeichnet werden. Diese leichten
Depressionen sind zu trennen von den starken systolischen Einziehungen des Thorax, wie sie sich gelegentlich bei Tumoren finden, welche dem Herzbeutel oder der Aorta aufsitzen und mit diesen Organen bewegt werden. Ich sah bei einer Patientin mit Lungenmetastasen eines Sarkoms, die den linken Hauptbronchus
komprimierten und der Hinterwand des Herzens aufsaßen, eine
ausgedehnte systolische Einziehung im zweiten bis vierten linken
Intercostalraum. Ein ähnlicher Fall ist seinerzeit von S t o k e s beschrieben worden.

Die a n S t e l l e d e s S p i t z e n s t o ß e s auftretende systolische E i n z i e h u n g bei Concretio cordis und bei schwieliger
Mediastinitis (besonders bei Adhäsion des Herzens an die Wirbelsäule — R o m b e r g, O r t n e r) ist zumeist tastbar. Häufig werden auch große flächenhafte Teile des Thorax, entweder mehrere
Intercostalräume oder die Rippen, mitunter sogar das Sternum
systolisch eingezogen (E d l e f s e n). Nach T ü r c k ist nur die
Einziehung knöcherner Thoraxanteile von Wert für die Diagnose
Concretio cordis. Manchmal trifft man derartige ausgedehnte Einziehungen jedoch auch ohne Herzbeutelverwachsungen, so z. B.
bei Kyphoskoliose. In seltenen Fällen tritt bei Concretio cordis

oder bei ausgedehnten pleuromediastinalen Verwachsungen im Anschluß an eine kräftige systolische Einziehung eine diastolische Vorwärtsbewegung des Thorax in der Gegend der Herzspitze auf. Dieses „diastolische Thoraxschleudern" (Brauer) wird jedoch gelegentlich auch bei starker exzentrischer Hypertrophie des linken Ventrikels im Gefolge von Hochdruck oder von Aorteninsuffizienz angetroffen. Im englischen Schrifttum wird für die Diagnose der Concretio cordis viel Gewicht auf das Broadbentsche Zeichen gelegt, welches in systolischen Einziehungen der unteren Intercostalräume links hinten neben der Wirbelsäule, mitunter auch der Rippen an der gleichen Stelle, besteht. Diese Erscheinung ist aber verhältnismäßig selten anzutreffen, sie kommt überdies auch ohne Concretio bei sehr großem Herzen mit Atelektase des linken Lungenunterlappens vor (Tallant, Cooper, Sahli).

Schwirren.

Bei vielen Herzkranken tastet man über dem Herzen und den großen Gefäßen nicht nur Pulsation, sondern auch längerdauernde Vibrationen, welche als Schwirren bezeichnet werden. Selten ist über dem ganzen Herzen Schwirren zu tasten. Man findet diese Erscheinung bei angeborenen Herzfehlern, vor allem in manchen Fällen von Defekt des Ventrikelseptums, aber auch bei intakten Herzklappen, wenn die Herzaktion stark erregt ist und laute, akzidentelle, systolische Geräusche zu hören sind (z. B. bei Morbus Basedowi). Ausgeprägte trockene (fibrinöse) Perikarditis auf infektiöser, urämischer oder anderer Grundlage kann mit tastbarem Reiben über dem ganzen Herzen einhergehen. Die Tastempfindung ist dabei ähnlich dem Gefühl des „Schwirrens", nur erscheint die Vibration nicht nur an die Systole gebunden und zwischen die Herzphasen eingestreut. Bei trockener Pleuritis am Herzrand (Pericarditis externa) kann gleichfalls gelegentlich mit der Herzaktion synchrones Reiben zu fühlen sein.

Der Befund von Schwirren hat große diagnostische Bedeutung. Im allgemeinen wird angenommen, daß Schwirren einem hörbaren Geräusch entspricht, und zwar sind palpable Geräusche für gewöhnlich organischen Ursprungs und entsprechen Herzklappenfehlern; häufiger sind Stenosengeräusche tastbar, während die Insuffizienzgeräusche wegen ihres weicheren Charakters dem palpierenden Finger zumeist entgehen. Systolisches Schwirren an der Herzspitze ist demgemäß verhältnismäßig selten zu tasten, es entspricht einer Insuffizienz der Mitralklappen und kann bei Fehlen einer erregten Herzaktion (s. oben) als wichtiges Symptom für diesen Herzfehler bezeichnet werden; es wird allerdings, wie erwähnt, in vielen Fällen von Mitralinsuffizienz vermißt. Dieses systolische Schwirren ist für gewöhnlich deutlich mit der Fingerspitze zu fühlen. Bei aufmerk-

samem Betasten der Herzspitze kann man, besonders wenn man
diese Stelle nicht mit der Fingerspitze, sondern mit den für Vibra-
tionsgefühle empfindlicheren Grundgelenken der Finger palpiert
(Nothnagelscher Handgriff), in manchen Fällen eine ganz
leichte, kurzdauernde Vibration empfinden. Diese muß durchaus
nicht immer einem Geräusch entsprechen. Sie findet sich bei
erregter Herzaktion, in Fällen von Cor juvenum, bei Arteriosklo-
rose, bei Herzhypertrophie infolge Hypertension usw., ist klinisch
ohne Bedeutung und muß von dem echten längerdauernden, auch
mit der Fingerspitze tastbaren systolischen Schwirren bei Mitralinsuffizienz getrennt werden.

In einigen Fällen fand ich deutliches, auch mit der Fingerspitze
fühlbares systolisches S c h w i r r e n a n d e r H e r z s p i t z e,
o h n e daß auch nur das geringste systolische G e r ä u s c h zu
hören war. Diese Patienten zeigten sonst keine Veränderungen
am Herzen, welche für eine Mitralinsuffizienz gesprochen hätten.
In einem dieser Fälle ergab sich bei der (wegen eines anderen
Grundleidens) erfolgten Autopsie ein aberranter, zwischen zwei
Papillarmuskeln ausgespannter Sehnenfaden. Möglicherweise war
dieser Befund die Ursache des eigenartigen Tastbefundes; vielleicht hatte dieser aberrante Sehnenfaden eine so langsame
Schwingungszahl, daß die Schwingungen sich wohl dem tastenden
Finger, aber nicht dem Ohr mitteilen konnten. Es ist dieses Vorkommnis scharf zu trennen von den flottierenden Sehnenfäden,
welche zumeist kein Schwirren, wohl aber ein sehr lautes „musi-
kalisches" Geräusch verursachen.

Viel häufiger als während der Systole wird an der Herzspitze
ein d i a s t o l i s c h e s S c h w i r r e n wahrgenommen; es ist das
wichtigste Zeichen für die Diagnose einer Mitralstenose. Entsprechend dem holpernden Charakter des Geräusches bei diesem Herzfehler ist die Tastempfindung eine ziemlich grobe (M. H e r z).
Ganz selten kann man an der Herzspitze, gelegentlich auch nur an
dieser Stelle, bei Aorteninsuffizienz ein gießendes diastolisches
Geräusch palpieren. Das deutlichste, an der Herzspitze tastbare
Schwirren ist das präsystolisch bei Mitralstenose auftretende, das,
wenn es sehr stark ist, auch als K a t e r s c h n u r r e n (Frémis-
sement cataire) bezeichnet wird. Ein kurzes, präsystolisches
Schwirren habe ich auch in einigen Fällen von reiner (mesaortitischer) Aorteninsuffizienz tasten können, vielleicht entsprechend
dem Flintschen Mitralstenosengeräusch bei diesem Herzfehler.
Ein ganz kurzer präsystolischer Vorschlag ist ohne diagnostische
Bedeutung, denn er ist gelegentlich bei erregter Herzaktion zu
fühlen, so bei Morbus Basedowi oder Cor juvenum. Unabhängig von diesem präsystolischen Vorschlag ist manchmal Spaltung
des ersten Herztones palpabel; es ist dies jedoch nur bei auskultatorisch sehr deutlich feststellbarer Spaltung der Fall. Von dem
während des Spitzenstoßes tastbaren lauten ersten Ton (vor allem

bei Mitralstenose, doch auch bei erregter Herzaktion) wurde schon gesprochen. Bei Mitralfehlern sowie bei lebhafter Herztätigkeit kann gelegentlich auch ein diastolischer Ruck zu tasten, ganz selten zu sehen sein (G e r h a r d t, W e l t m a n n).

Von großer diagnostischer Wichtigkeit ist Schwirren über dem Manubrium sterni oder im ersten bis zweiten Intercostalraum rechts vom Sternum an der Auskultationsstelle der Aortenklappen. Systolisches rauhes Schwirren an dieser Stelle ist ein Zeichen für eine S t e n o s e d e s A o r t e n o s t i u m s, im Verein mit Pulsus tardus von großer Bedeutung für das Erkennen dieses Klappenfehlers. Ein weiches und zumeist nicht sehr scharf umschriebenes Schwirren kann sich bei aneurysmatischer Erweiterung der Aorta einstellen, dabei besteht häufig auch sichtbare Pulsation an dieser Stelle. In seltenen Fällen wird das bei reiner Aorteninsuffizienz — ohne besondere Erweiterung des Anfangsteiles der Aorta — fast regelmäßig vorhandene systolische Geräusch zu tasten sein, jedoch stets nur in geringer Intensität. Das diastolische Aorteninsuffizienzgeräusch ist verhältnismäßig selten palpabel (E i c h h o r s t), ihm entspricht ein weiches, gießendes diastolisches Schwirren im zweiten rechten Intercostalraum, es kann aber auch am Erbschen Punkt oder an der Herzspitze fühlbar werden. Für die Diagnose einer Aorteninsuffizienz ist es nur selten zu verwenden, da es in der großen Mehrzahl der Fälle fehlt.

Deutliches rauhes systolisches Schwirren im zweiten linken Intercostalraum wird vor allem bei angeborenen Herzfehlern angetroffen, u. zw. sowohl bei offenem Ductus arteriosus Botalli als auch bei angeborener P u l m o n a l s t e n o s e. Die Unterscheidung dieser beiden Herzfehler voneinander ist dadurch möglich, daß bei offenem Ductus Botalli der zweite Pulmonalton sehr stark akzentuiert und daher für gewöhnlich an derselben Stelle auch als diastolischer Klappenstoß zu fühlen ist, während diese Erscheinung bei Pulmonalstenose fehlt; ferner ist hier die Zyanose bedeutend stärker (Morbus coeruleus!). Viel seltener ist ein weiches systolisches Schwirren bei Pulmonalinsuffizienz sowie gelegentlich bei Mitralinsuffizienz an der gleichen Stelle zu erheben (N a u n y n). Nicht zu vergessen ist, daß auch kardiopneumatische (systolische und diastolische) Geräusche an der Herzbasis manchmal als leises Schwirren palpiert werden können, allerdings zumeist nur während einer bestimmten Atmungsphase. Noch weniger häufig tritt bei P u l m o n a l i n s u f f i z i e n z ein diastolisches Schwirren an der Auskultationsstelle der Pulmonalklappen auf, u. zw. nicht nur bei organischer, sondern gelegentlich auch bei relativer Pulmonalinsuffizienz, wie S c h e r f gegenüber H a l l hervorhebt. Sehr selten ist ein Schwirren im Bereiche des rechten Ventrikels, nur bei Septumdefekt wird es gelegentlich angetroffen (s. früher). Trikuspidalinsuffizienz und Trikuspidalstenose verursachen fast niemals tastbare Geräusche. Bei manchen sehr abgemagerten Patienten habe ich während forcierter Inspiration in der Mohrenheimschen Grube (unterhalb der lateralen Claviculahälfte) systolisches Schwirren tasten können. Vielleicht war hier durch eine abnorme Lage der Subclavia während der Inspiration vorübergehend eine Stenose des Gefäßes entstanden.

Als besondere Erscheinung ist noch eine an der Herzspitze während der Diastole sichtbare Zitterbewegung zu erwähnen, die für gewöhnlich nicht tastbar ist. Ich fand dieses Symptom fast ausschließlich bei Pleuraadhäsion in der Gegend der Herzspitze (Accretio cordis) und habe mich in einer Reihe von Fällen autoptisch von dem Vorhandensein dieser Pleuraveränderung überzeugen können. Nur sehr selten wird ein ähnlicher Befund bei Mitralstenose beobachtet (Sichtbarkeit des diastolischen Geräusches). Hier ist aber das Geräusch immer auch tastbar, ebenso bei stark erregter Herzaktion auch ohne Mitralstenose, ferner in Fällen von Cor juvenum, wo ich die Zitterbewegung gleichfalls wahrgenommen habe. Dieses Symptom ist vom Brauerschen diastolischen Thoraxschleudern zu trennen, da es sich nicht um eine Vorwärtsbewegung der Thoraxwand, sondern um eine dem Schwirren ähnliche, sichtbare Erscheinung in einem Intercostalraum handelt.

An dieser Stelle sei auf ein allerdings außerordentlich seltenes Phänomen hingewiesen, das „akardiale Thoraxwandschaukeln", welches zuerst von Schreiber beschrieben wurde. Es handelt sich um eine stoßweise erfolgende, schwache Seitwärtsbewegung des ganzen Brustkorbes, die mit der Herzaktion nicht synchron ist. Die gleiche Erscheinung wurde von Holler und Dreßler beobachtet und auf einen Tic der Brustmuskeln bezogen. Ich habe vor einigen Jahren ein ähnliches Vorkommnis bei einem schwer nervösen Patienten feststellen können, der mir von einem Kollegen mit der Diagnose Aneurysma der Aorta zugewiesen wurde, da sich eine Pulsation im zweiten Intercostalraum links vom Sternum fand. Diese Pulsation war aber mit der Herzaktion nicht synchron und verschwand bei angehaltenem Atem; das Herz und die Aorta des Kranken waren völlig normal; ich habe diese Erscheinung gleichfalls als Tic des Musculus pectoralis aufgefaßt. Auch fibrilläre Zuckungen bei Muskelatrophien können manchmal Ähnlichkeit mit Pulsationen annehmen, ich fand ein solches Vorkommnis beispielsweise in einer Mohrenheimschen Grube.

Im Anschluß an die Besprechung der im Bereich des Thorax sichtbaren und fühlbaren Pulsationen seien noch einige Beispiele von kardialen Affektionen angeführt, deren sichere Erkennung nur aus Inspektion und Palpation ohne Zuhilfenahme von Perkussion und Auskultation erfolgen kann:

1. Allgemeine Blässe, Carotidenklopfen, Pulsus altus et celer, tastbares Schwirren bei Druck auf die Subclavien, stark hebender,

nach außen und unten verlagerter Spitzenstoß = **A o r t e n i n -
s u f f i z i e n z.**

2. Blässe mit geringer Zyanose, Pulsus tardus bei weicher Gefäßwand, hebender, nur wenig verlagerter Spitzenstoß, systolisches
Schwirren über dem Manubrium sterni = **A o r t e n s t e n o s e.**

3. Beträchtliche Zyanose, Herzbuckel, Pulsus parvus mit etwas
Bradykardie, an der Herzspitze präsystolisches Schwirren und der
erste Herzton tastbar, echte epigastrische Pulsation, Tastbarkeit
des zweiten Pulmonaltones im zweiten linken Intercostalraum =
M i t r a l s t e n o s e (etwa gleichzeitig bestehende Mitralinsuffizienz kann zumeist erst durch die Auskultation erkannt werden).

4. Beträchtliche Zyanose, deutlicher Subikterus, trikuspidaler
Stauungstypus (große Stauungsleber und Aszites), positiver Leber-
puls, echter positiver Halsvenenpuls, Arhythmia perpetua =
T r i k u s p i d a l i n s u f f i z i e n z   m i t   V o r h o f f l i m m e r n.

5. Hochgradige allgemeine Zyanose, Trommelschlägelfinger,
starkes Schwirren im zweiten linken Intercostalraum = **a n g e -
b o r e n e   P u l m o n a l s t e n o s e.**

Veränderungen bei der Atmung.

Die genaue Beobachtung des Brustkorbes während der Atmung,
während des Sprechens, während des Hustens und ähnlicher Vorgänge kann für die Erkennung vieler Erkrankungen der Lungen
und der Pleuren sehr wertvolle Aufschlüsse bringen. Schon bei
ruhiger Atmung erfolgt während der Inspiration bekanntlich eine
leichte Erweiterung des Thorax, vor allem in den unteren Anteilen, sowohl nach den Seiten als auch nach vorne, bei angestrengter Atmung ist diese Erweiterung beträchtlicher und der ganze
Thorax wird dabei gehoben. An der Erweiterung beteiligen sich
nicht nur die Rippenheber (Musculi scaleni, serrati usw., dann die
Musculi intercostales externi und die Pars intercartilaginea der
Musculi intercostales interni), sondern auch das Zwerchfell; Kontraktion dieses Muskels führt infolge der Stütze, die das Zwerchfell an der Leber und den übrigen intraabdominellen Organen
findet (D u c h e n n e) sowie durch die eigentümliche doppelte
Torquierung der Rippen zur Erweiterung der unteren Thoraxanteile.

Von großer Bedeutung ist bei der Beobachtung der Atmung die
Feststellung, ob die Thoraxatmung symmetrisch ist, d. h., ob sich
beide Thoraxhälften an der Atmung gleichmäßig beteiligen. In ausgesprochenen Fällen läßt sich die A s y m m e t r i e   d e r   A t m u n g
schon bei einfacher Betrachtung erkennen. Im allgemeinen bekommt
man jedoch durch Auflegen der Hände mit gespreizten Daumen oder
durch Umfassung des Brustkorbes von vorne oder von rückwärts ein deutlicheres Bild der Verhältnisse. Man wird dabei mit
dem Gesichtssinn und dem Tastgefühl auch geringe Unterschiede

in der Bewegung beider Hände wahrnehmen können. Zur Vermeidung von Fehlbefunden ist genaue Lagerung des Patienten außerordentlich wichtig. Zurückbleiben einer Thoraxseite bei der Atmung ist eines der sichersten Zeichen für einen einseitigen oder vorwiegend einseitigen Prozeß an der Lunge oder Pleura, dabei kann die Thoraxseite sowohl ausgeweitet als auch geschrumpft sein. Immer ist die weniger atmende Seite die allein oder zumindestens in stärkerem Ausmaß erkrankte.

So wichtig das Zurückbleiben einer Brustseite bei der Inspiration für die Erkennung pulmonaler und pleuraler Affektionen ist, so muß doch hervorgehoben werden, daß Asymmetrie der Atmung bei einer Reihe anderer Zustände vorkommt, welche ausgeschlossen werden müssen, bevor die Erscheinung zu diagnostischen Zwecken verwendet wird. Personen, welche gewohnt sind, auf einer Seite zu schlafen, atmen mit dieser Seite weniger ausgiebig, es soll daher nach diesem Umstande immer gefragt werden. Bei Kyphoskoliose mit Asymmetrie des Brustkorbes besteht fast immer eine scheinbare Ungleichmäßigkeit in der Atmung, in solchen Fällen ist charakteristisch, daß bei Prüfung der Atmungsbewegung von vorne und von rückwärts jeweils eine andere Thoraxseite scheinbar weniger ausgiebig bewegt wird. Schon ganz mäßige Kyphoskoliose der Brustwirbelsäule, die sich bei Anblick von vorn gar nicht zu erkennen gibt, kann dieses Phänomen hervorrufen. Bei kardialen Prozessen mit beträchtlicher Vergrößerung des Herzens bleibt für gewöhnlich die linke Seite während der Atmung zurück, selbst wenn keine nachweisbaren Atelektasen der linken Lunge vorhanden sind. Alle Zustände, die mit stärkeren Schmerzen auf einer Brust- oder Bauchseite einhergehen, führen gleichfalls zur Einschränkung der Atmungsexkursionen auf dieser Seite. Man findet diese Erscheinung bei schmerzhaften Muskelprozessen (Muskelrheumatismus), bei Intercostalneuralgie, Herpes zoster. bei schmerzhaften Affektionen der Haut oder bei einseitigen abdominellen Erkrankungen (Cholelithiasis, Nephrolithiasis usw.). Auch bei schweren Gelenksprozessen und bei Rippen- oder Clavikularfraktur wird Zurückbleiben bei der Atmung angetroffen (E. Freund). Endlich besteht Asymmetrie der Atmung in vielen Fällen von Hemiplegie (Nothnagel, Ortner, Bergmark u. a.). Nach Grawitz sind die Atmungsexkursionen vor allem bei frischen Hemiplegien auf der gelähmten Seite eingeschränkt. Fast ausschließlich sind es subcorticale Herde mit Läsion der großen Stammganglien, bei denen diese Erscheinung wahrzunehmen ist. so daß ein Zurückbleiben der gelähmten Seite bei der Atmung manchmal für die Lokalisation des Herdes verwendet werden kann. Nothnagel meinte, daß Asymmetrie der Atmung besonders bei Herden im Linsenkern angetroffen werde; aus den Fällen von Grawitz läßt sich dasselbe entnehmen, wenn dieser Autor auch auf diesen Umstand nicht besonders aufmerksam gemacht hat. Nach F a s c h i n g b a u e r läßt sich am hemiplegischen Patienten Asymmetrie der Atmung vor allem bei Behinderung der Atmung durch Zuhalten der Nase feststellen (Asphyxiephänomen). Daß sich bei spontaner oder artifizieller Phrenicuslähmung beträchtliches Zurückbleiben der Brustseite einstellt, braucht nicht besonders hervorgehoben zu werden.

Nicht immer betrifft die Asymmetrie der Atmung obere und untere Thoraxpartien in gleichem Ausmaß. Bei Prozessen im O b e r l a p p e n bleiben vor allem die o b e r e n B r u s t a n - t e i l e zurück, schon bei beginnenden Lungenspitzenprozessen läßt sich am sitzenden Patienten durch Auflegen der Hände von hinten auf die oberen Ränder der Musculi cucullares ein geringeres Heben der einen Schulter feststellen. Dieses seit vielen Jahren bekannte Verfahren wurde von K u t h y als Acromialsymptom beschrieben. Hier sind dieselben Fehlerquellen zu beachten wie bei dem Zurückbleiben der ganzen Thoraxseite. R u a u l t hat vorgeschlagen, nicht nur die Cucullares, sondern auch die Claviceln zu umgreifen, W. N e u m a n n hat den Ruaultschen Handgriff noch modifiziert, indem er das Auflegen der Hohlhand auf den Schulterrand vermeidet. Nach eigener Erfahrung bringt diese Art der Untersuchung keine wesentlichen Vorteile.

Die G r ö ß e d e r A t m u n g s e x k u r s i o n e n des Thorax ist bei verschiedenen Personen großen Schwankungen unterworfen, je nachdem die abdominelle (Zwerchfell-) oder die costale Atmung überwiegt. Frauen und Kinder atmen vorwiegend costal, dasselbe ist bei Enteroptose der Fall sowie bei Lähmung des Zwerchfells oder bei Behinderung der Zwerchfellatmung durch drucksteigernde intraabdominelle Prozesse. Demgegenüber finden sich mangelhafte Atemexkursionen des Thorax (v e r m i n d e r t e r B r u s t s p i e l r a u m) bei inspiratorisch fixiertem Brustkorb (Emphysem), bei Verknöcherung der Rippen und bei Ankylose der Rippengelenke infolge Arthrosis deformans usw., bei Lähmungszuständen (Bulbärparalyse), ferner bei ausgedehnten pleuralen und mediastinalen Verwachsungen, endlich aus unbekannter Ursache (Muskelschwäche?) bei Morbus Basedowi (Brysonsches Zeichen), gelegentlich auch bei asthenischer Konstitution und bei hochgradigen Schwächezuständen.

In seltenen Fällen wird der Thorax w ä h r e n d d e r I n s p i - r a t i o n nach den Seiten nicht ausgeweitet, sondern v e r e n g t. Man findet dieses Symptom bei Rachitis und Osteomalazie infolge der Weichheit der Rippen (D. G e r h a r d t), bei Zwerchfelltiefstand infolge Emphysem (S a h l i, H o o v e r), bei Enteroptose (W e n c k e b a c h), weil das Zwerchfell seinen Stützpunkt an den Baucheingeweiden verloren hat, endlich bei Horizontalstellung der Rippen infolge Thoraxstarre und bei großen Bauchtumoren, denn hier kann keine Hebung und daher auch keine Auswärtsdrehung der unteren Rippen mehr erfolgen (D. G e r h a r d t). In allen diesen Fällen tritt aber häufig eine stärkere Vorwärtsbewegung und Hebung des Sternums während der Inspiration ein. Manchmal wird die Erscheinung nur in liegender Stellung angetroffen, während im Stehen, besonders wenn der Kopf etwas zurückgeneigt wird, eine Erweiterung des Thorax stattfindet, da die Rippenheber besser in Funktion treten können. Bei Kyphoskoliose wird häufig die eine Thoraxhälfte inspiratorisch erweitert, die andere eingezogen, dadurch kommt eine merkwürdige Seitwärtsbewegung des Brustkorbes während der Atmung zustande. Für diese Erscheinung ist vor allem der Zwerchfellstand und die Lage der Rippen verantwortlich zu machen.

Während der Phasen der Atmung lassen sich an den Intercostalräumen wichtige Feststellungen erheben. E. Weiß hat diesen Verhältnissen besondere Beachtung geschenkt und unter dem Namen „Ektoskopie" eine eigene Untersuchungsart angegeben, mit welcher er viele endothorakale Prozesse zu erkennen meint. An mageren, gesunden Personen sieht man schon bei ruhiger Atmung häufig ein Einsinken der Intercostalräume während der Inspiration, am besten ist diese Erscheinung in den seitlichen Partien sowie vorne neben dem Sternum, seltener an den rückwärtigen unteren Thoraxanteilen zu sehen. Bei angestrengter Atmung oder bei kurzer, brüsker Inspiration (Weiß empfiehlt zu diesem Zwecke mit Recht das sogenannte „Hecheln", ferner „Schnupfen") wird das inspiratorische Einsinken deutlicher. Weiß glaubt, daß das Einsinken der Intercostalräume nur dadurch zustande kommt, daß die Lunge sich während der Inspiration nicht genügend erweitere. Infolge dieses Umstandes werde der negative intrathorakale Druck gesteigert und bewirke das plötzliche Einsinken der Intercostalräume. Nach Weiß ist durch dieses Verfahren die untere Lungengrenze sicher festzustellen; genaue Beobachtung ergibt jedoch, daß ein Einsinken der Intercostalräume bei tiefer Inspiration auch über dem Herzen, ferner über den untersten Partien des Thorax unterhalb des Zwerchfellursprungs erfolgt, daß ferner in manchen pathologischen Fällen — was übrigens von Weiß zugegeben wird — über pleuritischen Exsudaten, Schwarten und Tumoren gleichfalls ein Einsinken der Intercostalräume in geringem Ausmaße nachweisbar ist. Es ist daher anzunehmen, daß das inspiratorische Einsinken der Intercostalräume nicht nur durch den intrathorakalen negativen Druck, sondern zum Teil durch die Kontraktion der inspiratorischen Intercostalmuskeln (Musculi intercostales externi und intercartilaginei) zustande kommt. Bei ihrer Kontraktion wird die Haut dem Muskel genähert und die inspiratorische Einziehung ausgelöst. Zu Gunsten einer solchen Auffassung spricht der Umstand, daß mitunter gleichzeitig mit der sichtbaren Einziehung eine tastbare Vorwölbung, bzw. Verhärtung im Intercostalraum nachgewiesen werden kann. Zur Feststellung der unteren Lungengrenze läßt sich daher das inspiratorische Einsinken besonders bei Anwendung des Verfahrens mit den kurzen, brüsken Inspirationen nur mit Vorsicht verwenden, indem man auf die Tiefe des inspiratorischen Einsinkens achtet. Dagegen kann v e r s t ä r k t e s o d e r s c h w ä c h e r e s E i n s i n k e n d e r I n t e r c o s t a l r ä u m e auf einer Seite oder in bestimmten Thoraxanteilen derselben diagnostische Schlüsse vermitteln. Bei Verengung des Bronchiallumens infolge Schwellung der Bronchusschleimhaut oder Bronchitis, bei Bronchusstenose durch Kompression oder Obturation (Fremdkörper, Lues, Tumor), ferner bei Pneumonie ohne pleurale Adhäsion findet man stärkeres Einsinken der Intercostalräume, dagegen bei exsudativer Pleuritis, pleuritischer Schwarte, Pleuratumor und Pneumothorax schwächeres Einsinken auf der kranken Seite. Besteht ein ausgedehntes pleuritisches Exsudat, so fehlt das inspiratorische Einziehen bei tiefer Atmung manchmal vollständig, es ist nur beim Aufschnupfen oder Hecheln noch nachweisbar. Auch dieser Umstand spricht dafür, daß bei den kurzen, brüsken Inspirationen die Einziehungen vor allem durch Kontraktion der Intercostalmuskeln hervorgerufen werden. Regelmäßig wird das inspiratorische Einsinken der Intercostalräume bei längerdauernden pleuritischen Exsudaten vermißt. Dies hängt nur zum Teil mit dem Auftreten eines positiven Drucks in der Thoraxhöhle zusammen; es beruht vorwiegend auf seröser Durchtränkung und dadurch bedingtem Funktionsausfall der Intercostalmuskeln, ist aber diagnostisch von großer Bedeutung. Selbstverständlich ist die Sichtbarkeit des inspiratorischen Einsinkens vom Panniculus adiposus und der Beschaffenheit der Haut (Ödem) abhängig, deshalb sind Schlüsse nur aus dem Vergleich der beiden Seiten bei demselben Individuum erlaubt.

Merkwürdigerweise hat W e i ß im Rahmen seiner Ektoskopie auf eine Erscheinung nicht geachtet oder sie wenigstens nicht erwähnt, welche den Stand der unteren Lungengrenzen mit absoluter Verläßlichkeit angibt und zugleich anzeigt, ob die Pleura an dieser Stelle frei ist. Es ist dies das von L i t t e n eingehend beschriebene Z w e r c h f e l l p h ä n o m e n, das schon G e r h a r d t bekannt war, von diesem Forscher jedoch als große Seltenheit bezeichnet wurde. Bei schräger Beleuchtung der Thoraxwand von oben oder unten sieht man bei der Mehrzahl der gesunden, nicht zu fettleibigen Personen während der Inspiration an den unteren Intercostalräumen in der Höhe der unteren Lungengrenze eine h o r i z o n t a l v e r l a u f e n d e, selbstverständlich durch die Rippen unterbrochene S c h a t t e n l i n i e k a u d a l - w ä r t s w a n d e r n. Bei der Exspiration kann man manchmal ein Hinaufsteigen der Schattenlinie beobachten. Der Littensche Zwerchfellschatten ist zumeist nur in den Seitenpartien deutlich, doch ist er gelegentlich auch rückwärts in der Gegend der

Scapularlinie und vorne in der Mamillarlinie sichtbar. Bei Zwerchfelltiefstand (Emphysem, Enteroptose) ist zuweilen auch im Epigastrium zwischen den beiden Rippenbögen ein inspiratorisches
Herabwandern des Zwerchfells als horizontaler Schatten zu sehen:
diese Erscheinung ist schon von S t o k e s beschrieben worden. Das
Wichtigste für die Sichtbarmachung des Zwerchfellphänomens ist
eine entsprechend scharfe und schräge Beleuchtung, recht zweckmäßig ist Belichtung der Thoraxwand mit einer elektrischen Taschenlampe. Unter diesen Umständen ist der Zwerchfellschatten
am stehenden Patienten fast ebenso gut zu sehen wie am liegenden; die bestimmt ausgesprochene, jedoch unrichtige Angabe
L i t t e n s, es sei weder im Stehen noch im Sitzen, sondern nur im
Liegen sichtbar, dürfte mit den Beleuchtungsverhältnissen, bei
denen L i t t e n seine Beobachtungen anstellte, zusammenhängen.
Das Littensche Phänomen ist als Folge des negativen intrathorakalen Druckes aufzufassen, welcher während der Inspiration
bei der Abrollung des Zwerchfells von der Brustwand dadurch
entsteht, daß die Lunge nicht sofort nachrückt. Sein Vorkommen
ist ein weiterer Beweis dafür, daß das inspiratorische Einsinken
der Intercostalräume bei tiefer Atmung nicht nur dem negativen
Thoraxinnendruck, sondern zum großen Teile der Kontraktion der
Intercostalmuskeln seine Entstehung verdankt, denn man sieht in
vielen Fällen während der Inspiration zunächst flächenhaftes Einsinken der Intercostalräume, innerhalb dieser Einziehungen läuft
dann das Littensche Phänomen als horizontale Furche nach
abwärts. Der Zwerchfellschatten ist für den einigermaßen Geübten unschwer zu erkennen, er darf nicht verwechselt werden mit
dem gleichfalls in annähernd horizontaler Richtung verlaufenden.
linienförmigen unterbrochenen Schatten, der bei muskelkräftigen
Personen durch die Ursprungszacken des Musculus serratus anterior an den Rippen bedingt ist. Dieser Schatten wandert aber
bei der Inspiration entsprechend der Hebung der Rippen nach
aufwärts, während das Zwerchfellphänomen inspiratorisch a b
s t e i g t. Bei mageren gesunden Personen ist der Littensche
Schatten während vertiefter Atmung sehr häufig anzutreffen, bei
Männern öfter als bei Frauen, da bei diesen die Zwerchfellatmung
in den Hintergrund tritt. Man findet ihn mit größerer Häufigkeit
bei jugendlichen Individuen, doch habe ich ihn auch bei über
80jährigen Patienten gesehen. Ausgiebige Verschiebung des Schattens um zwei bis drei Intercostalräume zeigt mit Sicherheit das
Bestehen einer f r e i e n P l e u r a an. Das Verfahren dient ferner dazu, um in einfacher Weise den Stand der unteren Lungengrenze festzustellen und beispielsweise einen einseitigen Zwerchfellhochstand mit einem Blick zu erkennen. Geringe Verschieblichkeit um einen Intercostalraum kann trotz leichter Pleuraadhäsionen vorkommen. Ich habe mich von diesem Befund in einer
Reihe von Fällen autoptisch überzeugen können. Besonders bei

strangförmigen Adhäsionen der Pleuren im Zwerchfellwinkel kann ziemlich deutliche Zwerchfellbewegung sichtbar sein.

Während also Vorhandensein des Zwerchfellphänomens mit ausgiebigen Exkursionen ein fast sicheres Zeichen für eine freie Pleura ist, darf aus dem Fehlen der Erscheinung kein Schluß gezogen werden. Fehlt der Schatten nur auf einer Seite, so läßt sich diese Tatsache wohl mit einer gewissen Berechtigung für das Bestehen einer Pleuraadhäsion oder einer anderen Ursache für mangelhafte Verschieblichkeit der betreffenden Zwerchfellhälfte verwenden. Ich habe aber Fälle beobachtet, bei welchen der Litten einseitig fehlte, dabei röntgenologisch der Pleurasinus frei war. Hier wurde autoptisch eine flächenhafte Pleuraadhäsion etwas oberhalb des Sinus phrenico-costalis angetroffen. Einseitige Verengerung der Intercostalräume, Verdickung der Haut usw. kann die Sichtbarkeit des Zwerchfellschattens beeinträchtigen. L i t t e n behauptet, das Phänomen auch bei erheblichen Pleuraexsudaten beobachtet zu haben, doch dürfte es sich wohl um eine Verwechslung mit dem mehr flächenhaften inspiratorischen Einsinken der Intercostalräume gehandelt haben; denn diese Erscheinung kann gelegentlich mehr allmählich nach abwärts zu erfolgen (erweitertes Zwerchfellphänomen nach S a h l i), ohne daß die Pleura frei sein muß. Bei Hydrothorax kann entsprechend der guten Beweglichkeit des Zwerchfells ein Littensches Phänomen an jenen Stellen beobachtet werden, wo keine Flüssigkeit dem Zwerchfell anliegt. In solchen Fällen verschwindet der Zwerchfellschatten bei Lagewechsel. Beiderseitiges Fehlen des Litten ist klinisch ohne jede Bedeutung; dieser Befund wird nicht nur bei pulmonalen, pleuralen und abdominalen Prozessen mit Behinderung der Zwerchfellatmung erhoben; starker Panniculus adiposus, enge Intercostalräume, ferner ungenügende Zwerchfellatmung bei Neurasthenikern verhindern gleichfalls das Zustandekommen des Phänomens.

Erscheinungen beim Sprechen.

Ganz besonderes Gewicht legt W e i ß auf die Beobachtung des Brustkorbes während des Sprechens. Bei entsprechender Beleuchtung und straff gespannter Haut — W e i ß verwendet die „Spreizstellung" (mit einer Hand im Nacken), die „Selbstumarmung" und die „Kreuzigungsstellung" — sieht man während des Sprechens von kurzen Worten (von W e i ß wird das Wort „K i t t" als sehr geeignet bezeichnet) über den ganzen Brustkorb verstreut mehr oder weniger ausgesprochene, kurzdauernde Vorwölbungen auftreten. Von W e i ß wird die Ansicht ausgesprochen, daß diese Vorwölbungen ausschließlich passiv durch die plötzliche Steigerung des Thoraxinnendrucks bewirkt werden; er meint, daß auf diese Weise die untere Lungengrenze feststellbar sei, fand das Sprechphänomen allerdings auch über pleuritischen Exsudaten und

Lungentumoren, vermißte es bei Emphysem, manchmal bei Pneumothorax und über pleuritischen Schwarten. Endlich findet Weiß in etwa 60 %/0 der Fälle an beiden seitlichen unteren Thoraxpartien etwa handflächengroße Stellen, welche das Sprechphänomen nicht geben, also bei Sprechen des Wortes „Kitt" keine Vorwölbung zeigen. Diese „stillen" Zonen bezieht er auf thoraxwandständige Flächen der Leber und Milz und bezeichnet sie daher als Leber- und Milzinseln.

Nach ausgedehnter eigener Nachprüfung habe ich die Weißschen Deutungen der erwähnten Sprechphänomene schon vor vielen Jahren in einer Diskussionsbemerkung widerlegt, inzwischen ist ihre Verläßlichkeit auch von Haas und H. F. Hoffmann stark angezweifelt worden. Aus diesen Beobachtungen ergibt sich die Tatsache, daß die beim Sprechen und in verstärktem Ausmaße beim Husten auftretenden Vorwölbungen der Thoraxwand nur zum Teil auf die plötzliche Steigerung des Thoraxinnendrucks zu beziehen sind; im wesentlichen sind für diese Vorwölbungen Kontraktionen der Exspirationsmuskulatur verantwortlich zu machen; es entsprechen die Vorwölbungen den bei der Kontraktion vorspringenden Muskelbündeln. Für diese Annahme ist vor allem die Tatsache heranzuziehen, daß die beim Sprechen auftretenden Vorwölbungen keineswegs an der unteren Lungengrenze haltmachen, sondern sich nicht nur über die untersten Thoraxanteile, sondern vorne auch über den Bauch und rückwärts bis gegen die Sacralgegend ausbreiten. Weiß ist dieser Umstand nicht unbekannt, denn er sagt, daß die abdominellen und lumbalen Sprechbewegungen ein Durcheinander aktiver Muskelkontraktionen und passiver Vorwölbungen seien. Den Beweis, daß derartige aktive Muskelkontraktionen bei den im Bereiche des Thorax auftretenden Sprechphänomenen nicht mitbeteiligt sind, bleibt der Autor schuldig. Es läßt sich aber die wesentliche Mitbeteiligung der Thoraxmuskulatur vor allem aus dem Umstande ablesen, daß das Sprechphänomen zumeist nur bei Anspannung der Thoraxwandmuskulatur (bei erhobenem Arm usw.) zum Ausdruck kommt, in einer Stellung, welche das Sichtbarwerden sich anspannender Muskelbündel begünstigt. Ferner treten an der Vorderseite des Thorax die Vorwölbungen vollkommen symmetrisch, ganz unabhängig von der Lage des Herzens, sogar über der absoluten Herzdämpfung auf. Über festen Pleuraschwarten habe ich die Vorwölbungen gleichfalls entstehen sehen, ebenso über Exsudaten und Tumoren. Es sind hauptsächlich die akzessorischen Exspirationsmuskeln, welche sich beim Sprechen und Husten ruckartig kontrahieren und deren Muskelbündel sichtbar werden: Die Musculi intercostales interni in ihrem hinteren Abschnitt, die Musculi serrati posteriores inferiores, die Musculi obliqui externi abdominis, dann aber auch die Musculi pectorales majores und minores. In vielen Fällen sieht man, wie die Vorwölbungen sich nicht an die Intercostalräume halten, sondern auch über den Rippen auftreten, an Stellen, welche sich bei Zunahme des Thoraxinnendruckes unmöglich passiv vorwölben können. Überdies ist die Muskelvorwölbung zumeist deutlich als Verhärtung tastbar. Die „Leberinsel" und die „Milzinsel" hat nach eigener Erfahrung nichts mit der Größe von Leber und Milz zu tun. Man findet bei vielen Personen an den unteren seitlichen Thoraxanteilen größere oder kleinere Zonen, welche während der Prüfung des Sprechphänomens keine Vorwölbungen zeigen, doch haben diese weder zur Lage noch zur Form von Leber und Milz irgendwelche Beziehungen. Der obere Rand dieser „stillen" Zonen entspricht zumeist dem Ursprung des Musculus obliquus externus abdominis; an dieser Stelle liegt dem Muskel häufig etwas mehr Fett auf als an den übrigen Körperstellen; die Inseln reichen oft weit nach rückwärts, wo die Milz sicher nicht mehr wandständig ist, manchmal habe ich sie gänzlich außerhalb der Milzdämpfung angetroffen. Außerdem konnte ich die „M i l z i n s e l" auch bei einigen Patienten feststellen, welchen die M i l z wegen einer vorliegenden Erkrankung (hämolytischer Ikterus) e x s t i r p i e r t worden war.

Wenn also auch durch Prüfung des Sprechphänomens keine Anhaltspunkte für die Beschaffenheit der Pleuren und den Innendruck im Thorax gewonnen werden können, so läßt sich dieses Verfahren doch für einige diagnostische Zwecke verwenden. Das einseitige Fehlen des Sprechphänomens wird manchmal bei frischen Pleuritiden und Pneumonien beobachtet, weil sich infolge der Schmerzen eine Sperre der Exspirationsmuskeln einstellt. Ferner lassen sich — worauf W e i ß schon hingewiesen hat — zuweilen geringfügige ältere Hemiplegien aus einer Asymmetrie der Vorwölbungen erkennen.

Von sonstigen, in Verbindung mit der Atmung auftretenden Tastbefunden am Thorax ist noch der S t i m m f r e m i t u s zu erwähnen, welcher bekanntlich oft wichtige differentialdiagnostische Aufschlüsse zwischen Pneumonie und Pleuritis zuläßt, ferner das Tasten von giemenden oder schnurrenden b r o n c h i t i s c h e n G e r ä u s c h e n, welches besonders bei nachgiebiger Thoraxwand in Erscheinung tritt, dann die Palpation von p l e u r a l e n R e i b e g e r ä u s c h e n, die schon H i p p o k r a t e s bekannt war. Endlich ist noch ein e i g e n a r t i g e s V i b r i e r e n anzuführen, das ich bei Neurasthenikern sowie bei Thyreoidismus beobachtet habe und welches nur am Ende der Inspiration in der Höhe des Zwerchfellursprungs rings um den Thorax zu fühlen und manchmal auch als feinwelliges Zittern im Intercostalraum zu sehen war. Es scheint sich um eine tetanische unregelmäßige Kontraktion des Zwerchfelles zu handeln, ähnlich dem sogenannten Pseudopatellarklonus, die sich der Lunge und durch diese der Thoraxwand mitteilt.

Formen der Dyspnoe.

Anomalien der Atmung scheinen sehr häufig schon bei der bloßen Betrachtung der Kranken auf. Sie gestattet die Unterscheidung der hysterischen T a c h y p n o e von der D y s p n o e, denn bei der Dyspnoe oder Atemnot besteht nicht nur eine Beschleunigung, sondern auch eine Erschwerung der zumeist oberflächlichen Atmung, an welcher auch die auxiliären Atemmuskeln beteiligt sind. Die inspiratorische, vornehmlich bei Stenosen der oberen Luftwege und Bronchusstenose auftretende Dyspnoe ist leicht zu trennen von der vorwiegend exspiratorischen, welche bei Asthma und kapillärer Bronchitis gefunden wird. Hörbarer Stridor erleichtert diese Unterscheidung. Starker inspiratorischer Stridor wird besonders bei Strumen mit Trachealkompression, bei Bronchusstenose durch Tumor oder Fremdkörper beobachtet, ferner bei Recurrenslähmung, auch bei beiderseitiger Posticuslähmung, wie sie mitunter bei Tabes dorsalis vorkommt, endlich bei Prozessen im Larynx, auf welche aber nicht näher eingegangen werden soll.

Bei Pulmonal- und Pleuralerkrankungen, abgesehen von den oben erwähnten, sowie bei der Mehrzahl der kardialen Affektionen ist g e m i s c h t e D y s p n o e vorhanden, ohne daß die Atemnot während einer Atemphase besonders stark ist. Bei hochgradiger Dyspnoe müssen die Kranken in aufrechter Lage sitzen (Orthopnoe — s. S. 1). Nach A c e v e s und C a r r a l soll bei Trikuspidalinsuffizienz trotz ausgesprochener Zeichen von Kreislaufinsuffizienz die Orthopnoe nicht selten fehlen; mir ist ein derartiges Verhalten bisher nicht aufgefallen.

Zur U n t e r s c h e i d u n g v o n p u l m o n a l e n u n d k a r d i a l e n A f f e k t i o n e n eignet sich besonders die Beobachtung des Ausmaßes der D y s p n o e im Verhältnis zur Stärke der Z y a n o s e. Starke Zyanose bei geringer oder mäßiger Dyspnoe spricht für kardialen Prozeß, Überwiegen der Dyspnoe weist mit Wahrscheinlichkeit auf die Lungen als vermutliche Ursache hin. Bei pulmonalen Prozessen ist die Atmung dabei oft sehr oberflächlich, bei pleuralen Prozessen läßt sich am Gesichtsausdruck die Schmerzhaftigkeit der Atmung erkennen. Hochgradige pulmonale Dyspnoe kann auch von atemsynchronen Bewegungen der Nasenflügel (Nasenflügelatmen) begleitet sein (s. S. 40). Bei bestimmten Pulmonalprozessen ist mitunter Fehlen oder auffallend geringer Grad von Dyspnoe diagnostisch zu verwerten, so bei Pulmonalsklerose (s. S. 14), ferner bei manchen schweren Grippepneumonien (Narkose des Atemzentrums!).

Während die meisten Formen der Dyspnoe durch Störungen in der Peripherie bedingt sind, liegen den Anomalien der Atmung, welche in Verlangsamung und Vertiefung bestehen, zentralnervöse Ursachen zugrunde. Hieher gehört die a b n o r m t i e f e und l a n g s a m e A t m u n g, wie sie bei einer Reihe von comatösen Zuständen vorkommt, bei Coma hepaticum, Coma uraemicum, Coma diabeticum. Beim Diabetes ist sie als Kußmaulsche „große Atmung" bekannt. Zur Abtrennung der verschiedenen Formen von großer Atmung kann neben anderen Symptomen auch der Geruchsinn herangezogen werden (bei Coma hepaticum Erdgeruch und Ikterus, bei Urämie Ammoniakgeruch, bei Diabetes Obstgeruch — s. S. 52).

Bei comatösen Zuständen und in der Agone können sich auch U n r e g e l m ä ß i g k e i t e n i n d e r A t m u n g einstellen. Längere mehr oder weniger regelmäßig wiederkehrende Atempausen treten mitunter bei Meningitis und bei Hirntumor auf (Biotsches Atmen). Es ist von schlechter prognostischer Bedeutung (S a h l i). Ein anderer Typ der unregelmäßigen Atmung, das Cheyne-Stokessche Atmen, besteht in allmählich immer tiefer werdenden Atemzügen, die nach einer Akme dann wieder flacher werden, um endlich einer längeren Atempause Platz zu machen, nach welcher das Spiel neuerdings beginnt. Das Cheyne-Stokessche Atmen kommt nicht nur bei verschiedenen comatösen Cerebralprozessen vor, sondern auch bei erhaltenem Bewußtsein, ist immer das Zeichen einer schweren Schädigung der Hirnrinde, kann sich auch nach Alkaloidgaben einstellen. Eine besondere differentialdiagnostische Bedeutung kommt ihm nicht zu.

Von R. S c h m i d t wurde als besondere Anomalie der Atmung die Neigung zu lautem Seufzen beschrieben („S e u f z e r k r a n k - h e i t"). Sie findet sich bei Untererregbarkeit des Atemzentrums auf verschiedener Grundlage, aber auch bei Nervösen (W h i t e und H a h n, B a k e r); nach eigener Erfahrung recht häufig bei Frauen infolge von sexueller Neurasthenie (Coitus interruptus!)

Husten.

Hier sei noch kurz auf die diagnostische Bedeutung der verschiedenen Formen des Hustens eingegangen. Husten, der durch Affektionen des Pharynx oder Larynx bedingt wird, klingt „trokken". Larynxhusten hat dabei nicht selten einen „bellenden" Charakter. Demgegenüber hat der aus den Bronchien oder den Lungen stammende Husten einen „feuchten", rasselnden Klang. Diagnostisch von Wichtigkeit ist ein metallisch klingender, „tönender" Husten: er spricht für eine Stenose der oberen Luftwege oder der Bronchien. Bei Bronchialtumoren erfolgt tönender Husten nicht selten in keuchhustenähnlichen Anfällen. Dieser Befund hat mir im Verein mit dem inspiratorischen Stridor, den Trommelschlägelfingern und der Venendilatation auf der vorderen Brustwand schon in einer Reihe von Fällen die Blickdiagnose Bronchuskarzinom nahegelegt, welche dann bei der weiteren Untersuchung bestätigt wurde. Zwischen den Hustenanfällen ist häufig ein lauter, pfeifender, inspiratorischer Stridor zu hören, wie er besonders für die Anfälle von Pertussis charakteristisch ist. Husten in Anfällen findet sich außerdem noch bei den (seltenen) Larynxkrisen der Tabiker. Bei Pleuritis ist der Husten klanglos, trocken, erfolgt in kurzen Stößen, deren Schmerzhaftigkeit am Gesicht des Kranken abzulesen ist. Ähnliche kurze Hustenstöße erfolgen bei Drüsenschwellungen an der Bifurkation der Trachea (Bifurkationshustenstoß). Über die Frage, ob durch Veränderungen am Herzen Husten hervorgerufen werden kann, sind die Akten nicht geschlossen. Nach eigener Erfahrung gibt es kardialen Husten, er ist gleichfalls kurz und klanglos, ähnlich dem Bifurkationshusten, möglicherweise liegt ihm ein Reiz durch Druck des dilatierten linken Vorhofes auf die Bifurkation zugrunde (R. S c h m i d t), da er vor allem bei schwer dekompensierten Mitralstenosen zur Beobachtung gelangt. Endlich ist noch das nervöse Hüsteln zu erwähnen, es kommt aber auch bei Tuberkulose mitunter nur kurzes, trockenes Hüsteln vor.

Im Anschluß an den Husten sei noch der S i n g u l t u s besprochen; diese auf einem Zwerchfellkrampf beruhende Erscheinung findet sich vorübergehend bei Gesunden, vor allem bei Vasoneurotikern, im Anschluß an den Genuß kohlensäurehältiger Getränke oder nach hastigem Rauchen. Dauernder Singultus wird bisweilen im Frühstadium von Enzephalitiden beobachtet, häufiger bei schweren Cerebralprozessen, vor allem in der Agone.

IV. Abdomen.

Knochen.

Das Abdomen ist jener Teil des menschlichen Körpers, bei dessen äußerer Konfiguration die Knochen nur eine untergeordnete Rolle spielen. Aus der Entfernung und der Richtung der Darmbeinkämme im Verhältnis zur Distanz zwischen Processus xiphoideus und Symphyse läßt sich das Ausmaß des Beckens einigermaßen schätzen; besser eignet sich hiezu bei Anblick der Rückseite die Beobachtung der Michaelisschen Raute in der Kreuzgegend. Auf diesen hauptsächlich für den Geburtshelfer wichtigen Befund sei nicht weiter eingegangen, es sei nur erwähnt, daß eine schmale Michaelissche Raute (stehender Rhombus) bei Mann und Frau in der Mehrzahl der Fälle an den asthenischen Habitus gebunden erscheint. Über die Anomalien der Lendenwirbelsäule wurde schon früher gesprochen (s. S. 97). Am Kreuzbein kann bei Spina bifida occulta mitunter der Spalt in der Dorsalfläche des Knochens getastet werden, der von mancher Seite für das Krankheitsbild der sogenannten Myelodysplasie verantwortlich gemacht wurde. Die Symphyse springt beim Manne etwas stärker vor als beim Weibe, als Degenerationszeichen kann weibliche Form der Symphyse beim Manne vorkommen. Bei Osteomalazie kann schnabelförmiges Vorspringen der Symphyse nachgewiesen werden.

Vorwölbungen.

An stark kachektischen Personen treten die Rippenbogen, die Darmbeinkämme und die Symphyse stark vor. Ein derartig e i n g e z o g e n e r, gleichzeitig muskelschwacher B.a u c h findet sich vor allem bei Oesophagus- und Magenkarzinom, aber auch bei schwerer Lungentuberkulose und anderen konsumierenden Affektionen (Typhus, Cholera), ferner bei der hypophysären Kachexie (S i m m o n d schen Krankheit); kahnförmig eingezogener Bauch mit vermehrter Muskelspannung wird häufig bei Meningitis beobachtet und kann hier ganz akut auftreten. Muskelkräftige Individuen haben zumeist einen flachen, gut gespannten Bauch, an welchem die Musculi recti nur wenig vorspringen. Ist die Bauchmuskulatur sehr schwach entwickelt und schlaff, wie dies besonders beim asthenisch-enteroptotischen Habitus der Fall sein kann, so treten manchmal einzelne Darmschlingen über die Fläche des Abdomens vor, es lassen sich auch peristaltische Bewegungen beobachten, ohne daß aber aus dieser Erscheinung eine abnorm starke Peristaltik oder gar eine Darmstenose erschlossen werden darf. Bei sehr mageren Bauchdecken und starker Gastroptose kann auch der normale Magen mitunter sichtbar sein (K n a p p, E l s n e r). Eine eigenartige Beschaffenheit erfährt die Form des Abdomens bei starker D i a s t a s e der M u s c u l i r e c t i; zwischen diesen beiden Muskeln findet sich (wiederum bei Enteroptose oder bei Frauen, die mehrmals geboren haben) manchmal ein mehrere Querfinger breiter Zwischenraum. Dadurch kommt es bei Anspannung der Recti zum Vorspringen eines walzenförmigen Wulstes in einem größeren oder kleineren Anteil der Bauchmitte; besonders deutlich wird diese Erscheinung beim Versuch des Patienten, sich aufzusetzen. In manchen Fällen tritt dabei eine Dreiteilung des Abdomens ein, wenn neben dem medianen Wulst zwischen Processus xiphoideus und Symphyse sich noch lateral von den Recti in den Seitenteilen halbkugelige Vorwölbungen einstellen, die auf der Schwäche der Musculi obliqui und transversi beruhen. Aus dieser Form des Abdomens läßt sich eine beträchtliche Schwäche der Bauchmuskulatur erschließen.

Bei gut entwickelter Bauchmuskulatur und mäßigem Fettreichtum ist der Verlauf der Musculi recti gut sichtbar, die einzelnen Abschnitte dieser Muskeln springen scharf vor, während die Inscriptiones tendineae sich als querverlaufende Furchen darstellen. Ist der e i n e g e r a d e B a u c h m u s k e l s t ä r k e r v o r g e w ö l b t als der andere, so spricht dies für eine erhöhte Spannung im anderen Rectus und daher für einen organischen intraabdominell gelegenen Prozeß, in gleicher Weise wie die später zu besprechende reflektorische Muskelspannung (s. S. 159). Asymmetrie des Bauches durch einseitige Muskelspannung wird bisweilen auch bei cerebralen Hemiplegien angetroffen. Dabei kann die Seite der Lähmung sowohl stärker eingezogen (Kontraktur) als auch infolge der Lähmung vorgewölbt sein. Manchmal sieht man umschriebene Dehiszenzen der Muskelfaszie im Bereich der Recti, dadurch kommt es bei Anspannung der Muskeln (Husten) zum Auftreten multipler kleiner Vorwölbungen. Kurz sei noch auf die durch Inguinal- und Cruralhernien bedingten Vorwölbungen in der Leistengegend hingewiesen, die vor allem chirurgisches Interesse beanspruchen. Am Rücken sieht man bei chronischer Spondylarthrose mitunter zwei Muskellängswülste (des Sacrospinalis oder Erector trunci) beiderseits neben der Wirbelsäule vorspringen (S c h o b e r); zwischen diesen Wülsten liegt in der Mittellinie eine ziemlich tiefe Hautrinne, da die Haut an dieser Stelle mit den Wirbeldornen fest verbunden ist. Ein solches Verhalten bildet gelegentlich den ersten Hinweis für das Bestehen einer Spondylarthrose.

V o r w ö l b u n g   d e s   A b d o m e n s kann durch abnormen Fettgehalt der Bauchdecken bedingt sein: allerdings ist dabei zumeist auch das Ausmaß der Peritonealhöhle durch Zunahme des intraperitonealen Fettes erhöht. Über die verschiedene Anordnung des Bauchfettes s. S. 143.

Ist die Vorwölbung des Bauches durch Ausdehnung der Peritonealhöhle bedingt, so ist auf die Form der Vorwölbung und auf die Stärke der Spannung in den Bauchdecken zu achten. K u g e - l i g e   V o r w ö l b u n g des Bauches ist zumeist durch starken M e t e o r i s m u s bedingt. Bei Meteorismus infolge von atonischer Obstipation ist der Bauch trotz der starken Vorwölbung verhältnismäßig weich, ebenso bei toxisch bedingtem Meteorismus und bei Spasmen oder organischer Stenose im Enddarm (Rectum oder Sigmoid). Höhergradige Stenosen führen nicht selten zu sichtbarer Peristaltik (s. S. 141). Ist der Bauch bretthart gespannt, stark druckschmerzhaft und fehlt dabei die Peristaltik, so spricht dies für akute diffuse Peritonitis, besonders wenn außerdem eingefallenes Gesicht, trockene Zunge und hochgradige Tachykardie vorhanden sind. Luftansammlung in der Bauchhöhle (Pneumoperitoneum) wird bei Perforation von Magen- oder Darmgeschwüren beobachtet und bietet ein der Peritonitis völlig gleichendes Bild. Bisweilen kann bei multiplen Tumoren im Abdomen gleichfalls brettharte Spannung vorkommen, besonders bei multiplen sarkomatösen Peritonealmetastasen ist mir ein derartiger Befund aufgefallen.

Ö r t l i c h e r   M e t e o r i s m u s ist an der Lokalisation der stärksten Vorwölbung kenntlich. So findet sich bei isoliertem Meteorismus des Magens (Pneumatosis ventriculi) eine ziemlich median gelegene Vorwölbung in der oberen Bauchhälfte. Bei mageren Bauchdecken ist mitunter auch die große und die kleine Kurvatur des Magens als zarte Linie, die mit der Atembewegung auf- und absteigt, zu sehen. Liegt starke Gastroptose vor, so kann die durch den Magen bedingte Vorwölbung auch im Unterbauch gelegen sein. Dünndarmmeteorismus macht eine rein kugelige Vortreibung des Bauches, starkes Vortreten der Flankengegend (Flankenmeteorismus) wird bei Gasansammlung im Dickdarm angetroffen und spricht für tiefen Sitz einer Darmstenose oder für starke Ausweitung des ganzen Dickdarms (Megacolon — Hirschsprungsche Krankheit). Sind die Bauchdecken sehr dünn und schlaff, so führt schon die normale Gasansammlung im Magen und Darm zu Vortreibung des Bauches, es darf daher nur bei normaler Beschaffenheit der Bauchdecken aus einem solchen Befund auf pathologischen Meteorismus geschlossen werden.

Die durch Teile des Magendarmtraktes hervorgerufenen Vorwölbungen zeigen bisweilen spontan, zumeist erst nach Beklopfen des Bauches peristaltische Bewegungen. Sind die Bauchdecken normal, so spricht deutlich sichtbare Peristaltik, wenn sie nicht auf abnormen Darmbewegungen bei akuter Enterocolitis beruht, für Behinderung der Darmpassage. Aus der Schnelligkeit und Richtung der Peristaltik läßt sich häufig der stenosierte Darmteil näher bestimmen. Die vom Magen herrührenden peristaltischen Wellen sind ziemlich langsam, wurmförmig und laufen vom linken Hypochondrium nach rechts (Magensteifung — B o a s). Deutlich sichtbare Magenbewegung bei normalen Bauchdecken spricht für S t e n o s e d e s P y l o r u s durch Pylorospamus, Ulcusnarbe oder Karzinom, vor allem dann, wenn sie ständig vorhanden ist (peristaltische Unruhe des Magens — K u ß - m a u l); die gleiche Erscheinung kommt jedoch in seltenen Fällen auch bei starker Gastritis mit Magenerweiterung vor. Bei Pylorusstenose wird gelegentlich Antiperistaltik (von rechts nach links verlaufende Wellen) beobachtet. Betrifft die Vorwölbung die Mitte des Oberbauches und erstreckt sie sich ziemlich weit nach rechts, laufen auch peristaltische Wellen weit gegen das rechte Hypochondrium, so kann dieser Befund bei Fehlen von Flankenmeteorismus für das Vorliegen einer S t e n o s e d e s D u o d e - n u m s verwertet werden. Ich habe bisher in zwei Fällen aus einem solchen charakteristischen Inspektionsbefund diese Diagnose schon vor der Röntgenuntersuchung stellen können.

Die B e w e g u n g e n d e s D ü n n d a r m s sind an ihrer beträchtlichen Schnelligkeit und dem raschen Wechsel ihrer Ausbreitung kenntlich, dagegen sind die Bewegungen des Dickdarms langsam und zumeist örtlich beschränkt. Die D i c k d a r m p e r i - s t a l t i k ist rechts nach aufwärts, links nach abwärts gerichtet, doch zeigen Stenosen in diesen Darmteilen nicht selten auch antiperistaltische Wellen. Der Ort der Stenose läßt sich manchmal daran erkennen, daß die peristaltischen Wellen bis zu einem bestimmten Punkt laufen, an welchem sie plötzlich aufhören. Während die lokalen Vorwölbungen bei chronischen Darmstenosen an den geschilderten Symptomen meistens leicht als dem Darm angehörige zu erkennen sind, bieten die durch akuten Darmverschluß (Ileus) hervorgerufenen Vorwölbungen nicht selten diagnostische Schwierigkeiten, gleichgültig, ob es sich um Volvulus, Invagination oder vollständige Obturation des Darmes handelt. Denn bei I l e u s fehlt im Gegensatz zur chronischen Darmstenose die Peristaltik (Wahlsches Zeichen). Dieselben Erscheinungen wie bei akutem Ileus finden sich bei Thrombose oder Embolie der Mesenterialgefäße, ferner bei akuter Pankreasnekrose; bei dieser Erkrankung kann die Spannung der Bauchdecken manchmal so stark sein, daß das Abdomen einen vollkommen gedämpften Perkussionsschall gibt und daher zunächst an hochgradigen Aszites gedacht wird.

Mit Ausnahme dieser seltenen Fälle ist das Auftreten von f r e i e r F l ü s s i g k e i t (Aszites) in der Bauchhöhle daran zu erkennen, daß das Abdomen nicht gleichmäßig vorgewölbt ist, es sind vielmehr die Flanken überhängend und die Bauchmitte abgeflacht. Bei reichlichem Aszites ist zumeist der Nabel ausgestülpt (s. S. 152). Lagewechsel ändert infolge des Abfließens der Flüssigkeit die Form des Abdomens oft weitgehend. Über die verschiedenen Ursachen des Aszites zu sprechen, würde zu weit führen; es sei aber erwähnt, daß bei Trikuspidalinsuffizienz und Concretio cordis Aszites (und beträchtliche Stauungsleber) schon zu einer Zeit auftritt, zu welcher die Ödeme an den Beinen noch gering sind (trikuspidaler Stauungstypus), eine Erscheinung, die nicht selten den ersten Hinweis für die Art der kardialen Affektion bringt. Weiters sei angeführt, daß bei Nephritiden Aszites (und Hydrothorax) mitunter schon vor dem Einsetzen der allgemeinen Körperödeme nachgewiesen werden kann. Ist in der Bauchhöhle nicht freie, sondern abgesackte Flüssigkeit vorhanden, so ist die Form des Abdomens oft ganz unregelmäßig.

T u m o r e n d e r d r ü s i g e n O r g a n e bedingen gleichfalls unregelmäßige Auftreibungen des Bauches. Vergrößerung der L e b e r führt zu Vorwölbung des rechten Hypochondriums und des Epigastriums, die Vorwölbung verschiebt sich inspiratorisch nach abwärts. Häufig ist die Vorwölbung schon an ihrer Form oder an dem sichtbaren unteren Rand als Leber zu erkennen. Maligne Tumoren oder andere höckerige Entartungen der Leber (Gumma, Echinokokkus, Cirrhose mit Adenombildung) bringen nicht selten sichtbare zirkumskripte Vorwölbungen. Beträchtliche Vergrößerung der M i l z führt zu Vorwölbung im linken Hypochondrium, die sich manchmal bis in den linken Unterbauch erstreckt. Milztumoren dieser Größe finden sich fast ausschließlich bei Leukämie und bei der Gaucherschen Krankheit. Bei dünnen

Bauchdecken kann mitunter auch eine nur mäßig vergrößerte Milz zu sehen sein.

Nur wenn sie sehr groß sind, veranlassen N i e r e n t u m o r e n, bei Anblick von vorn, eine lokale Vorwölbung des Bauches. Bei Betrachtung der Lumbalgegend von rückwärts am stehenden Patienten können schon mäßig vergrößerte Nieren an dem Verstrichensein der Taille erkannt werden. Hydronephrosen oder paranephritische Infiltrate können ab und zu eine derartige Größe erreichen, daß sie eine kugelige Vorwölbung des ganzen Abdomens bedingen; es ist mir ein Fall bekannt, der unter dem Verdacht des Aszites punktiert wurde; erst die chemische Untersuchung des „Aszites", der sich als Harn herausstellte, klärte das Krankheitsbild.

Große Tumoren des P a n k r e a s (besonders Cysten) können Auftreibungen des Bauches in der Nabelgegend bewirken, bei Sitz im Pankreasschweif auch links vom Nabel, doch sind solche Vorwölbungen wegen des retroperitonealen Sitzes der Tumoren niemals ganz umschrieben. Gar nicht selten ist ein Hydrops oder ein Empyem der G a l l e n b l a s e direkt sichtbar: Im rechten Hypochondrium findet sich eine etwa birnengroße, rundliche Vorwölbung, die sich mit der Atmung verschiebt. Schräge Beleuchtung erleichtert die optische Erkennung derartiger Tumoren. Sehr selten sind Tumoren des Magen-Darmtraktes direkt sichtbar, nur große Geschwülste des Magens verursachen eine unregelmäßige Vorwölbung im linken Hypochondrium oder im Epigastrium. Auftreibungen im U n t e r b a u c h sitzen zumeist median; sie können auf eine stark gefüllte Harnblase zurückzuführen sein, wie sie bei Prostatahypertrophie, ferner bei spinaler (vor allem bei Tabes dorsalis) oder bei cerebraler (apoplektischer Insult, Meningitis usw.) Harnretention vorkommt. Auch Tumoren des weiblichen Genitales (gravider Uterus, Ovarialcyste, Myom) rufen zumeist mediane Vortreibungen des Unterbauches hervor. Der gravide Uterus ist an den Kindesbewegungen leicht kenntlich. Zu Verwechslungen mit Darmperistaltik geben die Kindesbewegungen wohl niemals Anlaß.

Fett.

Die Beschaffenheit der B a u c h d e c k e n ist von großem Einfluß auf den Umriß des Abdomens, vor allem spielt das Ausmaß des subcutanen Fettes eine wesentliche Rolle. Das Fett in den Bauchdecken kann ganz diffus angeordnet sein, man findet dieses Verhalten bei der allgemeinen Mastfettsucht, die den ganzen Körper ziemlich gleichmäßig ergreift. Bei Männern mit Mastfettsucht steht die Zunahme des Bauchfettes häufig im Vordergrunde. In Verbindung mit Schlaffheit der Muskulatur kann Fettreichtum in den Bauchdecken zu Überhängen der seitlichen Bauchanteile führen, was eine gewisse Ähnlichkeit mit der Konfiguration des Abdomens bei Vorhandensein von Aszites mit sich bringt.

Mastfettsucht ist im allgemeinen ein Zeichen guter Gesundheit, es gibt aber auch Ausnahmen. Bei Kranken mit überstandener Lungentuberkulose stellt sich mitunter dauernde Fettsucht ein, die als Umstimmung der Konstitution gedeutet wurde (R. Schmidt); bestimmte Formen der Lungenphthise können trotz Fortschreitens des Lungenprozesses reichlichen Panniculus adiposus aufweisen („fette Phthise" — Lemoine, W. Neumann).

Die konstitutionelle Fettsucht unterscheidet sich in ihrer Anordnung bei Mann und Frau wesentlich: beim Manne Fettansammlung im Nacken, am Thorax und an den Beinen, bei der Frau besonders an der Streckseite der Oberarme, an den Brüsten, am Rücken, am Becken und an den Oberschenkeln. Als Degenerationszeichen findet sich aber auch umgekehrtes Verhalten, weibliche Anordnung des Fettes beim Manne, männliche bei der Frau. Ein solcher Befund bietet nicht selten Anhaltspunkte dafür, daß bei der im betreffenden Falle vorliegenden Erkrankung gleichfalls konstitutionelle Momente mit im Spiele sind. Hieher gehört der eunuchoide Fettwuchs (Tandler und Groß): Männer mit ausgesprochen weiblicher Fettanordnung, weiblichem Typ der Stammbehaarung usw. Ähnlich ist die Fettbildung bei der Dystrophia adiposogenitalis (Fröhlich). Auch die Adipositas dolorosa (Dercumsche Krankheit) zeigt das Fett vom Typ der konstitutionellen Fettsucht, recht häufig in Form von Lipombildungen, die besonders stark druckschmerzhaft sind. Die Cushingsche Krankheit zeigt starke Fettausbildung an der oberen Körperhälfte, während die Beine für gewöhnlich mager sind (Raab). Diese Anordnung des Körperfettes in Verbindung mit dem Vollmondgesicht, der Hypertrichose und den blauroten Striae distensae insbesondere an der Bauchhaut läßt die genannte, durch Hypophysen- oder Nebennierentumoren bedingte Erkrankung auf den ersten Blick erkennen. Das umgekehrte Verhalten, nämlich starke Abmagerung des Gesichtes und der oberen Körperhälfte, bei normalem Fettgehalt der unteren, findet man bei der progressiven Lipodystrophie (A. Simons, Barraquer, Demange, Mendel u. a.). Es handelt sich um eine sehr seltene Affektion, welche fast nur bei Frauen vorkommt.

Die konstitutionelle, zum Teil auch rassenmäßig bedingte Fettsucht kombiniert sich nicht selten mit der Mastfettsucht, so daß sehr verschiedene Bilder entstehen können, doch erscheint es müßig, viele verschiedene Typen der Fettsucht (z. B. Rubenstyp, Reithosentyp usw.) von einander abzugrenzen, wie dies von manchen Autoren geschehen ist (s. J. Bauer, Sklerj, Jarlov u. a.). Bei vielen Formen der konstitutionellen Fettsucht ist das

Fett in den Bauchdecken in Form von Querwülsten angeordnet, die aus **lipomähnlichen Fettbildungen** bestehen. Bei schlaffer Bauchmuskulatur hängen diese Fettwülste in Form von Schürzen herunter, oft liegen mehrere derartige Schürzen übereinander, eine in der Taillengegend, eine oder zwei unterhalb des Nabels mehr seitlich, manchmal eine mediane oberhalb der Symphyse. Derartige Lipome treten vor allem bei Frauen zur Zeit des Klimakteriums auf. Findet sich ein derartiges Lipom im Epigastrium, so kann es auf den ersten Anblick einer Pneumatosis ventriculi gleichen. Solche lipomartige Wülste finden sich auch am Rücken, beiderseits von der Mittellinie schräg nach abwärts verlaufend, desgleichen am Gesäß und an den Oberschenkeln, nicht selten symmetrisch. In manchen Fällen dürfte die **symmetrische Lipomatose** mit Störungen der trophischen Innervation in Zusammenhang stehen, sie kann nach spinalen Verletzungen auftreten (**Bruns, Buschke** und **Casper**) und ausgesprochen segmentale Anordnung zeigen (W. **Löwenstein**).

Auch für die Genese solitärer Lipome scheinen bisweilen neurotrophische Einflüsse von Belang zu sein (s. S. 190). Die Anordnung des Bauchfettes wird zum Teil durch die Kleidung beeinflußt, oberhalb und unterhalb einer durch Tragen eines engen Hosenriemens entstandenen Schnürfurche können kleinere oder größere Lipome auftreten.

Verhältnismäßig oft findet man das subcutane Fett im Bereich der Bauchdecken (aber auch an anderen Körperstellen) nicht ganz diffus verteilt, sondern in einer eigenartig **gitterförmigen Anordnung**, durch Stränge von Bindegewebe abgeteilt. Die

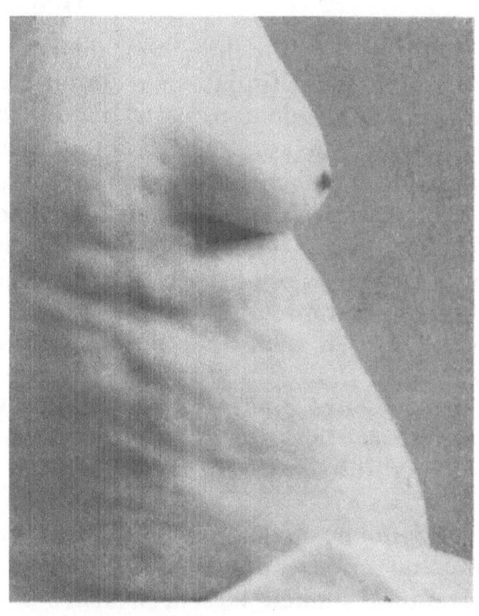

Abb. 7. Gitterartig angeordnetes Fett an der seitlichen Bauchwand bei chronischer Spondylarthrose.

Haut hat dann ein „**karriertes**" Aussehen und läßt sich manchmal nur schlecht von der Muskulatur abheben (Abb. 7). Solche Fettverteilung wird auch bei ziemlich mageren Personen angetroffen, selbst im höchsten Alter und bei allen Habitusformen. Über die Entstehungsbedingungen dieses gitterförmigen Fettes sind noch keine bestimmten Angaben zu machen. Manchmal ist solches Fett druckempfindlich, vielleicht entspricht es in solchen Fällen der von Hartmann und Schade im subcutanen Gewebe angenommenen Änderung des Kolloidzustandes, den diese Autoren als „Gelose“ bezeichnet haben. Auch Copeman und Ackermann dürften die gleiche Erscheinung beobachtet haben; bei operativer Freilegung fanden sie ödematöse Fettläppchen in unnachgiebigen Bindegewebskapseln und Fettläppchenhernien. Eigene Beobachtungen haben ergeben, daß das „karrierte“ Fett sehr häufig bei Patienten mit chronischer Spondylarthrose zu finden ist. Es wäre möglich, daß diese Form des Fettes eine Folge neurotrophischer Störungen bei der Spondylarthrose darstellt, in gleicher Weise wie die Striae distensae, welche sich bei dieser Gelenksaffektion mitunter an der Rückenhaut finden (Satke und Winkler, s. auch S. 148). Daß trophische Störungen zu Änderungen im Fettaufbau führen können, hat Hausberger experimentell mittels Nervendurchschneidung nachgewiesen.

Ödem.

Ödem der Bauchdecken, das sich an der Eindrückbarkeit leicht erkennen läßt, findet sich zumeist nur bei hochgradigen allgemeinen Stauungsödemen, es ist in den Seitenpartien und oberhalb der Symphyse stärker ausgeprägt als in der Bauchmitte. Am Rücken sind oft beträchtliche Stauungsödeme vorhanden, bei liegenden Kranken ist isoliertes Ödem der Sacralgegend manchmal das erste Zeichen von Kreislaufinsuffizienz. Starkes Ödem der Bauchdecken sieht man bei nephritischen und kachektischen Ödemen. Isoliertes Bauchdeckenödem kann die Folge von Thrombose der epigastrischen Venen sein (Eppinger); es bildet ferner bisweilen ein wichtiges Symptom für die Erkennung von Perforation eines Magengeschwürs oder Tumors in das Colon transversum (Finsterer); hier dürfte es auf die Inanition durch mangelhafte Resorption zurückzuführen sein. Bei malignen Tumoren des Magens kann isoliertes leichtes Ödem am Oberbauch vorkommen; dieser Befund bildet nicht selten ein Frühsymptom und hat mich schon in einer Reihe von Fällen nach einem Magenkarzinom suchen lassen, welches durch die weitere Untersuchung dann sicher erkannt wurde. In der Nähe von Operationsnarben wird gleichfalls gelegentlich lokales Ödem festgestellt. Örtlich umschriebenes Ödem findet sich ferner in der Nähe akut entzündeter Organe, so bei vorgeschrittener akuter Appendizitis in der rechten Unterbauchgegend. Als Zeichen eines ganz leichten Ödems in dieser Gegend ist vielleicht auch das von italienischen Autoren beschriebene Symptom von Consolandi aufzufassen. Normalerweise ist im Unterbauchquadranten beiderseits bei mageren Personen eine schräg verlaufende Hautfalte zu sehen, die besonders bei tangentialer Beleuchtung aufscheint. Bei akuter Appendizitis soll rechterseits diese Hautfalte fehlen, während sie links deutlicher hervortritt. Ich habe mich von der besonderen Verläßlichkeit dieses Symptoms, die von Tononi betont wird, nicht überzeugen können. Leichtes Ödem am Rippenbogen findet sich ab und zu bei subphrenischem Abszeß. Recht charakteristisch ist lokalisiertes Ödem der Lendengegend für paranephritische Prozesse.

Pigment.

Von feineren Veränderungen an der Bauchhaut sind zunächst abnorme Verfärbungen zu besprechen. Bei akuter Pankreasnekrose können graublaue oder gelbliche Flecke in der Nähe des Nabels auftreten (Berkely und Moynihan, Grey und Turner, Cullen). Walzel hat diese Erscheinung als dunkelzyanotische Flecke mit engmaschiger gitterförmiger Marmorierung beschrieben, Domanig als verstärkte Venenzeichnung. Nach Fallis sollen diese Flecke mit Blutergüssen hinter die Bauchhöhle zusammenhängen. Bläuliche Verfärbung, die unter der Haut der Lendengegend durchschimmert, soll bei Apoplexie ins Nierenlager vorkommen (Ortner). C. Ewald sah bei perforierten Magengeschwüren manchmal im Epigastrium zyanotische Flecke.

Das Ausmaß des Pigments der Bauchhaut entspricht der allgemeinen Körperpigmentierung. Örtlich stärkere Pigmentierung wird längs der Mittellinie (Linea alba) angetroffen, vor allem bei Frauen, die entbunden haben, doch kann sich stärkere Pigmentierung der Linea alba nicht nur unterhalb, sondern auch oberhalb des Nabels bei brünetten Frauen vorfinden, ohne daß Gravidität vorhergegangen war. Ab und zu wird Pigmentierung der Linea alba auch bei Männern festgestellt. Eine quer verlaufende, pigmentierte Zone begleitet als Folge mechanischer Hautschädigung nicht selten eine Schnürfurche, sie kann rings um den Leib reichen. Auf die lokalen Pigmentierungen an Bauch- und Rückenhaut infolge chronischer Infektion mit Kleiderläusen (Cutis vagantium) sei nur kurz hingewiesen, desgleichen auf die bei von Filzläusen Befallenen am Unterbauch vorkommenden kleinen, graublauen Flecke (Taches bleues). Über die Naevi pigmentosi s. S. 106. Stark pigmentierte Hautnarben als Folge von Verbrennung in der rechten Oberbauchgegend bilden nicht selten einen wertvollen Hinweis auf das langdauernde Bestehen eines schmerzhaften Gallenleidens. Nur bei dieser Erkrankung sind die Schmerzen so stark, daß durch zu heißen Thermophor bedingte Brandblasen als Linderung empfunden werden. Solche Brandnarben sind immer Zeichen eines schmerzhaften, organischen Abdominalprozesses, mit seltenen Ausnahmen einer Gallenaffektion. Daß auf Operationsnarben genau geachtet werden muß, ist selbstverständlich.

Striae distensae.

Eine gesonderte Besprechung verdienen die Striae distensae
cutis, streifenförmige, meist grauweißliche, etwas eingesunkene
Hautveränderungen, deren diagnostische Bedeutung insbesondere
von S a t k e und W i n k l e r gewürdigt wurde (dort auch nähere
Angaben über das Schrifttum). In der Bauchhaut finden sich diese
Striae als Striae gravidarum und sind daher klinisch ohne Bedeutung. Außer nach Schwangerschaften finden sich Striae distensae
an der Bauchhaut noch bei Adipositas, vor allem bei den konstitutionellen Formen der Fettsucht, ferner ebenso wie an den Nates
und an den Oberschenkeln mitunter bei völlig Gesunden während

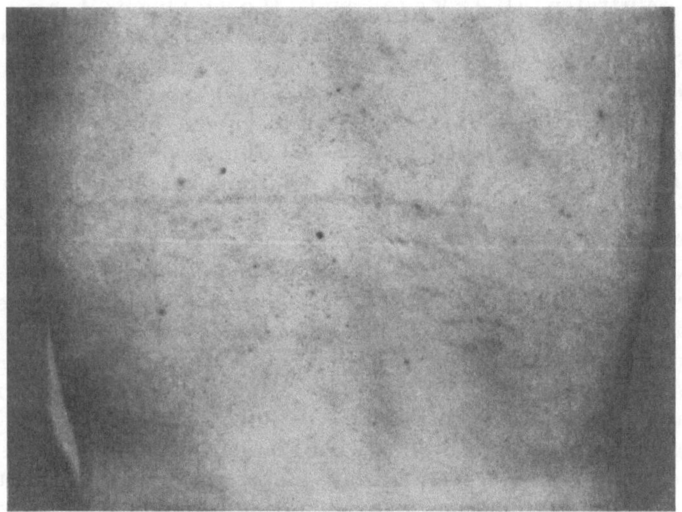

Abb. 8. Striae distensae am Rücken neben der Wirbelsäule bei deformierender
Spondylarthrose.

der Pubertätszeit auftretend. Im Bereich des Beckengürtels sind
diese Striae puberales vornehmlich bei Frauen anzutreffen, während sie bei Männern eher am Schultergürtel und an den oberen
Anteilen der Brust- und Rückenhaut vorkommen. Bei akuten und
chronischen Infektionskrankheiten können gleichfalls an manchen
Körperstellen Striae distensae auftreten. Von diagnostischer Bedeutung sind aber h o r i z o n t a l v e r l a u f e n d e S t r i a e a m
R ü c k e n und in der Kreuzgegend (Abb. 8). Sie weisen ebenso
wie die früher erwähnte gitterförmige Anordnung des subcutanen
Fettpolsters auf eine deformierende S p o n d y l a r t h r o s e hin,
mit welcher sie auch genetisch insofern zusammenhängen, als sie
bei angeborener Minderwertigkeit des elastischen Gewebes durch
neurotrophische Störungen ausgelöst sein dürften (S a t k e und

W i n k l e r). Die Beziehungen der Striae distensae zu Anomalien
des elastischen Gewebes gehen auch aus der Tatsache hervor,
daß sie am Rücken nicht selten bei B r o n c h i e k t a s i e n gefunden werden. einer Erkrankung, bei welcher gleichfalls angeborene minderwertige Anlage des elastischen Gewebes mit im
Spiele ist. Auch an den Knien und Schultergelenken sind bei
chronischer Arthrosis bisweilen Striae distensae anzutreffen, allerdings werden sie an diesen Stellen auch ohne Gelenkaffektionen
gefunden, sodaß ihre diagnostische Bedeutung hier nur gering ist.
Im Bereich des Kreuzbeins weist der Befund von Striae distensae
nicht nur auf Spondylarthrose, sondern manchmal auch auf angeborene Knochenanomalien oder eine Spina bifida occulta hin
(W. W i n k l e r). In der Mitte des Kreuzbeins gelegene Narben
deuten auf intrauterine oder operative Ausheilung einer Meningo-
kele (K a t z e n s t e i n. R e c k l i n g h a u s e n). Im Verlaufe
hochgradiger Ödeme schwellen die Striae distensae besonders am
Unterbauch manchmal so stark an, daß sie sich wie Blasen aus
der Bauchhaut hervorheben. Frisch aufgetretene Striae distensae
zeigen einen blaurötlichen Farbton, dauernd behalten sie diese
Farbe bei der Cushingschen Krankheit. Nach S c h i l l i n g
soll diese Erscheinung auch bei anderen Hypophysenaffektionen
vorkommen. Ob Striae distensae durch Injektion von Nebennieren-
rindenhormon experimentell hervorgerufen werden können, wie
dies von H o r n e c k angegeben wird, muß einstweilen dahinge-
stellt bleiben. Mir fehlen darüber eigene Erfahrungen.

Behaarung.

Die Stärke der Bauchbehaarung beim Manne steht in einer
gewissen Abhängigkeit vom allgemeinen Habitus. Allerdings muß
bei der Beurteilung des Haarkleides der Umstand berücksichtigt
werden, daß sich Genital- und Axillarbehaarung mit der Pubertät einstellt. während die sich von diesen Haaren nach Haardicke
und Kräuselung unterscheidende Behaarung von Brust und Bauch
häufig erst viel später, zwischen dem 30. und 40. Lebensjahre
in Erscheinung tritt. Die Genitalbehaarung beim Manne verläuft
unabhängig von der Stärke der Stammbehaarung nach oben entweder spitzwinkelig oder geradlinig (weiblicher Typ), die Unterschiede sind nur aus konstitutionellen Gesichtspunkten von Interesse (R i s a k). Weibliche Genitalbehaarung beim Manne ist als
Degenerationszeichen zu werten. Bei der Frau ist Behaarung des
Unterbauches bis zum Nabel eine Seltenheit; stärkere Stammbehaarung bei Frauen ist ein Symptom des Virilismus und kann
manchmal einen Hinweis für das Bestehen einer Nebennieren-
rindengeschwulst geben (Virilismus suprarenalis, Hirsutismus —
A p e r t. K o n n e d y und L i s t e r, M u r r a y und S i m s o n,
M. W i n k e l).

Fehlen der Genitalbehaarung, der Achsel- und Barthaare, also der sekundären Geschlechtscharaktere, ist ein Degenerationszeichen, das sich vor allem bei Hypogenitalismus findet, so beim Eunuchoidismus und bei der Dystrophia adiposogenitalis (F r ö h l i c h). Ausfallen der erwähnten Haare wird bei manchen Blutdrüsenerkrankungen angetroffen, so bei Akromegalie, Simmondscher Kachexie, Morbus Basedowi, Tetanie, ferner nicht selten bei gesunden Frauen zur Zeit des Klimakteriums.

Auffallend schwache Behaarung des Bauches findet sich bei Männern häufiger, wenn sie dem leptosomen Habitus angehören. So dürfte es zu erklären sein, daß F a u s z t und A u g u s t i n bei Patienten mit Ulcus ventriculi zumeist sehr wenig Stammbehaarung angetroffen haben. Denn Magengeschwüre treten, wie früher ausgeführt (s. S. 91), viel häufiger beim leptosomen (asthenischen) Habitus auf. Im Zusammenhang mit pyknischem Habitus muß aber fehlende Bauchbehaarung bei entsprechenden klinischen Symptomen den Verdacht auf eine atrophische Lebercirrhose wachrufen (v. N e u s s e r, C h v o s t e k, G o l d z i e h e r). Wenigstens in unseren Gegenden wird kaum jemals eine a t r o p h i s c h e L e b e r c i r r h o s e mit stark behaartem B a u c h angetroffen: vor allem der Oberbauch ist zumeist v ö l l i g u n b e h a a r t. während die Brust Behaarung aufweisen kann. Die Abb. 9 zeigt rechts einen typisch asthenischen Habitus mit weiblicher Stammbehaarung, links einen Kranken mit atrophischer Lebercirrhose mit dem charakteristischen unbehaarten Bauch („Abdominalglaße"). Außerdem besteht bei dem Patienten mäßige, vorwiegend konstitutionelle Fettsucht (schürzenförmiges Fett am Unterbauch, s. S. 145). Selbstverständlich ist nur der Schluß zulässig. daß stark behaarter Bauch gegen das Bestehen einer Lebercirrhose

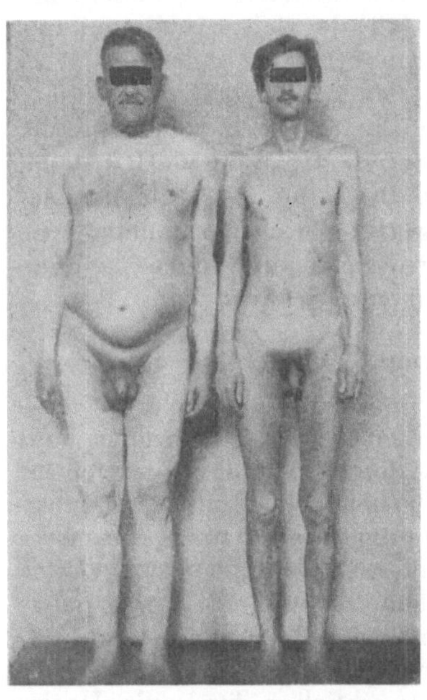

Abb. 9. Links: unbehaarter Bauch („Abdominalglatze") bei atrophischer Lebercirrhose. Rechts: asthenischer Habitus mit weiblicher Stammbehaarung.

spricht; der Befund des unbehaarten Abdomens besagt dagegen, daß bei dem betreffenden Patienten eine Konstitutionsanomalie vorliegt, bei welcher sich erfahrungsgemäß das Krankheitsbild der Lebercirrhose einstellen kann. Das Fehlen der Behaarung am

Oberbauch steht möglicherweise mit einer schlechteren Veranlagung der Haut in dieser Gegend im Zusammenhang und ist das Zeichen für eine segmentär verminderte Widerstandskraft, an welcher auch die Leber Teil hat. Auf diese Weise könnte vielleicht die Beziehung zu dem sich bekanntlich vorwiegend auf konstitutioneller Grundlage (C h v o s t e k) aufbauendem Krankheitsbild der Lebercirrhose zu suchen sein.

Mitunter findet sich die Bauchbehaarung beim Manne nur beiderseits der Mittellinie oder um den Nabel herum (p e r i u m b i l i k a l e r   H a a r k r a n z), der nach R. S c h m i d t besonders bei Diabetikern vorkommt, in anderen Fällen stehen einzelne Haarbüschel entsprechend der Milchleiste, bisweilen in Verbindung mit akzessorischen Mamillen; es sind dies Erscheinungen, die mit dem Einfluß der Milchleiste auf das Haarkleid zusammenhängen (R i s a k).

Die F a r b e   d e r   B a u c h h a a r e geht zumeist der der Kopfhaare parallel. Dagegen sind die Genital- (wie die Achsel-)haare bei Blonden nicht selten dunkelbraun (unechte Blondinen). In anderen Fällen besteht ein partieller Erythrismus in dem Sinne, daß Genital- und Achselhaare (gewöhnlich auch der Schnurrbart) rot, die übrigen Haare braun sind. Diese H a a r d i s h a r m o n i e ist nach D e l p e u c h ein Zeichen ungünstiger Prognose bei bestehender Lungentuberkulose, nach W. N e u m a n n besonders dann, wenn von den roten Genitalhaaren ein brauner Haarzipfel gegen den Nabel zieht.

Bei Männern mit starker Brust- und Bauchbehaarung trägt häufig auch der R ü c k e n ein dichtes Haarkleid; nicht selten laufen zwei behaarte Flächen an beiden Rückenseiten herab, während der Mittelteil unbehaart ist. Zum Teil hängt aber die Behaarung am Rücken auch von äußeren Faktoren ab, so dem Tragen von Hosenträgern oder Riemen, die einerseits die Haare wegscheuern, anderseits durch den chronischen Reiz zu lokaler Hypertrichose führen können. Persistente Lanugobehaarung ist ein bei Lungentuberkulose nicht selten vorkommender Befund und von einer gewissen diagnostischen Bedeutung (W. N e u m a n n). Ein isoliertes H a a r b ü s c h e l in der Mitte der L u m b o s a c r a l g e g e n d wird seit V i r c h o w als Hinweis auf eine Spina bifida occulta angesehen. W. W i n k l e r hat gezeigt, daß ein vollkommenes Parallelgehen der beiden Erscheinungen nicht immer vorhanden ist. Da aber Haarbüschel und Spina bifida occulta verhältnismäßig häufig zusammentreffen, was nach W i n k l e r auf einer metameral abnorm angelegten Konstitution ihrer Träger beruhen dürfte, bietet das erwähnte Haarbüschel bei bestehenden Symptomen (Enuresis usw.) doch einen, wenn auch nicht sehr hochwertigen Hinweis für das Bestehen einer Spina bifida occulta.

Nabel.

Beim Manne steht der Nabel normalerweise in der Mitte zwischen Processus xiphoideus und Symphyse, bei Frauen sehr oft etwas tiefer; findet sich Tiefstand des Nabels bei Männern, so ist dieses Vorkommnis als Degenerationszeichen zu werten (C h v o - s t e k). Bisweilen kann aus dem Stand des Nabels vermutungsweise die Ursache von Auftreibungen des Abdomens erschlossen werden. Wenn die Auftreibung des Bauches durch einen P r o z e ß i m O b e r b a u c h verursacht ist, so erfolgt die Dehnung der Bauchdecken im Oberbauche stärker und der N a b e l steht daher scheinbar t i e f e r. Diese Erscheinung habe ich besonders bei Pankreasnekrose gesehen, aber auch bei Lebertumoren. Ist die Vergrößerung des Abdomens auf eine im Unterbauch lokalisierte Affektion (z. B. einen Tumor des weiblichen Genitales) zurückzuführen, so erscheint der Nabel hingegen kranialwärts verschoben. Möglicherweise hängt das geschilderte Vorkommnis mit einem viszerosensorischen Reflex zusammen, wobei die dem erkrankten Organ segmentär entsprechenden Abschnitte der Bauchdecken infolge einer Störung der trophischen Innervation leichter gedehnt werden können. Auch bei starker Auftreibung des Bauches durch Tumoren bleibt der Nabel für gewöhnlich eingezogen, dagegen führt A s z i t e s häufig schon frühzeitig zu Verstrichensein oder V o r w ö l b u n g d e s N a b e l s (E d l e f s e n). Eine kleine adhärente Nabelhernie kann zu Verwechslung mit einer Nabelmetastase führen, die sich am häufigsten bei Magenkarzinom findet. Blutige Verfärbung des Nabels hat F i n k bei einer geplatzten Bauchhöhlenschwangerschaft gesehen. Verziehung des Nabels nach der Seite wird bei cerebralen Hemiplegien angetroffen, der Nabel ist dabei nach der gesunden Seite hin verzogen (F a s c h i n g - b a u e r, O p p e n h e i m, W e i ß), nur bei halbseitigen Krampfzuständen nach der kranken Seite (S ö d e r b e r g h). Dieser Autor erwähnt hiebei noch als besonderes Zeichen Kantenstellung des Nabels bei willkürlicher Anspannung der Bauchmuskulatur.

Venen.

Aus der Lage von ausgedehnten Venen im Bereich der Bauchwand läßt sich in vielen Fällen der Ort der Stauung erschließen. Bei S t e n o s e d e r u n t e r e n H o h l v e n e sind vornehmlich die s e i t l i c h e n B a u c h v e n e n e r w e i t e r t, während die Nabelgegend nur wenig erweiterte Venen zeigt. Starke Erweiterung der Bauchvenen auf beiden Seiten spricht für vollkommene Obliteration der unteren Hohlvene, diese Gefäßaffektion macht für gewöhnlich sonst keinerlei Erscheinungen; neuerdings wird ja sogar Unterbindung der Vena cava inferior therapeutisch durchgeführt (R a y und B u r c h). Ich habe bisher bei sechs Patienten aus der erwähnten Venenerweiterung im Bereich der

Bauchhaut und der anamnestischen Angabe einer vor Jahren durchgemachten Thrombophlebitis an beiden Beinen die Diagnose Obliteration der unteren Hohlvene gestellt und in drei Fällen nach dem wegen eines anderen Leidens erfolgten Tode autoptisch bestätigt gefunden.

Bei S t e n o s e im Bereiche einer V e n a i l i a c a oder hypogastrica sieht man bisweilen auf dieser Bauchseite erweiterte Venen; häufiger ist aber in solchen Fällen Kollateralkreislauf über die unteren epigastrischen Venen zu finden. Dieser Kollateralkreislauf zieht in Form einer b o g e n f ö r m i g e n A r k a d e oberhalb der Symphyse von einem P o u p a r t schen Bande zum anderen. Die Seite, auf welcher die Vena iliaca stenosiert oder obliteriert ist, läßt sich leicht dadurch feststellen, daß man das Blut aus der Arkade ausstreicht und dann nachsieht, von welcher Seite sich die Arkade wieder mit Blut füllt, wenn zuerst die eine, dann die andere Kompressionsstelle gelüftet wird. Es ist klar, daß sich die Arkade nur von der kranken Seite her füllen wird. Eine derartige Stenose der Vena iliaca kommt bei Tumoren des Ovariums, vor allem aber nach Thrombophlebitis vor, ferner bei postoperativen Narbenstenosen, z. B. nach Hernienoperation.

Stauung im Bereich der Pfortader führt zu V e n e n e r w e i t e r u n g u m d e n N a b e l herum, an dieser Stelle findet sich dabei häufig ein schlangenartig gewundenes Venenkonvolut (C a p u t M e d u s a e). Reine Pfortaderstauung wird vor allem bei atrophischer Lebercirrhose festgestellt, ferner bei chronischer Pfortaderthrombose und thrombotischen Prozessen in den Lebervenen (Endophlebitis obliterans hepatica). Einen besonderen Typ der Pfortaderstauung stellen die von C r u v e l h i e r und v. B a u m g a r t e n beschriebenen Fälle dar. Es handelt sich um eine im Embryonalleben entstandene Atrophie der Leber bei noch offenen Umbilikalvenen und obliteriertem Ductus venosus Arantii. Infolgedessen muß das Pfortaderblut durch die Nabelvene gegen den Nabel fließen, wodurch eine mächtige Erweiterung der periumbilikalen Venen zustandekommt (E p p i n g e r). Der Baumgartensche Typ der Stauung ist ein außerordentlich seltenes Vorkommnis (S p i n e l l i), wird nur bei jugendlichen Individuen beobachtet. da er Folge einer angeborenen schweren Kreislaufstörung in der Leber ist.

Ganz selten kann es zu einer Erweiterung der oberen epigastrischen Venen bei hochgradiger Stenose der oberen Hohlvene kommen. In solchen Fällen fließt dann das Blut umgekehrt wie in der Norm. nämlich gegen den Nabel hin (F r a e n k e l).

Dendritische Erweiterung der intracutanen präkapillaren Venen ist im Bereiche des Abdomens ohne wesentliche diagnostische Bedeutung. In vielen Fällen dürfte es sich um angeborene Anomalien handeln. Ich sah diese Venenveränderung verhältnismäßig oft bei L e b e r c i r r h o s e, vielleicht ist diese Erscheinung, wie die Haarlosigkeit der Bauchhaut, gleichfalls ein Zeichen von angeborener segmentärer Minderentwicklung. Ähnliche Venolenerweiterung findet man nach lokalen Hautschädigungen, so nach Röntgenbestrahlung oder in der Umgebung von Operationsnarben, auch nach vielen Entbindungen. Ziemlich häufig sieht man derartige Striae capillares in der Lenden- und Kreuzgegend. Auch hier scheinen sie auf segmentäre abnorme Anlage hinzuweisen, da sie nicht selten zusammen mit Spina bifida occulta angetroffen werden (W. Winkler). Bei dieser Anomalie des Rückenmarks werden mitunter auch erweiterte subcutane Venen im Bereich des Kreuzbeines beobachtet (Brunner).

Pulsationen.

Von großer diagnostischer Wichtigkeit ist die Beobachtung der im Bereiche des Abdomens auftretenden Pulsationen, welche allerdings zumeist nur tastbar, sehr selten auch sichtbar sind. Am häufigsten wird eine systolische Pulsation im Epigastrium festgestellt. Im Schrifttum ist vielfach die Anschauung verbreitet, daß beim Gesunden ein diastolischer Puls im Epigastrium vorkommen könne (Rautenberg, Lang, Edens). Diese Annahme dürfte aber auf einer Täuschung beruhen. Denn bei starker systolischer Hebung der Brustwand sieht man nicht selten auf der Haut des Epigastriums einen wellenförmigen Ablauf dieser Bewegung, welcher bei oberflächlicher Betrachtung wie ein systolisches Einsinken anmutet. Eingehende eigene Beobachtungen zeigten aber, daß es sich nur um eine wellenförmige Fortpflanzung der Thoraxbewegung auf die Bauchhaut handelt, deren Stärke vom Füllungszustand des Magens und Darms abhängt. Die Erscheinung besteht häufig aus einer größeren und mehreren kleinen. wellenförmigen Pulsationen. Bei starker Blähung des Magens mit Luft oder Füllung des Magens mit Flüssigkeit verschwindet diese Pulsation entweder vollständig oder wird zum mindesten viel schwächer. Am stärksten ist sie während der Inspiration zu sehen. Palpatorisch entspricht diesem scheinbaren systolischen Einsinken des Epigastriums entweder gar keine Empfindung oder aber ein systolischer Puls. Diagnostisch ist das geschilderte Symptom ohne Bedeutung.

Findet sich im Epigastrium eine systolische Pulsation, so kann diese vom Herzen, von der Leber oder von der Aorta abdominalis herrühren. Leberpulsation ist daran kenntlich, daß sie über der ganzen Leber zu tasten ist, also nicht nur im Epigastrium, sondern auch im rechten Hypochondrium. Denn eine pulsierende Leber ist regelmäßig vergrößert und zumeist gut tastbar. Der Puls der Aorta abdominalis beschränkt sich auf die Mittellinie und etwas links davon; er hat eine geringe Breitenausdehnung und ist für gewöhnlich nicht nur im Epigastrium, sondern meistens bis in Nabelhöhe zu fühlen, manchmal sogar noch unterhalb des Nabels; im Epigastrium wegen des hier auf der Aorta liegenden linken Leberlappens oft schwächer als etwas tiefer. Die echte, vom Herzen herrührende epigastrische Pulsation ist ausschließlich knapp unterhalb des Schwertfortsatzes zu tasten und ist von oben nach unten gerichtet, während die Aortenpulsation die Richtung von hinten nach vorne hat. Die echte epigastrische Pulsation ist am Ende des Inspiriums infolge des Tieferrückens des Herzens besser zu tasten, sie erfolgt immer vollkommen synchron mit dem Spitzenstoß, während der Aortenpuls einen Augenblick später eintritt. Bei Vorhandensein des Spitzenstoßes an normaler Stelle ist echte epigastrische Pulsation auf den rechten Herzventrikel zu beziehen und bei normalem Zwerchfellstand als Zeichen einer Vergrößerung dieses Herzabschnittes anzusehen; bei Zwerchfelltiefstand kann auch ein normal großer, rechter Herzventrikel Pulsation im Epigastrium hervorrufen, in solchen Fällen ist außerdem zumeist das Absteigen des Zwerchfellschattens im Epigastrium während der Inspiration zu beobachten (s. S. 132). Auch durch den linken Ventrikel kann mitunter epigastrische Pulsation bedingt sein, und zwar bei Verdrängung oder Verziehung des Herzens nach rechts, ferner bei Pendelstellung des Herzens und gleichzeitigem Zwerchfelltiefstand, wie dies beim asthenischen Habitus gelegentlich vorkommt. Fehlen einer echten epigastrischen Pulsation spricht nicht gegen eine Vergrößerung des rechten Herzventrikels, denn die Tastbarkeit kann durch Zwerchfellhochstand, durch einen sehr spitzen epigastrischen Winkel oder durch einen langen und breiten Schwertfortsatz des Brustbeins verhindert werden.

Bei mageren Personen und leerem Magen-Darm ist Pulsation der Aorta abdominalis fast regelmäßig tastbar, besonders deutlich ist diese Pulsation bei manchen Vasoneurosen, ferner bei Morbus Basedowi zu fühlen, bisweilen auch zu sehen („Klopfen der Aorta"). Diese Erscheinung darf aber nur als Zeichen abnormer Veranlagung der Gefäße mit Neigung zur Erweiterung aufgefaßt werden, für den Morbus Basedowi ist sie von keiner diagnostischen Bedeutung (Chvostek); sie findet sich häufig bei der asthenischen Konstitution (Stiller). Bei Vasoneurose wird bisweilen anfallsweise auftretendes starkes Pulsieren der Bauchaorta beobachtet, eine Erscheinung, auf welche schon vor vielen Jahren von Rosenbach hingewiesen wurde. Es dürfte sich um eine intermittierende Erweiterung der Aorta handeln (Chvostek, Högler), vielleicht bedingt durch einen lokalen Reizzustand der Vasodilatatoren. Dieser Befund weist auf eine angeborene abnorme Gefäßveranlagung hin, andere diagnostische Bedeutung hat er nicht. Man soll sich davor hüten, etwa ein Aneurysma der Bauchaorta aus einem solchen Symptom zu diagnostizieren. Denn bei Aneurysma ist ständig ein allseitig pulsierender Tumor, manchmal auch Schwirren zu tasten. Nur die nach allen Seiten gerichtete Pulsation darf als Zeichen eines Aneurysmas der Bauchaorta angesehen werden, denn örtliche Verstärkung des Aortenpulses stellt sich auch ein, wenn ein fester Tumor der Aorta aufliegt, gleichgültig, ob es sich um Kottumoren, um Tumoren des Magens oder Darms oder um retroperitoneale Tumoren z. B. im Pankreasschweif handelt. Bei Peritonitis tuberculosa mit Bildung von Schwarten im Netz hat N e u s s e r pulsierende Tumoren festgestellt. Retroperitoneale Tumoren können die Pulsation auch auf die rechte Bauchseite fortleiten, gelegentlich ist sogar Schwirren festzustellen (G e r h a r d t, O r t - n e r).

P u l s a t i o n   d e r   L e b e r ist, wie früher erwähnt, daran kenntlich, daß sie nicht nur im Epigastrium, sondern auch im rechten Hypochondrium zu tasten ist. Bei Umfassen der Leber mit zwei Händen fühlt man den nach allen Seiten gerichteten Puls, während ein von der Aorta oder vom Herzen auf die Leber fortgeleiteter Puls nur nach einer Richtung verläuft. Echte Leberpulsation kann a r t e r i e l l sein; wegen der Kleinheit der Leberarterie findet sich tastbarer arterieller Leberpuls nur bei ausgesprochenem Pulsus altus et celer, also bei A o r t e n i n s u f f i - z i e n z, doch muß auch in solchen Fällen noch ein weiteres Moment hinzutreten, welches das Auftreten der Pulsation begünstigt: entweder abnorme Weite der Leberarterie (S a t k e) oder besondere Härte der Leber (R o s e n b a c h). Außer bei Aorteninsuffizienz findet sich arterieller Leberpuls noch bei dem außerordentlich seltenen Aneurysma der Leberarterie, ferner bei gefäßreichen Lebermetastasen (R i m l), manchmal kann dabei sogar Schwirren getastet werden (R e y e, O n a n o, M l c z o c h); ganz selten wird bei Lebercirrhosen mit stark ausgebildetem Kollateralkreislauf ein von den Venen ausgehendes Schwirren in der Lebergegend oder im Caput Medusae festgestellt („sausende Cirrhosen"). Neuerdings ist von W i l s o n wieder ein solcher Fall beschrieben worden.

Viel häufiger als arterieller ist v e n ö s e r   L e b e r p u l s zu tasten. Dieses Symptom ist ein sicheres Zeichen für eine organische oder relative I n s u f f i z i e n z   d e r   T r i k u s p i d a l k l a p p e n. Der Leberpuls ist bei dieser Herzaffektion regelmäßiger anzutreffen als echte systolische Pulsation an den Halsvenen (s. S. 79), da die Lebervenen bekanntlich klappenlos sind. Bei Trikuspidalinsuffizienz ist der Leberpuls systolisch, bei Trikuspidalstenose kann präsystolischer Leberpuls vorkommen. Auch der von vielen Autoren bei Morbus B a s e d o w i beobachtete Leberpuls dürfte in den meisten Fällen nicht arteriell, sondern venös sein (F r i e d - r e i c h, C h v o s t e k). In manchen Fällen ist der Leberpuls so deutlich zu fühlen, daß er für die Feststellung der Lebergröße zu verwenden ist, wenn die Abgrenzung der Leber wegen großer

Flüssigkeitsmengen in der Bauchhöhle und starker Spannung der Bauchdecken weder palpatorisch noch perkutorisch möglich ist.

Arterielle Pulsation der Milz wurde schon 1652 von Tulpius beschrieben: sie findet sich in seltenen Fällen von Aorteninsuffizienz, wenn gleichzeitig ein harter Milztumor vorhanden ist (Gerhardt. Prim). Bei Trikuspidalinsuffizienz kann gelegentlich venöse Milzpulsation beobachtet werden (Matko). Noch seltener ist Pulsation der Vena cava inferior rechts von der Linea alba zu tasten (Kreysig, Rosenstein. Friedreich.)

Veränderungen bei der Atmung.

Bei normaler abdomineller Atmung sieht man an nicht zu fettleibigen Personen während der Inspiration im Epigastrium beiderseits leichte Vorwölbungen auftreten; bei subphrenischem Abszeß kann Umkehr dieser Atembewegungen (Vorwölbung während der Exspiration) vorkommen (Guibal. Unger). Einseitiges Fehlen der inspiratorischen Vorwölbung beobachtet man bei Lähmung des Nervus phrenicus. Bei Adhäsion der Leber an das Zwerchfell habe ich die inspiratorische Vorwölbung gleichfalls vermißt. Bei Zwerchfelltiefstand sieht man mitunter im Epigastrium eine seichte Querfurche. mit der Inspiration abwärts wandern (Stokes): sie entspricht dem Littenschen Zwerchfellschatten an der seitlichen Thoraxwand (s. S. 132). Gerhardt hat dazu noch festgestellt. daß manchmal im Beginn der Inspiration infolge Aspiration des Zwerchfells ein geringes Aufwärtssteigen dieser Zwerchfellfurche zu beobachten ist. nach eigener Erfahrung nur außerordentlich selten. Über die sichtbare inspiratorische Abwärtsbewegung von Vorwölbungen, welche der Leber, der Milz oder dem Magen angehören. wurde schon gesprochen (s. S. 142). Lokale entzündliche Affektionen des Peritoneums verhindern die inspiratorischen Vorwölbungen der Bauchdecken. insbesondere wird diese Erscheinung in der Ileocoecalgegend bei akuter Appendicitis vermißt (Küstners Zeichen). Bei Pleuritis und Perihepatitis sieht man gelegentlich am Ende der Inspiration kurzdauernde Zuckungen im Musculus rectus der kranken Seite ablaufen (inspiratorischer Bauchdeckenreflex — R. Schmidt, Stern). Perihepatitis und Perisplenitis gehen manchmal mit tastbarem Reiben einher. Bei starker Dyspnoe und hochgradiger Erschlaffung der Bauchdecken wird mitunter das ganze Abdomen während der Exspiration hebelartig gehoben. Beim Sprechen von kurzen Wörtern (,,Kitt") sieht man. ebenso wie am Thorax (s. S. 133), auch im Bereiche der Bauchmuskulatur. Bewegungen ablaufen (E. Weiß). Bei schmerzhaften Bauchaffektionen, vor allem bei Peritonitis. ferner bei schmerzhaften Prozessen in den Bauchdecken (Thom), endlich bei Pleuritis diaphragmatica, fallen die Sprechbewegungen auf der kranken Seite aus, was gelegentlich als diagnostisches Hilfsmittel Verwendung finden kann. Besonders bei gynäkologischen Affektionen (Parametritis usw.) wurde Fehlen der Sprechbewegungen im Unterbauch auf der kranken Seite beobachtet (W e i n z i e r l).

Palpation.

Technik. Die Palpation des Abdomens ist eine Kunst, die nur mit Schwierigkeit erlernt werden kann. Niemals soll brüsk oder stoßweise palpiert werden, da es sonst zu reflektorischer Kontraktion der Bauchmuskeln kommt. Das Wichtigste ist das sanfte Einfühlen der Hand des Arztes an die Bauchwand des Kranken. Über die verschiedenen Methoden der Palpation des Bauches und das Zustandekommen der Tastempfindung liegt ein großes Schrifttum vor; oftmals wurde hervorgehoben, daß der Tastbefund nicht nur durch die Oberflächenempfindung, sondern auch durch die Tiefensensibilität und die Lageempfindung vermittelt wird (L i c h t w i t z, G o l d s c h e i d e r u. a.). Manche Autoren haben der Technik der Palpation besonderes Augenmerk gewidmet und eigene Methoden beschrieben, welche sich aber zumeist nicht wesentlich voneinander unterscheiden. Es seien erwähnt: Die oberflächliche und tiefe Gleitpalpation nach H a u s m a n n, die diaphragmal-inspiratorische Palpation nach O b r a s t z o w, die Gleitpalpation mit der Doppelhand von M a r t i n i, ein ähnliches Verfahren von L e j a r s und L a q u e u r usw. Jedes dieser Verfahren wird von den Nachuntersuchern wieder etwas abgeändert. Es ist selbstverständlich, daß bei einer so feinen Untersuchungsmethode wie der Bauchpalpation vor allem individuelle Gesichtspunkte maßgebend sein müssen und daß es sich empfiehlt, bei jedem Patienten mit der für ihn zweckmäßigsten Stärke und Art zu palpieren. Als Spezialmethoden für die Untersuchung bestimmter Organe sei noch die von R h e i n s t e i n empfohlene Palpation der Gallenblase am stehenden Patienten erwähnt; B e s s e gibt das gleiche Verfahren für die Palpation des linken Leberlappens an, E w a l d empfiehlt zur Palpation der Leber sogar Knieellbogenlage.

Nach eigener Erfahrung ist die beste Lage des Kranken beim Palpieren des Bauches die R ü c k e n l a g e m i t a u s g e s t r e c k - t e n B e i n e n, entspanntem Bauch und leicht erhöhtem Kopf. Der Untersucher steht, sitzt oder kniet zweckmäßig zur Rechten des Kranken, um der rechten Hand bessere Tastmöglichkeit zu geben. Bei manchen Individuen, zumeist sind es Neurosen, ruft der Versuch zu Palpieren eine heftige Anspannung der Bauchdecken hervor, was die Palpation unmöglich macht. In solchen Fällen läßt sich mitunter durch Beugung der Knie eine Entspannung erzielen, auch mehrere tiefe Atemzüge können helfen. Gelegentlich ist sogar eine Untersuchung im heißen Bade notwendig, doch führt auch dieses Verfahren nicht immer zum Ziele. Bei starkem Aszites ist die Untersuchung der intraabdominell gelegenen Organe oft sehr erschwert, manchmal hilft hier die **Stoß-palpation**; sie besteht darin, daß man mit kurzen Stößen die Flüssigkeit verdrängt und dabei die Organe oder Tumoren zu Gefühl bekommt. Zur Prüfung auf Aszites bedient man sich bekanntlich der **Undulation** (Beklopfen mit einer Hand bringt das Gefühl des Anschlagens von Flüssigkeit in der leicht aufgelegten zweiten Hand). Eine Abtrennung von Fluktuation, Undulation und Schwappen, wie es von **Melchior** für die Untersuchung auf Aszites gefordert wird, erscheint mir nicht zweckmäßig. Der Ausdruck **Fluktuation** sollte für das bekannte, mit zwei Fingern zu prüfende Gefühl reserviert bleiben, welches man bei Betastung kleinerer subcutaner. mit Flüssigkeit gefüllter Hohlräume empfindet.

Bauchdecken. Schon im Bereich der Bauchdecken lassen sich palpatorisch wichtige diagnostische Anhaltspunkte gewinnen, vor allem die Feststellung der **reflektorischen Versteifung der Bauchmuskulatur** in bestimmten Abschnitten des Abdomens ist von großer Bedeutung. Sie wird geprüft, indem man mit beiden Händen gleichzeitig vollkommen symmetrische Abschnitte der Bauchmuskeln, vor allem der Musculi recti, sanft, aber stoßweise eindrückt. Einseitige reflektorische Muskelversteifung ist immer Zeichen eines organischen Prozesses, sie beruht auf einem viszeromotorischen Reflex, welcher dadurch zustandekommt, daß sich ein Reizzustand von einem erkrankten inneren Organ im Rückenmark auf die von demselben Segment ausgehenden motorischen Nerven überträgt und zu einem Spannungszustand in einem etwa oberhalb des erkrankten Organs befindlichen Abschnitt der Bauchmuskulatur führt. Man findet Versteifung der oberen Anteile des **rechten** Rectus abdominis bei entzündlichen Prozessen der Gallenwege und der Leber, ferner bei Ulcus pylori und duodeni; bei ulcerösen Prozessen im Magenkörper ist häufiger der **linke** Rectus versteift. Entzündungen des Nierenbeckens oder paranephritische Prozesse führen zu reflektorischer Versteifung in den seitlichen Anteilen eines Hypochondriums, akute Appendizitis zu Versteifung im rechten Unterbauch. Auch an den übrigen Abschnitten des Abdomens kann gelegentlich Muskelversteifung als Ausdruck einer umschriebenen Entzündung oder einer lokalen Peritonitis festgestellt werden.

Chronisch entzündliche Affektionen führen nicht selten, wohl infolge der langdauernden erhöhten Spannung zu **Atrophie** bestimmter Abschnitte der Bauchmuskeln, ein Zustand, der bei sanfter stoßweiser Palpation vollkommen symmetrischer Abschnitte der Bauchdecken an dem einseitig geringeren Widerstand kenntlich ist. Besonders bei abgelaufener **rezidivierender Appendizitis** findet man nicht selten **lokalisierte Atrophie** in der **Ileocoecalgegend** (**Chvostek, Wolkowitsch**). Auch Verdünnung des Unterhautzellgewebes wird hier mitunter festgestellt; man kann den Unterschied bei Aufheben von Hautfalten an symmetrischen Stellen erkennen (Katznelson). Grott hat die gleiche Hautveränderung im linken oberen Bauchquadranten bei chronischer Pankreatitis beschrieben. Für starke Kachexie ist das längere Stehenbleiben aufgehobener Hautfalten charakteristisch.

Außer den verschiedenen, in den Bauchdecken vorkommenden Lipomen, die schon früher beschrieben wurden (s. S. 145), werden noch andere Tumoren in den Bauchdecken beobachtet. Man erkennt den Sitz des Tumors im Bereich der Bauchdecken daran, daß er mit den Bauchdecken verschieblich ist und bei Muskelanspannung stärker hervortritt, während ein intraabdominell gelegener Tumor beim Aufsetzen oder Husten verschwindet. Die Tumoren der Bauchdecken sind zumeist chronisch-entzündlicher Genese (Nelathontumoren), mitunter treten auch in der Nähe von Operationsnarben in den Bauchdecken Fremdkörpergranulome als tumorartige Bildungen auf (Schnitzler). Aktinomykose kann gleichfalls zu Tumoren in den Bauchdecken führen, bisweilen entstehen dann Abszesse, die deutliche Fluktuation zeigen. Auch tuberkulöse Abszesse kommen in den Bauchdecken vor, besondere Erwähnung verdienen die Psoasabszesse, die sich bekanntlich als Senkungsabszesse nicht allzuselten bei Wirbelkaries einstellen; sie bewirken manchmal eine Vorwölbung in der Inguinalgegend. Ein seltenes Vorkommnis ist es, daß chronisch entzündete, intraabdominelle Organe mit den Bauchdecken verwachsen, die Entzündung den Muskel ergreift, so daß sich das Bild eines Bauchdeckentumors ergibt. Ein derartiges Krankheitsbild habe ich bei einer chronischen Cholecystitis und Pericholecystitis gesehen. Sie wurde für einen Nelathontumor gehalten; erst die Operation klärte den Zustand als Gallenaffektion.

Manchmal kann ein harter, im Nabel sitzender Knoten (Nabelmetastase) den ersten Hinweis auf einen malignen Tumor, zumeist ein Magenkarzinom, bringen. Boas und Witthauer haben auf diese Erscheinung besonders aufmerksam gemacht. Bei Magenkrebs kann bisweilen noch in der Linea alba unterhalb des Nabels ein harter rundlicher Strang (infiltriertes Lymphgefäß?) festgestellt werden (Strümpell). Erwähnt sei ferner die Tastbarkeit eines offenen Nabelringes und einer beim Husten vortretenden Umbilikalhernie, endlich die in der Mittellinie oberhalb des Nabels vorkommenden epigastrischen Hernien, kleine, harte Knoten, welche oft zu heftigen Magenbeschwerden Anlaß geben können. Als eigentümlicher Tastbefund sei noch angeführt, daß bei einem 40jährigen Manne linkerseits ein von der Mamilla unter der Brust- und Bauchhaut gegen den Nabel verlaufender Strang zu tasten war; vielleicht hat es sich um einen rudimentären Milchgang gehandelt.

Leber. Was die Betastung der intraabdominell gelegenen Organe betrifft, sei zunächst auf die Palpation der Leber eingegangen. Die normale Leber ist für gewöhnlich nicht tastbar, die Angabe von F l e c k e l, daß eine normale Leber in 70 % der Fälle zu fühlen sei, kann nicht bestätigt werden. Nur bei sehr mageren Individuen mit schlaffen Bauchdecken wird unter dem rechten Rippenbogen sowie im Epigastrium der weiche Leberrand getastet. Im Bereich des Rectus abdominis muß man sich vor Verwechslung einer Inscriptio tendinea mit dem Leberrand hüten. Dieser verschwindet aber beim Aufsetzen, während der Muskelbauch oberhalb der Inscriptio tendinea infolge der Muskelkontraktion deutlicher wird. Wird der Leberrand im rechten Hypochondrium unterhalb des Rippenbogens gefühlt, so muß es sich noch nicht um eine Vergrößerung der Leber handeln. Dieser Befund wird auch bei H e p a t o p t o s e angetroffen, weil dabei die Leber durch eine Drehung nach vorne der vorderen Bauchwand mit einer größeren Fläche anliegt, daher scheinbar vergrößert ist (F ö d e r l und T a n d l e r). Die Hepatoptose ist an dem durch Beobachtung des Littenschen Zwerchfellschattens (s. S. 131) nachzuweisenden Tiefstand der oberen Lebergrenze sowie an der normalen Beschaffenheit von Konsistenz und Rand der Leber kenntlich, ferner an dem Vorhandensein anderer Zeichen von Enteroptose. Isolierte Vergrößerung des rechten Leberlappens findet sich bei der Schnürleber; dabei kann der Rand des Schnürlappens in der rechten Bauchhälfte sogar tiefer als der Nabel stehen. Auch bei Vergrößerung der Gallenblase kann der rechte Leberlappen isoliert vergrößert sein (Riedlscher Lappen).

Um einen Tumor im rechten Oberbauch als der Leber angehörig zu erkennen, sind folgende Kriterien heranzuziehen: Lage im rechten Hypochondrium, Form, Größe, Oberfläche, Konsistenz, ferner Nachweis eines tastbaren, mehr oder weniger scharfen Randes, endlich die Tatsache, daß sich der Tumor mit der Inspiration nach abwärts, mit der Exspiration aber nach aufwärts bewegt, ohne daß er mit der Hand zurückgehalten werden kann. Die S t a u u n g s l e b e r, gleichgültig ob durch venöse oder durch Gallenstauung bedingt, ist daran kenntlich, daß die Zunahme des Lebervolumens beide Lappen gleichmäßig betrifft, die Oberfläche glatt, die Konsistenz mäßig erhöht, der Rand abgestumpft ist; die Inzisur zwischen rechtem und linkem Leberlappen ist meistens deutlich zu tasten. Die Stauungsleber ist in der Mehrzahl der Fälle stark druckempfindlich, der linke Lappen besonders schmerzhaft. Vergrößerung der Leber bei Cholangitis und Ödem zeigt dieselben Erscheinungen. Lokale starke Druckempfindlichkeit der etwas vergrößerten Leber von härterer Konsistenz, aber glatter Oberfläche und stumpfem Rand findet man bei L e b e r a b s z e ß. Dieser Befund im Verein mit dem typischen Schulterschmerz, der ge-

beugten Haltung, Ikterus und hohem Fieber hat mir einige Male
die Diagnose Leberabszeß ermöglicht.

Die Fettleber ist viel weicher als die Stauungsleber, der
Rand oft nur undeutlich zu fühlen, es fehlt die Druckempfindlichkeit. Ähnlich, nur von etwas derberer Konsistenz, ist die Lebervergrößerung durch Bindegewebsvermehrung, wie sie vor allem
bei inzipienter Lebercirrhose vorkommt. Dasselbe
Verhalten findet sich bei leukämischen Infiltraten, bei Endophlebitis obliterans und bei der sogenannten hypertrophischen Cirrhose
mit Ikterus. Ungleichmäßig granulierte Oberfläche einer nur mäßig
oder nicht vergrößerten Leber von harter Konsistenz und schar-
fem Rand wird fast ausschließlich bei fortgeschrittener atrophischer Lebercirrhose angetroffen. Findet sich granulierte
Oberfläche bei stärker vergrößerter Leber, so liegt chronische
Stauungsinduration, Stauungscirrhose oder Cirrhosis carcinoma-
tosa vor. Ähnlich ist der Befund bei biliärer Cirrhose, nur ist hier
daneben hochgradiger Ikterus vorhanden. Bei allen diesen Zuständen bleibt Form und Umriß der Leber mit dem von rechts auf-
steigenden unteren Rande im wesentlichen erhalten. Ungleich-
mäßige Vergrößerung der Leber mit Auftreten umschriebener Tumoren, die über die Oberfläche vorspringen, ist bei Gummen
oder malignen Tumoren zu beobachten. Gummen der Leber
sind häufig stark druckempfindlich; zumeist führt die Lues zu un-
gleichmäßiger Schrumpfung der Leber (Heparlobatum), von
welcher der linke Lappen stärker betroffen wird. Manchmal ist
der linke Lappen überhaupt nicht tastbar. Maligne Tumoren der
Leber führen bisweilen zu enormer Vergrößerung des Organes, die
die Leberoberfläche überragenden Tumoren sind als harte, zumeist
unempfindliche Knoten sehr gut tastbar, gelegentlich kann sogar
eine Eindellung in einem solchen Knoten (Krebsnabel) zu fühlen
sein. Die Frage, ob primäre oder metastatische Lebertumoren vorliegen, kann palpatorisch für gewöhnlich nicht gelöst werden; primäre Leberkarzinome gehen zumeist mit Milztumor und mit früh-
zeitigem Ikterus einher, bei metastatischen Lebertumoren fehlen
häufig diese Begleiterscheinungen. Manchmal kann aus der Lokalisation der Lebermetastasen der Sitz des Primärtumors vermutet
werden. So treten Lebermetastasen bei einem Krebs der
Gallenblase oder der großen Gallenwege oft nur örtlich im rechten
Lappen in der Nähe der Gallenblase auf, während der linke vollkommen frei bleibt. Dagegen sind Lebermetastasen bei Magen-,
Darm- und Pankreaskarzinomen, auch bei Mamma- und Bronchustumoren zumeist über die ganze Leber ausgebreitet. Liegen die
Lebermetastasen in der Tiefe der Leber, so bleibt die Oberfläche
glatt, die Konsistenz ist aber stark erhöht. Manchmal läßt sich aus
Differenzen der Konsistenz zwischen rechtem und linkem Leberlappen der Sitz des Tumors vermuten. Nur selten wird eine Meta-
stasenleber so groß, daß sie bis zur Symphyse reicht und das ganze

Abdomen einnimmt; vor allem bei Bronchuskarzinomen habe ich derartige enorme Lebermetastasen gesehen. Bei Lebercirrhose wird mitunter Auftreten von **multipler Adenombildung** beobachtet; diese Adenome haben in Größe, Härte und Form große Ähnlichkeit mit malignen Tumoren und können daher zu Fehldiagnosen Gelegenheit geben, sie liegen aber nicht in normaler, sondern in cirrhotisch veränderter (kleinhöckeriger) Leber, ein Umstand, der manchmal palpatorisch zu erkennen ist.

Echinokokken der Leber erscheinen bei der Palpation als ziemlich weiche, die Oberfläche der Leber überragende Erhebungen, welche bisweilen Fluktuation zeigen können. Das sogenannte **Hydatidenschwirren**, ein eigenartiges Vibrationsgefühl, das man bei Beklopfen von größeren Echinokokkenblasen empfindet, wird nur außerordentlich selten gefühlt und ist daher diagnostisch nicht besonders wertvoll. Ich kenne einen Fall, bei welchem ein sehr erfahrener Konsiliarchirurg, der zu einem großen, glatten Lebertumor ohne Ikterus gerufen wurde, deutliches Hydatidenschwirren zu fühlen glaubte. Die Operation ergab aber ein unterhalb der Leber gelegenes und gegen sie vordringendes, ziemlich weiches Sarkom (Wilms-Tumor).

Gallenblase. Die normale Gallenblase ist niemals tastbar. Tumoren, die der Gallenblase entsprechen, liegen im rechten Hypochondrium etwa in der Parasternallinie unter dem Leberrand, haben eine rundliche Form, eine ziemlich weiche Konsistenz oder machen den Eindruck einer prall gefüllten Kugel. Die Gallenblase ist **respiratorisch** mit der Leber **verschieblich**, steigt inspiratorisch hinunter und exspiratorisch hinauf; es ist unmöglich, dieses Aufsteigen durch Zurückhalten mit der Hand zu verhindern. Bei starker Vergrößerung ist ein Gallenblasentumor manchmal nach den Seiten gut verschieblich; wird er in die Tiefe des Abdomens gedrückt, so steigt er sofort wieder an die Oberfläche im Gegensatz zu retroperitonealen Tumoren derselben Gegend. Gallenblasenkarzinome sind nur sehr selten als höckerige Tumoren zu tasten, die Angabe von Courvoisier, daß tastbare Gallenblase bei schwerem Ikterus und dem Befund eines kompletten Choledochusverschlusses gegen Steinverschluß und für Karzinom spricht, ist nach eigener Erfahrung nur insofern richtig, als Verschluß des Choledochus durch Tumor (des Pankreaskopfes oder der Papilla Vateri) eine normale Gallenblase ausdehnt und dadurch der Palpation zugänglich macht; bei primärem Karzinom der Gallenblase, das sich bekanntlich sehr häufig im Gefolge von Cholelithiasis einstellt, ist das Courvoisiersche Zeichen für gewöhnlich negativ. Dagegen kann eine große, mit Steinen gefüllte Gallenblase als harter, unregelmäßiger Tumor getastet werden; mitunter wird bei der Palpation sogar ein Knirschen gefühlt und gehört, welches durch das Aneinanderreiben größerer Steine entsteht. Die tastbare Gallenblase ist bei akuten und subakuten Entzündungen stark **d r u c k s c h m e r z h a f t**. Wie die übrigen abdominellen Organe wird auch die Gallenblase am besten am liegenden Patienten palpiert; das Verfahren von R h e i n s t e i n, die Gallenblase am stehenden Kranken zu tasten, wobei die Leber mit der linken Hand von rückwärts nach vorn gedrückt wird, bietet keine Vorteile, da die Spannung der Bauchmuskulatur, die bei entzündlichen Gallenaffektionen sehr groß ist, am stehenden Patienten noch mehr behindert als im Liegen.

Milz. Die Palpation der Milz erfolgt zweckmäßig in rechter Seitenlage des Patienten, da in dieser Lage die linke Zwerchfellhälfte tiefer tritt und die Milz dadurch der palpierenden Hand besser zugänglich ist. Dabei empfiehlt es sich, mit der linken Hand den Rippenbogen von hinten zu stützen und während der Atmung die rechte Hand etwas vorzuschieben, um so der inspiratorisch herabgleitenden Milz entgegen zu kommen. Das von S c h o t t e r angegebene Verfahren, den Kranken mit seinem linken Arm an den Untersucher heranzuziehen, hat sich nicht bewährt. Eine normale Milz ist nur bei ausgesprochener Ptose zu fühlen. Bei beträchtlichem Tiefstand der linken Zwerchfellhälfte durch ein großes, pleuritisches Exsudat kann auch eine normalgroße, herabgedrängte Milz getastet werden; es ist dies jedoch nur selten der Fall, da eine derartige Verschiebung die Milz in ihrer Achse dreht und dadurch der Palpation weniger zugänglich macht (F e r b e r). Die Unverschieblichkeit des Zwerchfells linkerseits in solchen Fällen erschwert gleichfalls die Milzpalpation. Bei sehr großen, linksseitigen Pleuraexsudaten wird bisweilen unter dem linken Rippenbogen sogar der Wulst des hinuntergedrängten Zwerchfells palpiert.

M i l z t u m o r e n liegen im linken Hypochondrium knapp unterhalb des Rippenbogens, sind nur bei starker Ptose, sonst niemals vom Darm überlagert, haben eine glatte Oberfläche, einen runden unteren Pol, am vorderen Rand werden häufig kleine Einkerbungen getastet. Die Milz ist, außer bei enormer Größe, immer r e s p i r a t o r i s c h   v e r s c h i e b l i c h und während der Exspiration nicht zurückzuhalten. Unregelmäßige Vergrößerungen der Milz mit Knotenbildungen sind außerordentlich selten, da Metastasen maligner Tumoren fast niemals vorkommen und sich diese überdies kaum je über die Oberfläche der Milz erheben. Sehr große Milztumoren, wie sie sich bei Leukämien, bei Gaucherscher Krankheit, bei der seltenen Milztuberkulose und bei den splenomegalen Cirrhosen finden, sind an der glatten Oberfläche und an den Einkerbungen als Milz zu erkennen. In seltenen Fällen reichen diese Einkerbungen so tief, daß sie fast eine Zweiteilung der Milz bedingen und bei der Palpation als zwei verschiedene Tumoren erscheinen, was zu diagnostischen Fehlschlüssen führen kann.

Ich beobachtete vor vielen Jahren einen Fall von Lymphogranulomatose, bei welchem unterhalb des etwa 3 Querfinger unter dem Rippenbogen gelegenen Milzpols ein weiterer, etwa apfelgroßer Tumor zu tasten war, welcher sich bei der Exspiration zurückhalten ließ, daher als von der Milz zu trennender Tumor anzusprechen war. Die Autopsie ergab aber, daß eine tiefe Einkerbung die Milz in zwei Teile zerlegt hatte, welche nur durch eine etwa zwei Querfinger breite Brücke miteinander verbunden waren, was den eigenartigen Tastbefund vollkommen erklärte.

Nieren. Das Betasten der Nieren geschieht am besten b i m a - n u e l l, indem eine Hand hinten die Lendengegend nach vorne drückt, während die andere Hand von der vorderen Bauchwand tastend vorgeht. Man kann dann das Organ häufig zwischen den Händen hin und her bewegen (ballottieren). Nach R. S c h m i d t ist auch Seitenlage zur Nierenpalpation geeignet. Bei mageren Personen, besonders bei asthenischem Habitus, liegen die Nieren nicht selten ziemlich tief und sind dann auch ohne abnorme Beweglichkeit zu tasten. Vor allem sind aber Wandernieren zu palpieren; man kann in solchen Fällen auch die abnorme Beweglichkeit feststellen, indem die Nieren zwischen den beiden, sie komprimierenden Händen nach oben ausrutschen. Mitunter kann die unter der Leber gelegene rechte Niere große Ähnlichkeit mit einer vergrößerten Gallenblase haben, der palpatorische Unterschied liegt vor allem darin, daß die Niere sich zwar bei der Inspiration gleichfalls nach abwärts verschiebt, daß sie aber w ä h r e n d d e r E x s p i r a t i o n durch eine sie von oben umgreifende Hand z u - r ü c k g e h a l t e n werden kann, während die Gallenblase der palpierenden Hand kranialwärts entgleitet. Außerdem läßt sich die Niere, auch wenn sie ziemlich oberflächlich liegt, leicht nach hinten verdrängen, sie ist dann zunächst für die Palpation verschwunden, um erst nach einigen Atemzügen oder nach Aufstehen des Kranken wieder an die Oberfläche zurückzukehren. Auch die Konsistenz bietet für gewöhnlich Unterschiede, da die Niere die Konsistenz eines parenchymatösen Organs hat, die Gallenblase aber den Befund einer prall gefüllten Kugel ergibt. Dasselbe kann allerdings auch bei einer Hydronephrose der Fall sein.

Welche Schwierigkeiten sich mitunter für die Diagnose einstellen, sei an einem Falle eigener Beobachtung erörtert: Ein junges Mädchen klagte über zeitweise auftretende Schmerzen unklarer Natur im rechten Oberbauch. Dort war eine runde, etwa apfelgroße, den Eindruck einer prall gefüllten Blase machende Resistenz zu tasten, die von der Leber deutlich zu trennen war, daher nicht der Gallenblase entsprechen konnte. Gegen die Annahme, daß der Tumor der rechten Niere angehöre, sprach die Tatsache, daß die Resistenz sich nicht nach hinten verdrängen ließ, ferner das Fehlen sonstiger, auf die Niere hinweisender Symptome. Da auch der Röntgenbefund von Magen- und Darm völlig normal war, wurde schließlich eine Mesenterialcyste angenommen. Gelegentlich stärker aufgetretener Schmerzen wurde die Patientin unter unklarer Indikation operiert. Die Operation ergab eine rechtsseitige Doppelniere, von welcher die vordere vollkommen hydronephrotisch verändert und ohne jede Funktion war. Neben der rechtsseitigen Doppelniere war eine normale linke Niere vorhanden. Die Doppelniere wurde exstirpiert. Die Patientin ist jetzt, 25 Jahre später, bei voller Gesundheit.

Pankreas. Tumoren des Pankreas liegen etwa in Nabelhöhe, wenn sie den Pankreaskopf betreffen, etwas rechts von der Mittel-

linie in der Tiefe. Sie sind zumeist gegen die Wirbelsäule u n v e r -
s c h i e b l i c h, vom Darm überlagert, manchmal ist nach rechts
fortgeleitete Aortenpulsation zu tasten. Derselbe Befund kann jedoch bei einem Duodenalkarzinom (Oberndorfer-Tumor) zu
erheben sein, wie ich in einem Falle feststellen konnte. Cystische
Tumoren des Pankreas können auch links vom Nabel gelegen sein,
wenn sie vom Pankreasschweif ausgehen, was ziemlich häufig der
Fall ist. Solche Cysten können sehr groß werden und dann auch
oberflächlich zu finden sein. Sie liegen zwischen Magen und Colon
transversum, was durch Aufblähung von Magen und Darm festgestellt werden kann.

Magen — Darm. Die lufthaltigen Organe des Bauchraumes entziehen sich im normalen Zustand der Palpation, nur der normale
P y l o r u s kann bei sehr schlaffen Bauchdecken an mageren Individuen mitunter als strangförmige Resistenz etwas rechts und
oberhalb des Nabels getastet werden. Charakteristisch für den Pylorus ist dabei, daß diese Resistenz innerhalb kurzer Zeit ihre
Form ändern kann; die Verschieblichkeit des Pylorus ist für gewöhnlich gering. Besser zu palpieren ist der Zustand spastischer
Muskelkontraktion (P y l o r o s p a s m u s), in solchen Fällen kann
er einen sehr harten, ein bis zwei Finger dicken Strang bilden, der
zu Verwechslungen mit einem malignen Tumor Anlaß geben kann.
In der Mehrzahl der Fälle entsprechen palpable Resistenzen in der
Pylorusgegend, in der Mittellinie oder im linken Hypochondrium
einer organischen Veränderung der Magenwand. Zumeist handelt
es sich um maligne Tumoren, doch geben auch penetrierende Ulcera oder die im Gefolge geschwüriger Prozesse sich einstellende
Perigastritis adhaesiva mitunter den gleichen Befund, ebenso die
Lues des Magens. Die Gastritis phlegmonosa kann gleichfalls eine
gut tastbare, meistens stark druckempfindliche Resistenz bilden.
Die Tumoren des Magens sind kugelig, milzpolartig, walzenförmig
oder mehr flächenhaft. Über die Größe des Magens lassen sich
manchmal Anhaltspunkte gewinnen durch Beobachtung des bei
stoßweiser (bimanueller) Palpation entstehenden P l ä t s c h e r -
g e f ü h l s und Plätschergeräusches. Ausgedehntes Magenplätschern
spricht für Dilatation und Atonie des Magens, deutliches Plätschern lange Zeit nach der letzten Nahrungsaufnahme für motorische Insuffizienz des Magens.

Der normale D a r m ist nur zu tasten, wenn er mit Kot gefüllt
ist; solche Kottumoren palpiert man entweder in der Coecalgegend
oder im Oberbauch in Form quer verlaufender mehr oder weniger
dicker Stränge (wenn sie im Colon transversum liegen) oder entsprechend dem Colon descendens oder Sigmoid in der linken
Bauchseite. Ausgesprochen perlschnurartige Form dieser Stränge
spricht für C o l o s p a s m u s. Bei Colitis und Sigmoiditis wird
bisweilen auch der leere Darm als fingerdicker stark druckemp-
findlicher Strang getastet. Akute Enteritis und Colitis führen oft

zu beträchtlicher Gas- und Flüssigkeitsansammlung im Darm. In solchen Fällen tastet man ein Schwappen, nicht selten werden auch gurgelnde oder plätschernde Geräusche ausgelöst. Für die Diagnose des Typhus abdominalis hat Plätschern in der rechten Unterbauchgegend („Ileocoecalgurren") einen gewissen Wert. Lebhafte Peristaltik des Dünn- und Dickdarms kann auch ohne daß durch Palpation ein Reiz auf die Bauchwand ausgeübt wird, gurrende oder kollernde Geräusche verursachen. Eine weitere diagnostische Bedeutung haben diese als Borborygmen bezeichneten akustischen Phänomene nicht, dagegen kann ein spontan entstandenes oder durch den Palpationsreiz hervorgerufenes spritzendes Geräusch eine spastische oder organische Darmstenose anzeigen.

Dem Dickdarm entsprechende Resistenzen, welche nach Einläufen oder Papaveringaben nicht verschwinden, sind zumeist maligne Tumoren, manchmal auch tuberkulöser Natur und dann für gewöhnlich in der Ileocoecalgegend gelegen; ein solcher tuberkulöser Ileocoecaltumor ist im Gegensatz zu den akuten oder subakuten appendizitischen und perityphlitischen Infiltraten nur wenig druckempfindlich, es bestehen auch nicht die für Appendizitis typischen Druckpunkte (s. S. 172). Die Appendixgegend ist besonders gut zu palpieren, wenn der Kranke aufgefordert wird, das rechte Bein gestreckt zu erheben; der kontrahierte Musculus ileopsoas schafft eine feste Unterlage, auf welcher etwaige abnorme Resistenzen der Coecalgegend gut zu tasten sind. Die Ergebnisse der Palpation sind bei Appendizitis zumeist sehr geringfügig. Nach Roux kann bei akuter Appendizitis mitunter teigig ödematöse Infiltration der Wand des Coecums palpiert werden. Ganz selten ist bei chronischer Appendizitis der Wurmfortsatz selbst als runder walzenförmiger Strang oder fester kleiner Tumor zu tasten (Ortner, Sahli, Sonnenburg).

Die Pericolitis und Perisigmoiditis kann zu einer mäßig druckempfindlichen Resistenz im Bereich des Colons oder Sigmoids führen. Diese Prozesse sind von malignen Tumoren des Colons (flexura hepatica, flexura lienalis, Sigmoid) oft nur schwer zu trennen; manchmal läßt sich die besondere Härte der Resistenz für die Diagnose Tumor verwenden. Der Röntgenbefund ist nicht immer entscheidend.

Multiple Tumoren im Bereich des Abdomens werden bei karzinomatöser Peritonitis angetroffen; betreffen ausgedehnte Metastasen das große Netz, so kann dieses mitunter die Form der Leber annehmen. Die Differentialdiagnose ist in solchen Fällen palpatorisch oft kaum zu stellen, wenn das Netz mit der Leber verwachsen ist. Nicht immer sind multiple Tumoren metastatischer Natur; ich sah sie auch bei Lymphogranulom des Magens und Darms sowie bei der seltenen Linitis plastica. Eine Vielheit von Resistenzen wird ferner bei plastischer Peritonitis angetroffen.

die zumeist tuberkulöser Natur ist; hier wie bei multiplen Krebsmetastasen ist neben den Tumoren häufig freie oder abgesackte Flüssigkeit im Bauchraume nachweisbar.

Leichte nach Entzündungen zurückbleibende oder postoperative Adhäsionen zwischen verschiedenen Darmteilen oder zwischen Magen und Darm, Magen und Leber, Magen und Gallenblase usw. erscheinen nicht selten als undeutliche, mehr flächenhafte Resistenzen, die nur bei sehr vorsichtiger und sanfter Palpation zu Tage treten; sie können für die Diagnose unklarer Beschwerden im Bereich des Abdomens von großem Wert sein.

Vergrößerungen der retroperitonealen Lymphdrüsen sind nur, wenn sie ein beträchtliches Ausmaß erreichen, der Palpation zugänglich. An ihrer Multiplizität, rundlichen Form, der tiefen Lage und Unverschieblichkeit muß die palpatorisch oft schwierige Diagnose gestellt werden. Ein großer Tumor im Bereich des Unterbauches entspricht dem graviden Uterus oder einem Tumor des weiblichen Genitales, über diese Befunde soll nicht gesprochen werden. Es darf nicht vergessen werden, daß ein runder, glattwandiger Tumor oberhalb der Symphyse durch eine prall gefüllte Harnblase bedingt sein kann (s. S. 143). Daher soll vor der Palpation unter Umständen katheterisiert werden.

Bei mageren Personen mit leerem Darm läßt sich bisweilen die Lendenwirbelsäule tasten, manchmal springt das Promontorium, stark vor, so daß es für einen retroperitonealen Tumor gehalten werden kann. Abnorme knöcherne Anomalien der Wirbelsäule bilden gelegentlich den Anlaß zu einer Fehldiagnose.

So beobachtete ich vor vielen Jahren einen Fall mit multiplen Knochenmetastasen. Bei der Suche nach dem Primärtumor fand sich die rechte Niere vergrößert und bei bimanueller Palpation deutlich härter; daher wurde ein Hypernephrom angenommen, die Autopsie ergab aber, daß die rechte Niere von normaler Größe war, allerdings tief lag und auf einem abnorm breiten Querfortsatz eines Lendenwirbels aufsaß, was den täuschenden Palpationsbefund verursacht hatte. Als Primärtumor fand sich anatomisch ein erbsengroßes Bronchuskarzinom, das klinisch und röntgenologisch keinerlei Erscheinungen gesetzt hatte.

Druckschmerz.

Druckschmerzhaftigkeit im Bereich des Abdomens spielt in der Diagnostik intraabdomineller Krankheitsherde eine große Rolle. Man muß dabei zwischen oberflächlicher Hauthyperästhesie und tiefer gelegenen, örtlich umschriebenen Druckpunkten unterscheiden. Einseitige Hyperästhesie der Bauchhaut im Sinne einer Headschen Zone, welche sich bekanntlich segmentär von der Wirbelsäule bis nach vorn erstreckt, ist vor allem für die Abtrennung von Leber- oder Gallen- und Nierenprozessen zu verwenden, da die Hauthyperästhesie bei Leberaffektionen in höheren Segmenten lokalisiert ist. Von den Nierenaffektionen zeigen vor allem Pyelitiden und paranephritische Infiltrate Head-Zonen (K a s z t r i n e r und K a t z). Bei Magen- und Duodenalgeschwüren werden gleichfalls gelegentlich hyperästhetische Zonen im Oberbauch angetroffen (G r o t e), nach F. W i n k l e r soll dieses Symptom auch bei Gastritis vorhanden, und zwar bei Corpusgastritis links, bei Antrumgastritis rechts gelegen sein. Eigene Nachprüfungen haben dieses Verhalten aber nicht bestätigen können, ebensowenig wie die Angaben von I c k o v i c, daß bei Typhus abdominalis Head-Zonen angetroffen werden. Dagegen habe ich gleich K a t s c h bei Pankreasprozessen bisweilen Hyperästhesie im Bereich des linken Oberbauches feststellen können. Im Bereich des Unterbauches findet sich eine Head-Zone mitunter bei Appendizitis und Sigmoiditis, ferner bei Affektionen des weiblichen Genitales (R e i c h e l t und W e l l i s c h).

Die diagnostische Bedeutung der Headschen Zonen im Bereiche des Abdomens wird nach eigener Erfahrung wesentlich eingeschränkt nicht nur durch die Ungleichmäßigkeit ihres Auftretens, sondern auch durch die Tatsache, daß sich bei der so häufigen S p o n d y l a r t h r o s e d e r L e n d e n w i r b e l s ä u l e gleichfalls nicht selten ein- oder beiderseitige hyperästhetische Zonen nachweisen lassen. Dieses Vorkommnis entspricht der von R e i c h e l t und W e l l i s c h als „essentielle Bauchdeckenhyperästhesie" bezeichneten Erscheinung, welche die Autoren als Ausdruck von Gelose, Adiposalgie oder Rheumatismus aufgefaßt wissen wollen. Zweifellos kann bei bestimmten Formen der Fettsucht Hyperästhesie der Haut und des Fettgewebes vorhanden sein (s. S. 146); dort wurde aber auch ausgeführt, daß diese Empfindlichkeit des Fettgewebes wahrscheinlich gleichfalls mit chronischer Spondylarthrose in Zusammenhang stehen dürfte. Im Sinne dieser Annahme würde sprechen, daß bei solchen Fällen recht häufig nicht nur Haut und Fettgewebe, sondern auch die Muskulatur stark druckempfindlich angetroffen wird. Dies ist besonders an den Bauchmuskeln in der Flanke nachzuweisen, wenn man sie von der Seite her umgreift. Hier sind auch die tieferen Anteile der Bauchdecken druckempfindlich und der geschilderte Handgriff ermöglicht nicht selten die Abtrennung des sogenannten abdominellen Syndroms der deformierenden Spondylarthrose der Lendenwirbelsäule, bei welchem die Bauchdecken auch bei Druck von vorne druckempfindlich sein können, von Bauchaffektionen, wie Appendizitis, Pyelitis oder Cholecystitis.

Im Bereich des Rückens ist K l o p f e m p f i n d l i c h k e i t d e r D o r n f o r t s ä t z e von großer diagnostischer Bedeutung. Sie findet sich vor allem bei Erkrankungen des Wirbelkörpers, besonders bei Wirbelkaries, aber auch bei metastatischen Wirbeltumoren, nur sehr selten bei Spondylarthrose, und hier niemals auf einen Wirbel beschränkt, wie gegenüber B a r c e l o betont werden muß. Dagegen wird mäßige Klopfempfindlichkeit der Wirbeldorne mitunter bei Lymphdrüsenvergrößerung vor der Wirbelsäule angetroffen (Spinalgie — P e t r u s c h k y), ferner bei gastrischen Krisen der Tabiker, nach R. S c h m i d t ab und zu auch bei Ulcus ventriculi und bei Cholecystitis. Diese fortgeleitete Klopfempfindlichkeit ist aber nach eigener Erfahrung immer bedeutend geringer als das gleiche Symptom bei Wirbelprozessen, so daß seine diagnostische Bedeutung dadurch nur wenig eingeschränkt wird. Für das Vorliegen einer Wirbelaffektion kann man bisweilen noch das von K a h n angegebene längere Bestehenbleiben einer lokalen Hautrötung an der beklopften Stelle verwenden, ferner erhöhte Hitzeempfindlichkeit (starker Schmerz bei Berühren der Wirbeldorne mit einem heißen Gegenstand). R. S c h m i d t beschreibt Klopfempfindlichkeit des Kreuzbeins bei Rektumkarzinom.

Durch einen kurzen Faustschlag auf die Rückenmuskeln beiderseits neben der Wirbelsäule läßt sich mitunter gleichfalls Klopfempfindlichkeit feststellen. Seit langer Zeit bekannt ist die S u c - c u s s i o r e n a l i s (Klopfempfindlichkeit der Nierengegend) bei Pyelitis, Nephrolithiasis und Paranephritis. R. S c h m i d t beobachtete Klopfempfindlichkeit der linken Nierengegend bei Ulcus ventriculi, rechts bei Ulcus duodeni. Nach eigener Erfahrung ist dieses Symptom aber nur sehr selten anzutreffen, höchstens bei nach hinten penetrierenden Geschwüren. Kürzlich wurde von L a u d a und K r a u c h e r als S u c c u s s i o h e p a t a l i s eine etwas höher hinter und in der hinteren rechten Axillarlinie gelegene Klopfempfindlichkeit beschrieben, die bei Cholecystitis und Choletithiasis vorkommt.

Die t i e f e n umschriebenen D r u c k p u n k t e im Bereich des Abdomens sind verschiedener Genese. Einesteils handelt es sich um einen viszerosensorischen Reflex, der in ähnlicher Weise zu erklären ist wie das Zustandekommen der Headschen Zonen. andererseits aber auch um Druckschmerzhaftigkeit der erkrankten Organe selbst. Die besonders von M a c k e n z i e vertretene Annahme, die inneren Organe wiesen keine Schmerzempfindung auf. hat sich als unrichtig herausgestellt; denn Druckpunkte am Magen und Duodenum verschieben sich nicht selten mit dem Organe (R. S c h m i d t), auch röntgenologisch läßt sich häufig die örtliche Übereinstimmung von Druckpunkt und Organläsion feststellen. Es muß daher daran festgehalten werden, daß bei den im Bereiche des Abdomens gelegenen Druckpunkten beide Entstehungsarten eine Rolle spielen, wobei die stärkere oder schwächere Beteiligung der einzelnen Faktoren zumeist nicht abzugrenzen ist.

Unter den Affektionen des Magens sind es vor allem die peptischen Geschwüre, welche Druckpunkte zeigen. Bei Ulcus des Corpus ventriculi findet sich der Druckpunkt häufig links über dem Musculus rectus etwa drei Querfinger oberhalb des Nabels, bei Geschwüren des Pylorus und Duodenums an der korrespondierenden Stelle rechterseits. Die Seite des Druckpunktes ist aber nicht streng an die Lokalisation des Ulcus gebunden. Der von M a t s u o und K o s a k i sowie von P u g l i s i - A l l e g r a gemachte Versuch, die Lokalisation von Magengeschwüren mittels verschieden gelegener Druckpunkte noch genauer zu erfassen, scheint keine verläßlichen Ergebnisse zu erzielen. Manchmal wird bei Magengeschwüren auch ein Druckpunkt in der Mitte des Epigastriums unterhalb des Schwertfortsatzes angetroffen, aber durchaus nicht regelmäßig, wie dies von M a c k e n z i e angenommen wurde, er ist auch von geringer diagnostischer Bedeutung, da der gleiche Druckpunkt als Zeichen von Überempfindlichkeit des Plexus solaris bei vielen neurotischen Personen vorkommt. Ebensowenig kann der Auffassung von d a S i l v a M e l l o beigepflichtet werden, daß bei Ulcus duodeni sehr häufig eine starke Druckempfindlichkeit des Processus xiphoideus („Xiphoid-Druckpunkt“) anzutreffen ist. Ich fand dieses Symptom bei allgemeiner Hyperästhesie, mitunter bei chronischen Gelenksprozessen (s. F e n z).

Ein Druckpunkt knapp oberhalb des Nabels ist manchmal bei P a n k r e a s a f f e k t i o n e n zu finden, doch wird gelegentlich auch Druckschmerzhaftigkeit etwas rechts oberhalb des Nabels festgestellt (Desjardins Zeichen). Bei Prozessen im Pankreasschweif kann links vom Nabel Druckempfindlichkeit vorliegen (W. B e r g e r); den gleichen Druckpunkt hat P o r g e s allerdings bei Enteritis beschrieben. Druckschmerz über dem rechten Rectus ungefähr an der gleichen Stelle wie bei Ulcus duodeni findet sich bei C h o l e l i t h i a s i s und C h o l e c y s t i t i s (M a c k e n z i e). Zur Differenzierung kann folgender Handgriff dienen: Man drückt mit der Hand auf den rechten Rectus und schiebt dann die Hand u n t e r d e n r e c h t e n R i p p e n b o g e n h i n a u f. Bei Gallenblasenprozessen wird ein solcher Druck besonders schmerzhaft empfunden, während bei Magen- und Zwölffingerdarmaffektionen der Druckschmerz aufhört oder zumindest stark nachläßt. An der gleichen Stelle wie der Gallenblasendruckpunkt liegt übrigens auch der untere Mussysche Druckpunkt (am Schnittpunkt der Parasternallinie mit der Verlängerung der zehnten Rippe). Der Mussysche Druckpunkt ist ein Phrenicuspunkt und wird bei spezifischen Lungenprozessen, vor allem aber bei Pleuraaffektionen der betreffenden Seite angetroffen. Bei Lungen- und Pleuraprozessen fehlt der Druckschmerz unter dem Rippenbogen im Gegensatz zu den Gallenaffektionen. Der untere Mussy findet sich sowohl rechts als auch links.

Nach eigener langjähriger Erfahrung wird bei progredienten spezifischen Pleura- und Lungenprozessen, auch bei Lungenspitzenaffektionen noch häufiger ein umschriebener, sehr heftiger Druckschmerz etwa zwei Querfinger seitlich und einen Querfinger oberhalb des Nabels empfunden (p a r a u m b i l i k a l e r D r u c k - p u n k t). Das Zustandekommen dieses Druckpunktes bei Pleura- und Lungenspitzenaffektionen ist nicht leicht zu erklären. Von anatomischer Seite (W. F e l i x , S t r u c k h o f) wird angegeben, daß sensible Fasern des Nervus phrenicus mit dem Plexus solaris Verbindungen eingehen. Unter Berücksichtigung dieser Tatsache ist der paraumbilikale Druckpunkt vielleicht wie der obere und untere Mussy als ein Phrenicusdruckpunkt aufzufassen.

Der für die Diagnose der akuten A p p e n d i z i t i s besonders wertvolle Mac-Burneysche Druckpunkt liegt zwischen mittlerem und äußerem Drittel der Verbindungslinie des Nabels mit der Spina iliaca anterior superior. M o r r i s beschreibt diesen Druckpunkt auf der gleichen Linie vier cm vom Nabel entfernt. Manchmal findet sich bei Appendizitis auch ein Druckpunkt zwischen rechtem und mittlerem Drittel der Intraspinallinie (L a n z). Besonders spricht für Appendizitis, wenn bei Druck auf das Epigastrium oder den linken Oberbauch Schmerz in der Ileocoecalgegend empfunden wird (R o v s i n g). Gelegentlich kann auch das Blumbergsche Zeichen (Schmerz bei raschem Nachlassen des Druckes auf die Ileocoecalgegend) in dieser Hinsicht von Belang sein. Weniger verläßlich ist der Kümmelsche Druckpunkt in der Linea alba zwei cm unterhalb des Nabels, welcher besonders bei Linkslage in Erscheinung treten soll. Bei gangränöser Appendizitis soll Druck auf die Ileocoecalgegend ein Aufsteigen des rechten Hodens zur Folge haben (B r i t t a i n , La R o q u e). H i n r i c h s hat dieselbe Erscheinung bei Ulcus, B o e h n h a r d t bei Pankreasaffektionen festgestellt. Auf eine Anführung noch anderer, wenig bedeutungsvoller Druckpunkte bei Appendizitis glaube ich verzichten zu können. Sie sind vor mehreren Jahren von B. H o c h zusammengestellt worden.

Entzündliche Prozesse im Bereich des C o l o n s führen zu starker örtlicher Druckschmerzhaftigkeit; insbesondere für die Diagnose der Pericolitis und Perisigmoiditis ist dieses Symptom bedeutungsvoll. Bei Affektionen des Sigmoids ist ein Druckpunkt im linken Unterbauch, etwa dem Mac-Burneyschen entsprechend, recht konstant (S-Punkt — v. N o o r d e n). Selbstverständlich können auch Entzündungen in der Nähe eines malignen Tumors die gleichen Druckpunkte hervorrufen.

Der Druckpunkt für die N i e r e liegt im seitlichen Bauchabschnitt, meistens etwas oberhalb des Nabels. In vielen Fällen ist hier die Druckempfindlichkeit der Niere selbst nachweisbar, wenn die Niere gleichzeitig palpiert wird (s. S. 165). Druckempfindlichkeit der Nieren wird übrigens fast ausschließlich bei den auch einseitig vorkommenden Nierenaffektionen nachgewiesen, vor allem bei Pyelitis und Nephrolithiasis; bei den hämatogenen Nierenerkrankungen sind die Nieren mit seltenen Ausnahmen (Nephritis dolorosa, Niereninfarkt) nicht druckschmerzhaft.

U r e t e r p r o z e s s e , insbesondere das Steckenbleiben eines Steines im Ureter, führen zu Druckschmerzhaftigkeit längs des Verlaufes des Harnleiters. Nach B a z y soll ein besonderer Druckpunkt drei Querfinger neben dem Nabel für Ureteraffektionen charakteristisch sein, doch ist er nach eigener Erfahrung öfter im Bereich des Unterbauches gelegen, in der Gegend des Mac-Burneyschen Punktes, was auch von A. W e b e r betont wird. Dieser Autor gibt für Uretersteine noch einen Druckpunkt an der Spitze der zwölften Rippe an.

Knapp oberhalb der Symphyse findet man Druckempfindlichkeit bei entzündlichen Affektionen der H a r n b l a s e oder des weiblichen Genitales; Prozesse in den Adnexen führen zu Druckschmerz in der Gegend der O v a r i e n, doch wird derselbe Befund auch bei Hysterie erhoben (Ovarie — C h a r c o t). Ob hiebei das Ovarium selbst druckempfindlich ist oder vielleicht die großen Gefäße, wie dies von L i c h t w i t z und T a d d e i angenommen wird, läßt sich nicht entscheiden. Jedenfalls kann man bei hysterischen Männern mitunter an derselben Stelle Druckschmerz feststellen. Nach E. B u m m ist bei Adnexitis auch der rechte Schambeinast druckempfindlich, während dieses Symptom bei Appendizitis fehlt.

Von großer Bedeutung ist ein D r u c k p u n k t a m R ü c k e n, knapp neben dem elften und zwölften Brustwirbeldorn. Er findet sich einmal bei Pleuraprozessen auf der kranken Seite (Huchards Druckpunkt), ferner bei Ulcus ventriculi und duodeni (B o a s, S e i d l), nach S e i d l bei Pylorus- und Duodenalgeschwüren nur rechts, beim Ulcus der kleinen Kurvatur beiderseits, nach eigener Erfahrung hier eher links. Seine Bedeutung für die Ulcusdiagnose wird aber durch den Umstand eingeschränkt, daß er rechterseits auch bei Gallenblasenprozessen vorkommt, bei ausheilenden Cholecystopathien nach M. S t e r n sogar auch linkerseits. Endlich kann sich die gleiche Druckempfindlichkeit bei Intercostalneuralgie sowie bei Spondylitis und Spondylarthrose einstellen, allerdings nicht nur neben dem elften und zwölften Brustwirbeldorn, sondern entsprechend dem Sitze der Knochen- oder Gelenksaffektion auch höher oder tiefer. Jedenfalls ist bei Prüfung des Boas-Seidlschen Druckpunktes genau nachzusehen, ob nicht an dieser Stelle eine Wirbel-, Gelenks- oder Nervenerkrankung vorliegt. In der Kreuzgegend findet man bei arthrotischen Veränderungen in der Synchondrosis sacroiliaca oft beträchtliche Druckempfindlichkeit (s. S. 209). C a m p a n a c c i und L o J a c o m o beschreiben bei Appendizitis einen Druckpunkt hinten zwischen Scapularlinie und hinterer Axillarlinie unterhalb der letzten Rippe oder im letzten Intercostalraum; sie halten diesen Druckpunkt für häufiger als den Mac-Burneyschen Punkt. Ich konnte mich von der Richtigkeit dieser Angaben nicht überzeugen.

Reflexe.

Eine Beobachtung der Bauchdeckenreflexe ist vor allem bei neurologischen Erkrankungen von Wichtigkeit. Ist doch das Fehlen

eines Bauchdeckenreflexes als Symptom einer Pyramidenbahnläsion schon bei leichtesten cerebralen Hemiparesen nachzuweisen. Bei multiplen cerebralen oder spinalen Herden fehlen die
Bauchdeckenreflexe beiderseits, besonders bei multipler Sklerose,
doch darf dieses Symptom nur bei jugendlichen Personen mit gut
gespannten Bauchdecken als Zeichen einer organischen Nerven-
läsion gewertet werden, denn schlaffe Bauchdecken, vor allem das
Überstehen mehrerer Graviditäten führt sehr häufig zu völligem
Fehlen der Bauchdeckenreflexe. Außerdem können diese Reflexe
auch bei beträchtlichem Meteorismus, so z. B. bei Peritonitis, fehlen. Mitunter kann diese Erscheinung zur Abtrennung gegenüber
hysterischem Meteorismus verwendet werden (O r t n e r). R.
S c h m i d t beschreibt einseitiges Fehlen der Bauchdeckenreflexe
bei Ulcus ventriculi, B o t t sah dasselbe Symptom oder rasche Er-
schöpfbarkeit des Bauchdeckenreflexes nicht nur bei Abdominalerkrankungen, sondern auch bei Orchitis, Pneumonie, Pleuritis.
bei Lumbago und Ischialgie. Auf den „inspiratorischen" Bauchdeckenreflex bei Pleuritis (R. S c h m i d t) wurde schon hingewiesen (s. S. 157).

Bei Bestreichung der Haut des Rückens in der Höhe der Der-
matome D 7 — D 12 findet sich bei Vorhandensein hyperästheti-
scher Zonen eine ruckartige Kontraktion der Rückenmuskulatur
(R ü c k e n r e f l e x). Ö f e l e i n hat das Auftreten dieses Reflexes als Ulcussymptom angesehen. Nach D i e f e n t h a l e r, der
auf meine Veranlassung Ö f e l e i n s Angaben nachgeprüft hat.
findet sich dieser Rückenreflex wohl gelegentlich, aber durchaus
nicht immer bei Ulcuskranken, andererseits aber auch bei Pleuritis, Angina pectoris und Spondylarthrose, also bei Prozessen, welche mit lokalisierten Hauthyperästhesien, mit Headschen Zonen
einherzugehen pflegen. Der Rückenreflex stellt daher nach eigener
Erfahrung nur ein objektives Symptom für das Vorliegen einer
Head-Zone dar.

Genitale.

Die Untersuchung des äußeren Genitales hat vor allem spezial-
ärztliches Interesse. Hypospadie und Epispadie verdienen als Degenerationszeichen kurze Erwähnung, ebenso der Kryptorchismus.
Es ist bekannt, daß kryptorche Hoden nicht so selten sarkomatös
degenerieren können. Abnorm kleine Hoden finden sich bisweilen
bei Hypogenitalismus, ferner ab und zu bei atrophischer Lebercirrhose (G o l d z i e h e r) und bei Dystrophia myotonica. Eine
Narbe am Penis soll auch den Internisten auf eine abgelaufene
luetische Affektion hinweisen. Der normale Hoden ist außerordentlich druckschmerzhaft; das Fehlen dieser Druckempfindlichkeit ist nicht selten ein Frühsymptom bei Tabes dorsalis (Pi-
tressches Zeichen). Die Prüfung des Kremasterreflexes (J a s t r o -
w i t z) ist für die neurologische Diagnostik nur von geringer Be-

deutung, da dieser Reflex recht inkonstant ist. Über die dem
Kremasterreflex gleichende Hebung des Hodens bei Palpation der
Appendixgegend wurde schon gesprochen (s. S. 172). Beim Rechtshänder steht der linke Hoden etwas tiefer als der rechte, beim
Linkshänder findet sich oft umgekehrtes Verhalten. Der Befund
einer Vergrößerung des Nebenhodens, die am häufigstens bei tuberkulöser Epididymitis vorkommt, muß auch an den inneren Organen nach tuberkulösen Manifestationen suchen lassen. Akute
schmerzhafte Schwellung des Hodens (Orchitis) ist eine nicht selten nach Parotitis epidemica auftretende Erscheinung; gelegentlich
kommt Orchitis aber auch nach anderen Infektionskrankheiten vor. Samenaderbruch (Varikokele) weist ebenso wie Varizen-
bildung an den Unterschenkeln auf Anomalien im Gefäßsystem
hin, doch kann eine Varikokele, die beim Liegen bestehen bleibt,
bisweilen als Frühsymptom bei Nierentumoren beobachtet werden
(H o c h e n e g g, K o h l m a y e r). Von der Genitalbehaarung
wurde schon gesprochen. Am weiblichen äußeren Genitale kann
livide Verfärbung (Weinhefefarbe) ein Frühsymptom für eine Gravidität darstellen. Das Ausmaß der kleinen Labien ist zum Teil
rassenmäßig verschieden („Hottentottenschürze“). Auch in unseren Gegenden kommt als Degenerationszeichen mitunter mäßige
Vergrößerung der kleinen Labien vor.

In der A n a l g e g e n d ist auf Hämorrhoiden, Fissuren und
Fisteln zu achten. Analfisteln und periproktitische Abszesse sind
häufig tuberkulöser Natur. Lokale Zyanose ad anum wurde als
Symptom von Darminvagination beschrieben (O p p o l z e r, O r t -
n e r). Die Prolapse des Anus und des Rektums gehören zu den
chirurgischen Affektionen und werden daher übergangen.

V. Extremitäten.

Knochen.

Die Untersuchung der Extremitäten ist eingehend zu besprechen, da sie an internen Krankenstationen zweifellos häufig stark
vernachlässigt wird. Insbesondere wird der Inspektion der Arme
und Beine und deren Einzelheiten wenig Aufmerksamkeit geschenkt, obwohl G e r h a r d t schon vor 50 Jahren einen sehr
ausführlichen und vortrefflichen Aufsatz über „Die Hand des
Kranken“ veröffentlicht hat.

Die L ä n g e der Arme und Beine ist im allgemeinen von der
Körpergröße abhängig. Der asthenische Habitus weist häufiger
verhältnismäßig lange, der pyknische Habitus eher kurze Extremitäten auf (K ü h n e l). Die Länge der Arme und Beine im Verhältnis zur Körpergröße ist eine vererbbare Eigenschaft, dabei soll
nach A l e s t r a die Durchschlagskraft der Langbeinigkeit größer
sein als die der Kurzbeinigkeit. Ob der Knochenbau kräftig oder

zart ist, läßt sich mit einem Blick oder Griff oberhalb des Hand-
oder Fußgelenks ermitteln. Da die Knochen einen wesentlichen
Bestandteil des Körpergewichts ausmachen, ist diese Feststellung
für die Beurteilung des Allgemeinzustandes nicht ohne Belang.

Einzelne Konstitutionsanomalien zeigen auffallend lange Extremitäten, besonders der sogenannte e u n u c h o i d e H o c h -
w u c h s, kenntlich ferner an dem bartlosen Gesicht mit infantilen
Gesichtszügen und an der spärlichen, weiblich angeordneten Stammbehaarung. Bei anderen Konstitutionsanomalien erfolgt das Wachstum der Extremitäten nicht gleichmäßig, es bleiben die Hände und
Füße im Wachstum zurück (W i e s e l): beim akromegaloiden Habitus werden dagegen abnorm große Hände und Füße angetroffen.
Dieser Habitus weist gewisse Ähnlichkeiten mit der echten Akromegalie infolge Hypophysentumor auf. Bei A k r o m e g a l i e besteht aber nicht nur abnorme Größe der Hände und Füße, sondern
auch eine Verdickung der Weichteile, so daß die Finger und Zehen
Walzenform annehmen, ferner Veränderungen am Gesichtsschädel
(s. S. 4), endlich läßt sich anamnestisch das abnorme Wachstum
erheben.

Abnorm k u r z e Extremitäten, vor allem auffallend kleine
Hände, finden sich bei der C h o n d r o d y s t r o p h i e. Das Mißverhältnis zwischen Stamm und Extremitäten im Verein mit der
geringen Körpergröße (chondrodystrophischer Zwergwuchs) und
dem großen, massiven Schädel ermöglicht bei dieser Anomalie
die Diagnose auf den ersten Blick. Während die ausgesprochene
Chondrodystrophie zu den Seltenheiten gehört, ist eine Abortivform dieser Affektion (chondrohypoplastischer Habitus — R a -
v e n n a, J. B a u e r) häufiger. Bei solchen Individuen ist der Schädel gleichfalls groß, Arme und Beine sind im Verhältnis zum
Stamme kurz, außerdem die Finger der kleinen Hände in ihrer
Länge nur wenig verschieden (I s o d a k t y l i e), manchmal auch
stark divergierend (Radspeichenhand — main en trident). Von
diesen nur als Konstitutionsanomalie zu wertenden Befunden gibt
es fließende Übergänge zu jenen Personen, die lediglich zu kurze
Extremitäten aufweisen (sogenannte Sitzriesen); bei manchen Ras-
sen soll dieses Verhalten physiologisch vorkommen, besonders bei
Bewohnern südlicher Länder (T a n d l e r).

Abnorme Kleinheit der Hände und Füße, besonders im Bereiche der Finger und Zehen, stellt sich bei gewissen Formen von
Sklerodermie ein (Sklerodaktylie); dabei besteht gleichzeitig mehr
oder weniger hochgradige Ankylose der kleinen Gelenke. An die
schwere Verstümmelung und Verkleinerung der Hände bei der
Lepra mutilans sei nur erinnert.

Auf A s y m m e t r i e d e r E x t r e m i t ä t e n soll genau geachtet werden. Nur selten handelt es sich um angeborene Anomalie infolge Keimschädigung (partielle Mikromelie). Die Differenz
ist manchmal nur geringfügig; häufiger sind es Folgezustände von

während des Fötallebens erworbenen amniotischen Mißbildungen wie bei dem letzten deutschen Kaiser Wilhelm II.; es können aber auch Rückstände von in der Kindheit durchgemachten Gehirn- oder Rückenmarkserkrankungen sein (Polioenzephalitis, Poliomyelitis), wobei die Kleinheit der betreffenden gelähmten oder geschwächten Extremität zum Teil auf die Minderentwicklung infolge mangelhaften Gebrauchs zu beziehen ist.

Sehr häufig führt überstandene R a c h i t i s zu sichtbaren Veränderungen an den Gliedmaßen. An den Armen ist besonders ein V o r s p r i n g e n d e s U l n a k ö p f c h e n s proximal vom Handgelenk als Folge von Rachitis anzusprechen, an den Beinen eine V e r k r ü m m u n g d e r T i b i e n (Genu varum — O-Beine). Leichtes Vorspringen des Ulnaköpfchens ist ein ungeheuer häufiges Symptom und ohne wesentliche Bedeutung. Von einer gewissen Ähnlichkeit mit rachitischen Veränderungen an den Unterschenkeln sind die durch O s t i t i s d e f o r m a n s (Morbus Paget) hervorgerufenen Veränderungen, doch schützt hier die starke Verdickung der Tibia, die nach vorn konvexe Krümmung sowie das Fehlen anderer rachitischer Erscheinungen vor Verwechslungen. Nicht selten, insbesondere beim asthenischen Habitus, ist der Unterarm in seiner Richtung nicht direkte Fortsetzung des Oberarms, sondern der Ellbogen bildet bei gestrecktem Arm einen nach lateral offenen Winkel (Cubitus valgus — Dackelarmigkeit). Die Bedeutung dieser Anomalie als degeneratives Stigma wurde zuerst von N e u s s e r gewürdigt; sie findet sich vornehmlich beim weiblichen Geschlecht, bei Männern nur, wenn auch sonst feminine Züge vorliegen (J. B a u e r). Bei der Negerrasse ist der Armwinkel physiologisch kleiner (M a r t i n).

Starke Auftreibungen der langen Röhrenknochen, die zu beträchtlichen Deformierungen der Extremitäten führen, finden sich bei den vom Knochen ihren Ausgangspunkt nehmenden Sarkomen, ferner bei der O s t i t i s c y s t i c a (brauner Tumor, Morbus Recklinghausen).

Heute herrscht im Schrifttum fast einmütig die Auffassung, daß Ostitis cystica (R e c k l i n g h a u s e n) und Ostitis fibrosa (P a g e t) zwei streng voneinander zu trennende Affektionen sind; in früherer Zeit wurden vielfach beide Knochenveränderungen als Symptome der gleichen Erkrankung angesehen. Die Abb. 10 zeigt, daß beide Knochenaffektionen nebeneinander vorkommen können. Das Bild stammt aus dem Jahre 1913. Bei der damals 80-jährigen Patientin zeigt der Unterschenkel die charakteristische Säbelform des Morbus Paget, der Arm dagegen die typischen Symptome des Morbus Recklinghausen. Auch röntgenologisch wurden damals diese Diagnosen gestellt. Der rechte Arm wurde enukleiert, die Kranke überstand den schweren Eingriff gut.

Leichte, stark druckschmerzhafte Auftreibung der Knochen
(vor allem der langen Röhrenknochen), begleitet von prallelasti-
scher Schwellung der umgebenden Weichteile, findet sich bei der
akuten O s t e o m y e l i t i s. Man soll bei hochfieberhaften Zuständen, besonders im Kindesalter, immer an Osteomyelitis denken; die lokalen Symptome sind manchmal recht geringfügig. Weniger schmerzhaft und fieberlos sind Knochenauftreibungen durch
tuberkulöse oder gummöse Prozesse. Ihre Besprechung muß aber
den betreffenden Spezialfächern überlassen bleiben.

Zu den Degenerationszeichen gehört die Ü b e r s t r e c k -
b a r k e i t   d e r   M e t a k a r p o p h a l a n g e a l g e l e n k e. Diese
ist manchmal so stark, daß die Finger im rechten Winkel gegen
den Handrücken gebeugt werden können. Seltener ist die Überstreckbarkeit am Daumengrundgelenk, hier aber ausgesprochen
vererbbar. An den un-
teren Gliedmaßen ist
das Genu valgum (X-
Füße) und der Plattfuß
in die gleiche Katego-
rie, nämlich eine an-
geborene Schlaffheit des
Bandapparates einzu-
reihen. Von manchen
Autoren wird Schwäche
des Bandapparates mit
bestimmten Erkrankun-
gen in Verbindung ge-
bracht, sie soll nach
W o o d c o c k bei Lun-
gentuberkulose, nach
R.   S c h m i d t   bei
akutem Gelenksrheu-
matismus besonders
häufig vorkommen.
Nach eigener Erfah-
rung kann diese Ano-
malie bei allen Krank-
heitszuständen angetrof-
fen werden, bei wel-
chen der asthenische
(leptosome) Habitus vor-

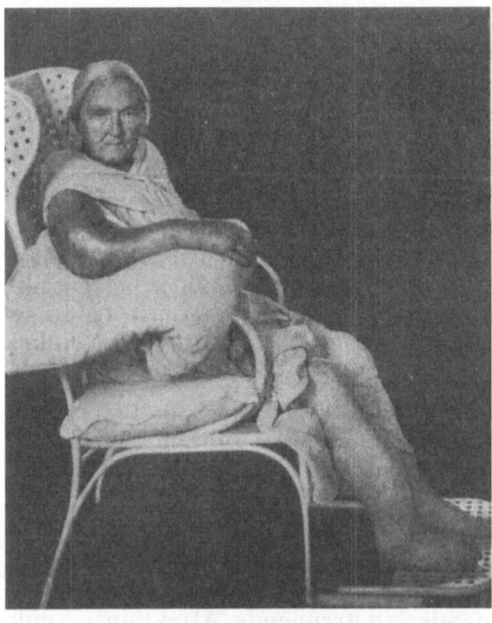

Abb. 10. Ostitis deformans (P a g e t) am Unterschenkel und Ostitis cystica (R e c k l i n g h a u s e n)
am Oberarm.

herrscht, auch bei gesunden Personen mit dieser Habitusform; sie
dürfte daher, ebenso wie die Enteroptose, wenigstens zum Teil an
den asthenischen Habitus gebunden sein. Nach E. E b s t e i n ist
Überstreckbarkeit der Gelenke als Infantilismus aufzufassen. Alle
diese Entartungszeichen am Bandapparat finden sich nicht selten
mit schwacher Anlage des Bindegewebes in anderen Körpergebie-

ten vereint, so vor allem mit Gastroptose, Enteroptose und Ptose
des weiblichen Genitales. Ein derartiger Befund soll daher bei bestehenden abdominalen Beschwerden den Gedankengang in diese
Richtung lenken.

Andererseits darf nicht vergessen werden, daß es auch eine erworbene Erschlaffung des Bandapparates gibt: manchmal bei stark
kachektischen Patienten, vor allem aber bei Tabes dorsalis und bei
gewissen erblichen Spinal- und Muskelaffektionen. Von pädiatri-
scher Seite wird eine selten vorkommende angeborene, hochgradige Erschlaffung des Bandapparates mit enormer Überstreckbarkeit sämtlicher Gelenke (neben Auftreten von subkutanen Hautknötchen s. S. 196) als Ehlers-Danlossches Syndrom besonders herausgestellt (s. W e b e r und A i t k e n, L i e n h a r t,
S c h a c h t e r); eine ähnliche angeborene Erschlaffung des ganzen
Bandapparates, allerdings verbunden mit allgemeiner Muskelatrophie, kommt bei der Myatonia congenita (O p p e n h e i m) vor.

Zu den Degenerationszeichen zählen weiters P o l y d a k t y l i e
und S y n d a k t y l i e an Fingern und Zehen. Polydaktylie bei
einem Fettsüchtigen soll den Verdacht auf das Bestehen des
Lawrence-Biedlschen Syndroms wachrufen, bei dieser Affektion bestehen außerdem geistige Entwicklungsstörungen und Retinitis pigmentosa. Ferner kommt Verkürzung einzelner Daumen-
phalangen als dominant
vererbbare Mißbildung
(Kolbendaumen) vor
(s. H. H o f f m a n n).
Abnorm lange, schma-
le Finger (M a d o n-
n e n h a n d) sind eine
belanglose Konstitu-
tionsanomalie, welche
fast ausschließlich beim
asthenischen Habitus
zu finden ist. Ver-
dickung sämtlicher Fin-
ger wird ab und zu in
der zweiten Hälfte
der Gravidität festge-
stellt. Sehr häufig ist
Andeutung von Syndak-
tylie der zweiten und
dritten Zehe, sie wird
so häufig gefunden,

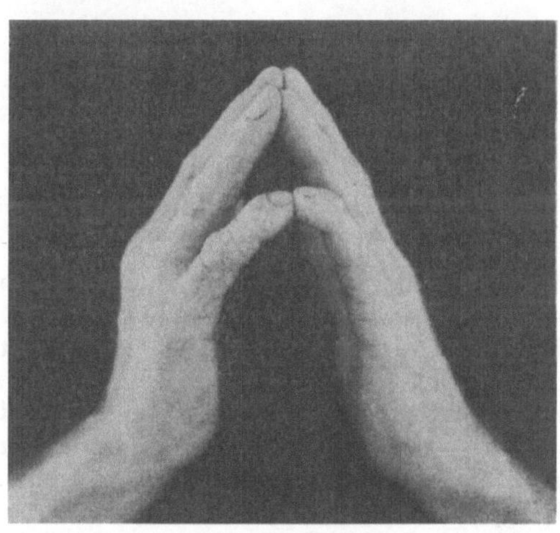

Abb. 11. Klinodaktylie, auf die kleinen Finger
beschränkt.

daß sie kaum als degeneratives Stigma gedeutet werden kann.
Auch für die Entstehung des H a l l u x v a l g u s sind sicherlich
konstitutionelle Momente von Belang (J. B a u e r), wenn auch
Schädigung durch unzweckmäßiges Schuhwerk mitbeteiligt ist

(s. S t r a c k e r). Das Gleiche gilt für die Hammerzehen. Normalerweise ist die große Zehe etwas länger als die zweite Zehe; umgekehrtes Verhalten ist ein Degenerationszeichen, bei der Aino-
Rasse soll dieses Verhalten fast regelmäßig vorkommen (M a r t i n).
Überwiegen der Länge der zweiten Zehe über die der Großzehe
findet sich übrigens auf den meisten antiken Statuen; dieses Verhalten scheint dem damaligen Schönheitsideal entsprochen zu haben. Eine weitere, sehr seltene Konstitutionsanomalie ist ein abnorm weiter Zwischenraum zwischen Großzehe und zweiter Zehe.
Nach C l. B e n d a soll dieser Befund bei mongoloider Idiotie typisch sein.

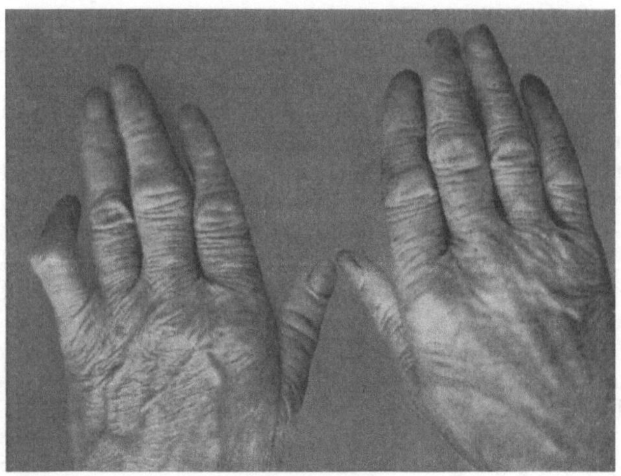

Abb. 12. Kamptodaktylie. In der Familie dominant vererbt.

Bei manchen belanglosen Anomalien der Finger wird ausgesprochen heredofamiliäres Vorkommen angetroffen, so bei der
K l i n o d a k t y l i e (G o l d f l a m, K a t z e n s t e i n und S u t r o),
bestehend in einer kongenitalen Flexionsstellung der distalen Phalangen oft nur an einzelnen Fingern (Abb. 11), und der K a m p t o-
d a k t y l i e, welche in einer Beugekontraktur des kleinen Fingers, bisweilen auch des vierten Fingers besteht (Abb. 12). Die
Kamptodaktylie wurde zuerst von L a n d o u z y beschrieben, sie
beruht nach M. S t e r n b e r g in einer periartikulären fibrösen
Verdickung des Bindegewebes und ist exquisit hereditär, besonders
bei Gleichgeschlechtigen (H. S c h l e s i n g e r); sie tritt häufig
erst im Pubertätsalter auf (J e r u s a l e m) und ist mit der von
E. E b s t e i n beschriebenen „Flughautbildung" identisch (s. auch
A s c h n e r und E n g e l m a n n). Auf ähnlicher Grundlage beruht die Dupuytrensche Kontraktur, eine Veränderung, die
vor allem chirurgisches Interesse hat. An ihrer Entstehung ist

möglicherweise das Überstehen zahlreicher Mikrotraumen mitbeteiligt (N i e d e r l a n d). Sie besteht in einer Beugekontraktur des
zweiten bis fünften Fingers. Im Gefolge mancher Lähmungszustände
wird gelegentlich eine ähnliche Handstellung angetroffen: Beugung
des vierten und fünften, Mittelstellung des dritten Fingers, Streckung
des Daumens und Zeigefingers. Diese Handstellung (m a i n h y p o -
t h a l a m i q u e) wird bei Lähmungszuständen, die auf Herde in den
subkortikalen Zentren zurückzuführen sind, beobachtet (G u i l l a i n
und A l a j o u a n i n e), nach L a i g n e l - L a v a s t i n e und S t e r -
n e auch bei Morbus Parkinsoni. Eine andere, fast pathogno-
monische Handstellung findet sich bei Pachymeningitis cervicalis
hypertrophicans. Sie besteht in Dorsalflexion des Handgelenks,
Beugung der Fingergrundgelenke und Streckung der Interphalangealgelenke und wird als P r e d i g e r h a n d bezeichnet. Im Verein mit spastischem Gang und Muskelatrophien im Bereiche der
Vorderarme und Hände kann die erwähnte Handstellung die Diagnose auf den ersten Blick ermöglichen. Von einer gewissen Ähnlichkeit ist die Handstellung bei gleichzeitiger Lähmung von Medianus und Ulnaris.

Muskelatrophien und trophische Störungen führen bei manchen
Fällen von spinaler progressiver Muskelatrophie, ferner bei Syringomyelie zur „K r a l l e n h a n d" („main en pince" — G u i l l a i n,
R a y m o n d - F r a n ç o i s). Auf Lähmung der Musculi lumbricales und interossei ist die bei Ulnarislähmung vorkommende
„K l a u e n h a n d" zurückzuführen: Grundphalangen in Streckstellung, die übrigen Phalangen flektiert. Bei Lähmung aller Muskeln des Daumenballens, wie sie die Medianuslähmung mitunter
zeigt, ist der Metacarpus des Daumens in gleiche Richtung mit den
übrigen Mittelhandknochen gebracht („A f f e n h a n d" — D u -
c h e n n e). Die charakteristische Stellung der Hand bei Radialis-
lähmung (Fallhand) manifestiert sich nur bei Vorstrecken des Armes. Die „G e b u r t s h e l f e r h a n d" im tetanischen Anfall
(Beugung der Fingergrundgelenke, Streckung der Interphalangealgelenke, Daumen in Opposition) gestattet die Blickdiagnose Tetanie, ähnliche Krampfzustände werden allerdings auch bei Leucht-
gasvergiftungen beobachtet (R. S c h m i d t). Dauernd findet sich
die gleiche Handstellung (P f ö t c h e n h a n d) in seltenen Fällen
nach Schußverletzungen an den Armnerven (F ö r s t e r, R a f f -
l e r).

Gelenke.

Sehr häufig werden Veränderungen an den Händen bei Gelenkaffektionen angetroffen. Beim akuten Gelenkrheumatismus sind
die Handgelenke wie die übrigen Gelenke geschwollen, die Konturen verwischt, die Gelenke außerordentlich schmerzhaft. An den
großen Gelenken ist hier sowie bei der akuten infektiösen Mon-
arthritis fast regelmäßig ein Erguß nachweisbar. Bei manchen For-

men von hämorrhagischer Diathese, vor allem bei Hämophilie,
kommt es bisweilen zu Gelenkschwellungen, welche durch Blutungen in die Gelenkhöhle bedingt sind; gelegentlich ist dabei an
der blaugrünlichen Verfärbung der Haut in Gelenknähe die Blutung als Quelle der Schwellung zu erkennen. Erguß im Kniegelenk
führt zu „Tanzen" der Kniescheibe und zu Verschwinden der neben
der Patella gelegenen Hautvertiefungen. Kürzlich wurde von
H a d j i s t a m o f f angegeben, daß kleine Ergüsse im Kniegelenk
bei maximaler Beugung des Knies an dem seitlichen Vortreten von
zwei kleinen Vorwölbungen neben dem Apex patellae kenntlich
sind.

Die chronische d e f o r m i e r e n d e A r t h r o s e führt zu
Verkrümmungen und Auftreibungen einzelner oder vieler Finger-

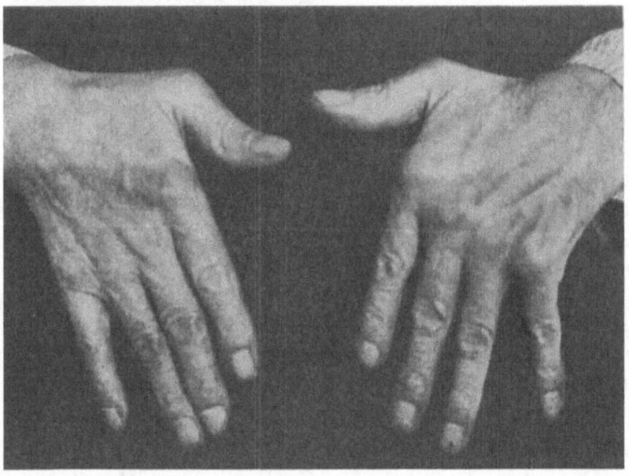

Abb. 13. **Starke ulnare Deviation als konstitutionelle Anomalie.**

gelenke, dabei besteht verminderte Beweglichkeit, aber niemals
Ankylose. In den stärksten Graden dieser Affektion kommt es zu
dachziegelartiger Überlagerung der Finger (G e r h a r d t). Nicht
selten wird dabei eine u l n a r e D e v i a t i o n des zweiten bis
fünften Fingers beobachtet. An der Entstehung dieser Deformität
dürfte nach eigenen Untersuchungen u. a. der Zug des Musculus
indicis proprius mitbeteiligt sein. Jedenfalls spielen hier konstitutionelle Momente vielleicht in Bezug auf den Muskelansatz gleichfalls eine Rolle. Mitunter findet man U l n a r d e v i a t i o n auch
bei gelenksgesunden Individuen als angeborene Anomalie (B o i x.
H a s k o v e c, J. B a u e r), so bei dem Patienten der Abb. 13. In
anderen Fällen von Arthrosis deformans kommt es zu Verkürzung
der Fingerknochen, daher wird die Haut zu lang und fernrohr-
artig ineinandergeschoben (main en lorgnette — M a r i e - L e r i,
W e i g e l d t, R. S c h ö n).

Schwere Veränderungen der äußeren Form setzt die **d e f o r -
m i e r e n d e A r t h r o s e** an den **g r o ß e n G e l e n k e n**, vor
allem an den Knien; die Kniegelenke werden breiter, die Patella
steht oft mehr seitlich und springt weniger vor. sie ist infolge Vergrößerung der neben der Patella gelegenen Schleimbeutel eher ver-
steckt. An den übrigen großen Gelenken sind die durch Arthrose
bedingten Veränderungen für die Inspektion nur selten kenntlich.
Charakteristisch für die deformierende Arthrose ist aber das Gefühl des Krachens oder Krepitierens, das der Untersucher mit der
auf das erkrankte Gelenk ge-
legten Hand bei passiven oder
aktiven Bewegungen der betreffenden Extremität empfindet.

Die durch nervös bedingte
A r t h r o p a t h i e n hervorgerufenen Gelenksveränderun-
gen ähneln bezüglich Form
und Krepitieren sehr den arthrotischen, sie unterscheiden
sich nur durch die oft viel
stärkeren Deformationen und
durch die völlige Schmerz-
losigkeit. Sie finden sich bei
der Tabes dorsalis und bei
Syringomyelie; die tabische
Arthropathie kann besonders
das Kniegelenk beträchtlich
entstellen (Abb. 14). Im Krankheitsbild der Syringomyelie ist
Arthropathie eines Handgelenks mitunter ein Frühsymptom (E s a u). Andere Nervenerkrankungen führen kaum
jemals zu Arthropathien; die
von französischen Autoren
(G i l l i, H e c k e r) bei Paralysis agitans beschriebenen Ge-

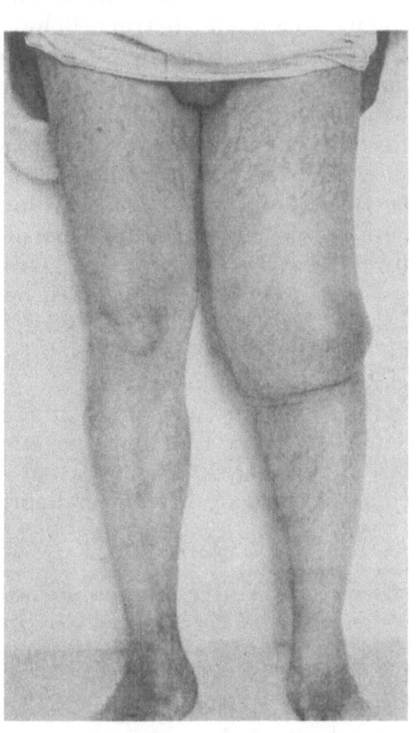

Abb. 14. Schwere tabische Arthropathie
des linken Knies.

lenksveränderungen dürften Kombinationen mit deformierender
Arthrose dargestellt haben. Ob die bisweilen bei cerebralen Hemiplegien manchmal schon frühzeitig im Schultergelenk der gelähmten Seite auftretenden Veränderungen als echte Arthropathien
aufzufassen sind (B i n g), ist als fraglich zu bezeichnen. Wahrscheinlich handelt es sich um eine konstitutionell bedingte Arthrose, an deren Entstehung die dauernde Ruhigstellung mitbeteiligt ist.

Ganz anders als bei der deformierenden Arthrose und der Arthropathie verhalten sich die Gelenke beim primär chronischen Gelenkrheumatismus. Besonders an den Händen ist der Unterschied sehr auffallend. Da bei dieser Affektion auch das periartikuläre Bindegewebe mit ergriffen ist, kommt es zu einer beträchtlichen Erschlaffung der Gelenkskapsel; infolgedessen lassen sich Hand und Finger in großem Ausmaß passiv bewegen, beim Schwenken der Hände können die Finger hin und her geschüttelt werden („Schlotterhand"). In den Endstadien kann bei primär chronischem Gelenkrheumatismus an einzelnen Gelenken beträchtliche bindegewebige und knöcherne Ankylose auftreten. An den Füßen sind die Veränderungen bei primär chronischem Gelenkrheumatismus weniger ausgesprochen, doch kommt eine abnorme passive Beweglichkeit der Zehen gleichfalls vor. Bei Arthrosis deformans ähneln die Füße in schweren Fällen eher dem Pes equinovarus. Der echte Klumpfuß ist nur als Degenerationszeichen von Interesse, er stellt eine ausgesprochen hereditäre Konstitutionsanomalie dar. Hohlfuß, verbunden mit starker Dorsalflexion der Großzehe im Grundgelenk, Beugung im Endgelenk, findet sich auch bei der Friedreichschen hereditären Ataxie. Diese Fußaffektion wurde von Kraus und Dejérine mit Muskelatrophien und Kontrakturen in Beziehung gebracht, wahrscheinlicher ist jedoch die Annahme Oppenheims, daß es sich nicht um ein Krankheitssymptom, sondern wenigstens zum Teil um eine Konstitutionsanomalie handelt, welche mit anderen Degenerationszeichen vereint, bei der Friedreichschen Ataxie besonders häufig vorkommt.

Eine besondere Gelenkaffektion stellen die sogenannten Heberdenschen Knoten dar. Es handelt sich um knotige, etwa erbsengroße Auftreibungen an der Dorsalseite der distalsten Interphalangealgelenke und der proximalen Anteile der Endphalangen; dabei ist die Beweglichkeit dieser Gelenke stark eingeschränkt. Die Heberdenschen Knoten treten fast ausschließlich bei Frauen zur Zeit des Klimakteriums auf und stehen zweifellos mit innersekretorischen Störungen in Zusammenhang. Eine gewisse Ähnlichkeit zeigen die durch Harnsäureablagerungen bedingten Gichttophi. Sie können ähnlich lokalisiert sein, sind aber im Gegensatz zu den Heberdenschen Knoten zumeist auf der Unterlage verschieblich, auch von weicherer Konsistenz. Die Gichtknoten kommen besonders am Grundgelenk der Großzehe vor und können zur Auftreibung der ganzen Zehe führen (Podagra). Sie sind in unseren Gegenden außerordentlich selten. Isolierte Verdickung der Mittelphalanx eines Fingers (Spina ventosa) ist eine tuberkulöse Knochenaffektion. Dieser Befund soll dazu anregen, auch an den inneren Organen nach tuberkulösen Veränderungen zu suchen. Die Fingerveränderung bei Spina ventosa kann bisweilen in Fällen von deformierender Arthrose fast völlig kopiert werden. Hier sitzt aber die stärkste Auftreibung in der Höhe eines Interphalangealgelenks.

Trommelschlägelfinger.

Von großer diagnostischer Bedeutung ist eine an den Fingern und nicht selten auch an den Zehen auftretende Deformität, welche als Trommelschlägelfinger und -Zehen bezeichnet wird. Die Endglieder sind dabei mehr oder weniger stark kolbig aufgetrieben, die Nägel uhrglasförmig gekrümmt. Nicht immer betrifft die Veränderung sämtliche Finger im gleichen Ausmaß (Abb. 15). Das isolierte Vorkommen von Uhrglasnägeln wird später gesondert besprochen (s. S. 199).

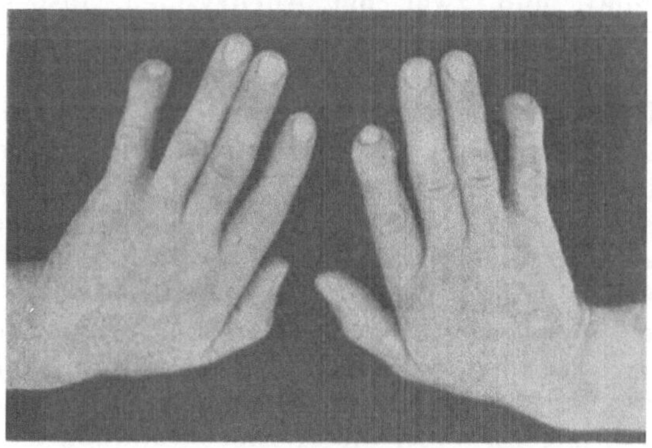

Abb. 15. Trommelschlägelfinger. Es sind vor allem die beiden Kleinfinger, ferner der rechte Zeigefinger betroffen.

Trommelschlägelfinger finden sich bei chronischen eitrigen Lungenprozessen, vor allem bei Bronchiektasien, aber auch bei Lungentumoren, nur selten bei chronischer Lungentuberkulose; ferner bei chronischer kardialer Stauung, besonders bei angeborenen Herzfehlern, mitunter auch bei kardialer Stauung im Gefolge erworbener Herzklappenfehler, endlich bei Polyglobulie. Die genannte Fingerveränderung fehlt dagegen nach eigener Erfahrung trotz hochgradiger Stauung bei der Pulmonalsklerose (Sklerose der kleinen Pulmonalarterien), wie gegenüber O r t n e r betont werden muß. Gerade das Fehlen der Trommelschlägelfinger im Verein mit hochgradiger Zyanose bei verhältnismäßig geringer Dyspnoe hat mich einige Male auf die später verifizierte Diagnose Pulmonalsklerose hingeleitet. Die Ursache der genannten Fingerveränderung wird zum Teil in toxischen Einflüssen einerseits durch die eitrigen Lungenprozesse, anderseits durch die chronische Hypoxämie gesucht. In seltenen Fällen kann ein toxischer Einfluß auch von an-

deren Organen ausgehen. So wurden Trommelschlägelfinger bei
chronischem Ikterus, vor allem bei biliärer Cirrhose angetroffen,
auch bei Leberabszeß und Lebertumoren, bei Magenkarzinom,
Lymphogranulomatose (O r t n e r, H ö g l e r) und Colitis ulcerosa
(S c h l i c k e und B a r g e n), ferner bei Ascariden (C r e v e l d),
bei Sprue (K. H a n s e n). Da die Trommelschlägelfinger in mancher Hinsicht an die Fingerveränderungen bei Akromegalie er-
innern, werden von einigen Autoren Beziehungen zur Hypophyse
gesucht (H u m m e l), um so mehr, da sie einerseits bei Morbus
C u s h i n g (S p a n i e r m a n n), anderseits bei hypophysärer Kachexie (G r ü n b e r g) beobachtet wurden. Neben toxischen und
humoralen Reizen spielen aber sicher auch trophoneurotische Einflüsse bei der Entstehung der Trommelschlägelfinger eine Rolle.
Nur so ist es zu erklären, daß diese Fingerveränderung auch einseitig vorkommt, und zwar bei Aneurysmen, insbesondere bei
Aneurysma der Anonyma oder Subclavia (O r t n e r, H ö g l e r,
L o u c a i d e s, W. B e r g e r, M e n z e l, S a r t o r), ferner bei
Syringomyelie, Tabes, Polyneuritis, endlich bei veralteter Humerus-
luxation. Für den Einfluß der Hypoxämie würde sprechen, daß
Trommelschlägelfinger bei Flugzeugführern gefunden wurden und
bei Bewohnern von in über 4000 m Seehöhe gelegenen Dörfern
in den südamerikanischen Anden (M a y e r h o f e r). Zweifellos
sind auch in der Anlage gegebene Momente für die Entstehung
verantwortlich, denn die Fingerveränderung wurde schon mehrfach bei völlig Gesunden festgestellt, manchmal kongenital und sogar familiär (W i t h e r s p o r n, J e n t s c h, M e n d l o w i t z,
eigene Beobachtungen). Trotz dieser Einschränkung ist aber daran
festzuhalten, daß Trommelschlägelfinger außer bei chronischer
Stauung vor allem bei Bronchiektasien und bei Bronchialkrebs zu
finden sind und daher für die Diagnose solcher Erkrankungen von
einer gewissen Bedeutung sind. Ausgesprochene beiderseitige
Trommelschlägelfinger bei Stauungszuständen müssen den Verdacht eines angeborenen Herzfehlers (vor allem Pulmonalstenose
oder Transposition der großen Gefäße) erwecken.

Noch stärkere Auftreibungen der Finger mit unregelmäßigen
Knochenauflagerungen im ganzen Fingerbereich, manchmal auch
mit Verdickungen der Knochen an den Unterarmen und Unterschenkeln, findet man bei der (seltenen) O s t e o a r t h r o p a t h i e
h y p e r t r o p h i a n t e p n e u m i q u e (M a r i e, E. B a m b e r-
g e r). Diese Erkrankung kommt gleichfalls bei Bronchiektasie und
Bronchialkrebs vor, besonders aber bei metastatischen Lungentumoren. Ich fand diese Knochenaffektion bei einem Uteruskarzi-
nom mit multiplen Lungenmetastasen, B a r t a bei einem periostalen Sarkom. S. B e c k e r hat die gleiche Osteoarthropathie in
zwei Fällen ohne nachweisbare Ursache angetroffen. Hier ist noch
die von L e r i und S a u p e beschriebene M e l o r h e o s t o s e

zu erwähnen, eine eigenartige Verdickung der Knochen, die sich auf die Weichteile erstreckt. S a u p e führt sie auf eine Schädigung des Ursegmentes zurück. Ich sah einen ähnlichen, in der betreffenden Familie hereditären Zustand bei einem Fall von Syringomyelie.

Muskulatur.

Von großem Einfluß auf die Kontur der Extremitäten ist das Ausmaß der Muskulatur und der Grad ihrer tonischen Innervation. Die Stärke der Muskeln ist zum Teil von konstitutionellen Faktoren abhängig (Sigaud's type musculaire), kräftige Muskulatur kommt sowohl bei Hochwüchsigen als auch bei kleinen Individuen vor (C h a i l l o u und M a c A u l i f f e). Bei Athleten, Turnern und Fechtern sind vor allem die Muskeln des Oberarms hypertrophisch, besonders der Musculus deltoideus und der Bizeps schaffen das „athletische" Aussehen. Am Vorderarm bringt Hypertrophie des Musculus brachioradialis die größte Konturänderung, sie findet sich häufig bei Tennisspielern. Für die Konfiguration des Oberschenkels sind Glutaeus und Quadriceps femoris maßgebend, für den Unterschenkel der Gastrocnemius, der bei Radfahrern besonders stark entwickelt ist. Bei Skoliose der Lendenwirbelsäule, wie sie besonders die Ischialgie aufweisen kann (s. S. 96), steht die Glutaealfalte der kranken Seite tiefer, die Analfalte (zwischen den beiden Glutaealmuskeln) nimmt einen schrägen Verlauf (E h r e t). Hier ist noch die Pseudohypertrophie der Muskeln, besonders des Schulter- und Beckengürtels, zu erwähnen, welche im Rahmen der E r b schen Dystrophia musculorum progressiva vorkommt. Erhöhter Muskeltonus ist nicht an Muskelhypertrophie gebunden, er wird auch bei schwach ausgebildeten, ja paretischen Muskeln beobachtet, wenn nicht das periphere, sondern das zentrale motorische Neuron geschädigt ist. Man unterscheidet hiebei den S p a s m u s (Versteifung und Hypertonie nur bei b r ü s k e n passiven Bewegungen), der sich bei Läsion der Pyramidenbahn vorfindet, vom R i g o r, der bei Affektionen des extrapyramidalen Systems vorhanden ist und in Versteifung bei jeder Art der passiven Bewegung besteht. Bei kompletter Querschnittläsion des Rückenmarks werden, vor allem in frühen Stadien, mitunter schlaffe Lähmungen ohne Spasmen angetroffen (Brissaudsche Lähmungen).

Schwache Muskelausbildung und allgemeine H y p o t o n i e der gesamten Körpermuskulatur ist ein Symptom bei schwer konsumierenden Allgemeinerkrankungen, ferner nicht selten bei Tabes dorsalis, sie wird aber auch bei Gesunden im Rahmen der asthenischen Konstitution angetroffen; es ist bemerkenswert, daß bei ausgesprochenen Asthenikern nicht selten troß schwerer Körperarbeit oder Training keine oder nur sehr geringe Muskelhyper-

trophie eintritt. Einseitiger Verlust des Muskeltonus kann schon
bei frischen cerebralen Hemiplegien vorliegen; Arm und Bein der
gelähmten Seite liegen der Unterlage breiter auf als die Extremitäten der gesunden Seite, insbesondere der Oberschenkel erscheint breiter (Kadaverstellung, „breites Bein" — H e i l b r o n -
n e r). Dieser Befund kann gelegentlich zur Abtrennung organischer von funktionellen Hemiplegien verwendet werden, da er bei
Hysterie naturgemäß nicht vorhanden ist. Hier seien noch zwei
Verfahren erwähnt, um leichteste Hemiparesen organischer Natur
zu erkennen. Aufforderung zu raschem Hochheben beider Arme
ergibt leichtes Zurückbleiben oder auch Ausfahren des paretischen Armes, beim Sinkenlassen fällt dieser Arm aber rascher auf
die Unterlage herab. Bei hysterischen oder simulierten Hemiparesen sinkt dagegen der angeblich paretische Arm langsamer herunter. O. F i s c h e r hat als „Armsenkungszeichen" das umgekehrte Verhalten beschrieben, nämlich langsameres Sinkenlassen
des paretischen Arms bei organischer Läsion. Eigene ausgedehnte
Beobachtungen haben aber regelmäßig das oben besprochene Verhalten festgestellt. Zur Prüfung leichtester Beinparese empfiehlt
sich folgende Methode: Der Untersucher stellt sich zu Füßen des
Krankenbettes, legt je eine Hand unter die Fersen des Patienten.
Wird nun ein Bein über Aufforderung gehoben, so drückt die
andere Ferse gleichzeitig etwas gegen die untergelegte Hand.
Auch bei ganz minimalen Paresen fehlt dieser Druck, wenn das
gesunde Bein gehoben wird.

Z i r k u m s k r i p t e A t r o p h i e der Muskulatur an Armen
und Beinen ist bekanntlich für gewöhnlich Zeichen einer Läsion
des peripheren motorischen Neurons; sie führt zu charakteristischen Konturänderungen, welche wertvolle Hinweise für die neurologische Diagnostik darstellen. Bei Neuritis und Poliomyelitis
kann es naturgemäß zu Atrophie an beliebigen Extremitätenmus-
keln je nach dem Sitz der Erkrankung kommen. Beiderseitige
Atrophie der Schulter- und Oberarmmuskeln gehören (manchmal
verbunden mit Pseudohypertrophie) zum Bild der Dystrophia
musculorum progressiva; bei spinaler progressiver Muskelatrophie und amyotrophischer Lateralsklerose, häufig auch bei Syringomyelie beginnt die Atrophie im Bereich des Vorderarms und
der kleinen Handmuskeln, bei neuraler Muskelatrophie (C h a r -
c o t) mit Vorliebe im Bereich der Beinmuskulatur. Schon mäßige
Atrophie des Musculus quadriceps femoris führt nach F l a t a u
und S t e r l i n g zu einer unterhalb der Patella gelegenen Vertiefung („Subpatellardelle"). Im Bereiche der kleinen Handmuskeln
ist Atrophie besonders am Eingesunkensein von Thenar und
Hypothenar zu erkennen, ferner an den Gruben zwischen den
Metakarpalknochen als Folge von Atrophie der Lumbricales und
Interossei. Im Rahmen der asthenischen Konstitution bei Madonnen-

hand und Überstreckbarkeit der Metakarpophalangealgelenke kann sich allerdings ein sehr ähnliches, scheinbar atrophisches Aussehen der Hände finden. Zur Differentialdiagnose kann neben der Anamnese der Nachweis von fibrillären Zuckungen dienen (s. S. 211). Lokale Muskelatrophie wird gelegentlich auch in der Nähe schwer arthritisch veränderter Gelenke beobachtet, so bei chronischer Omarthritis und Gonitis; man soll sich vor Verwechslung mit nervös bedingten Muskelatrophien hüten. Bei Ischialgie und Neuritis ischiadica wird gelegentlich Verschmälerung und Erschlaffung der Achillessehne festgestellt (O p p e n h e i m).

Langdauernde Lähmungen führen zu K o n t r a k t u r e n, bei bestimmter cerebraler Lokalisation kann es allerdings auch zu Frühkontrakturen kommen. An den oberen Extremitäten besteht für gewöhnlich Beugekontraktur, während die Beine zumeist in Streckstellung fixiert sind. Diese Veränderung bewirkt den charakteristischen Gang bei alten Hemiplegien (s. S. 212). Von den Kontrakturen im Bereich der Hand und den Ankylosen bei den verschiedenen Gelenkaffektionen wurde schon gesprochen.

Nur kurz gestreift sei das von manchen Ärzten, welche sich mit Massagebehandlung befaßt haben, beschriebene Vorkommen von lokalen M u s k e l v e r h ä r t u n g e n und Knötchen bei Myalgie und Muskelrheumatismus; diese Muskelverhärtungen werden von den Autoren als rheumatische Schwielen (F r o r i e p, R u h m a n n, H. S t r a u s s), Hartspann (A. M ü l l e r), Myogelosen (S c h a d e, M. L a n g e, R u e f f), Infiltrationen (H o f - m a n n - B a n g) bezeichnet. Es ist aber noch immer nicht entschieden, ob es sich hier um organische, anatomisch faßbare Muskelverhärtungen oder um lokale Kontraktionszustände handelt. Von einer wesentlichen diagnostischen Bedeutung dieser Muskelknötchen habe ich mich nicht überzeugen können. Ganz selten tastet man ausgedehnte Verhärtungen an den Oberschenkelmuskeln, besonders im Bereich der Adduktoren (Myositis ossificans, Reiterknochen).

Fett.

Über die Verteilung des subcutanen Fettes an den Extremitäten bei den verschiedenen Formen der Fettsucht wurde schon früher gesprochen (s. S. 144). Besonders reichliches Fett in der Gesäßgegend ist bei manchen Negerrassen fast regelmäßig anzutreffen („Hottentottenfettsteiß"); aus prähistorischen Zeichnungen läßt sich allerdings schließen, daß während der Steinzeit Steatopygie auch bei Europäern häufig war (M a r t i n). Heute findet sich ein solches Vorkommnis außerordentlich selten, ab und zu bei Akromegalie (M i l l e r). Die Pseudohypertrophie der Muskeln bei der Muskeldystrophie geht gleichfalls mit Fettreichtum in der Subcutis einher. Lokalisierte Lipombildungen in der

Nähe großer Gelenke (Schulter, Knie) können einen Hinweis für das Bestehen chronischer Arthrose bilden, besonders an der Innenseite des Knies bei Frauen (P r i b r a m), A. R e i c h a r t will diese Erscheinung als Adiposalgia genus herausgehoben wissen. In der Nähe arthrotisch veränderter Gelenke (Hüfte, Knie) wird bisweilen Fett auch in gitterförmiger Anordnung angetroffen, über dessen Bedeutung auf S. 145 gesprochen wurde, so z. B. im Bereich der Nates (Abb. 16). In ähnlicher Weise wie dieses „karrierte“ Fett sind vielleicht auch die in Gelenknähe lokalisierten Lipome auf neurotrophische Störungen zurückzuführen.

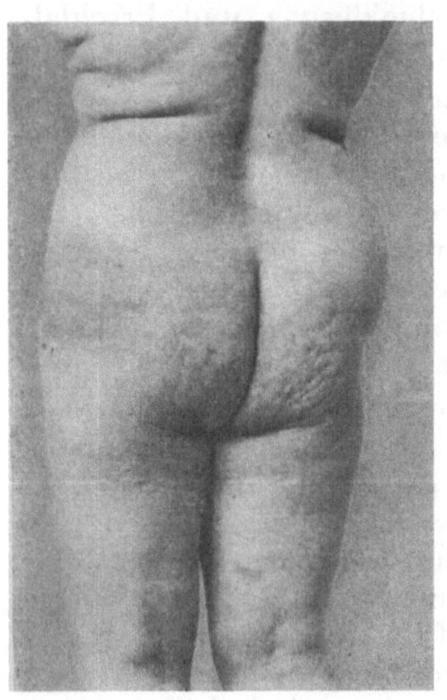

Abb. 16. Gitterförmige Fettverteilung bei deformierender Arthrose der Hüftgelenke.

L o k a l e n F e t t s c h w u n d in der Subcutis der Körperstellen, an welchen regelmäßig I n s u l i n i n j e k t i o n e n verabfolgt werden, also an den Oberschenkeln und Oberarmen haben zuerst D e p i s c h und B a b o r k a beobachtet. Die Haut sinkt dabei ein, oft entstehen tiefe Löcher. Daneben wurde gelegentlich auch Lipombildung (A d l e r s b e r g, B e k k e r t) und Bindegewebshyperplasie (E e g - O l o f s s o n)   angetroffen. Über dieses Vorkommnis und seine vermutliche Entstehungsweise liegt ein großes Schrifttum vor (s. F a l t a). Es wird immer betont, daß die erwähnte „L i p o d y s t r o p h i e“ nach Insulininjektion nur verhältnismäßig selten vorkommt, bei Frauen häufiger als bei Männern, was für eine besondere Disposition spricht. Vereinzelt wurde nach Insulininjektion auch lokale Muskelatrophie festgestellt (C i n t r a d e P r a d o und F i g l i o l i n i); G e b a u e r sah nach Depotinsulin noch stärkere Dellenbildung in der Haut. Am interessantesten sind die Befunde von lokalem Fettschwund fern von der Injektionsstelle, so im Gesicht (S t r a n s k y, B e r t r a m und N e v e r, B e c k e r t). Manche Autoren meinen, daß nicht das Insulin, sondern der Trikresolzusatz (P r i e s e l und W a g n e r) oder das Trauma der Injektion an sich (R o s e n b e r g und B e r l i n e r) die Ursache der Lipodystrophie darstellen; gegen diese Auffassung spricht aber die Tatsache, daß nach gehäuften Injektionen anderer Medikamente, wie sie besonders bei chronisch Kreislaufkranken seit vielen Jahren üblich sind, niemals derartige Veränderungen auftreten.

Ödem.

Beträchtliche Konturänderungen an den Extremitäten können durch Ödeme hervorgerufen werden. Lokales Ödem eines Armes kommt bei Thrombose oder Kompression der Axillarvenen vor und kann mitunter den ersten Hinweis auf axillare Drüsenmetastasen eines Mammakarzinoms geben. Ähnliche diagnostische Schlüsse lassen sich aus isoliertem Ödem eines Beines ziehen, wenn nicht einseitige Varizenausbildung das Ödem erklärt. Ödeme beider Unterschenkel führen zu mehr oder weniger vollständigem Verschwinden des Konturs von Waden und Knöcheln, der Fingereindruck bleibt bestehen; solche Ödeme sind bekanntlich oft das erste Symptom einer Kreislaufdekompensation, sie kommen ferner bei allgemeinen Körperödemen wie bei Hungerödemen oder Nephritiden, am stärksten bei den parenchymatösen Nephritiden, den sogenannten Nephrosen, vor. Die kardialen Ödeme fühlen sich etwas kälter an als die nephritischen (R i s a k). Bei cerebralen Hemiplegien wird mitunter halbseitiges Ödem der gelähmten Körperseite beobachtet. An den Unterschenkeln lassen sich minimale Ödeme daran erkennen, daß bei Druck mit dem Daumen gegen das untere Drittel der Tibia ein daktyloskopisches Bild erscheint (M a n k o w s k i). Die Haut der Herzkranken ist zumeist trocken, während guter Diurese nimmt sie eher feuchte Beschaffenheit an (Z a k). Bei Hyperthyreosen sind die Hände feucht und warm, im Gegensatz zu den kalten Schweißen im Kollaps und in der Agone.

An den Unterschenkeln kann gleichmäßige Verdickung und Verplumpung außer durch Ödem auch durch Vermehrung und sulzige Beschaffenheit des subcutanen Fettgewebes hervorgerufen werden; dieses Vorkommnis stellt eine konstitutionelle Anomalie dar („K l a v i e r f ü ß e"); man findet sie bei Frauen häufiger als bei Männern, bei manchen Menschenrassen etwas öfter. Von den Ödemen sind sie durch den Umstand zu trennen, daß sie etwas läppchenartigen Aufbau zeigen, daß Fingereindruck nicht bestehen bleibt und Strumpffalten gleichfalls keine Eindrücke hinterlassen.

Hautfarbe.

Insoweit die Farbe der Extremitätenhaut an der Farbe der übrigen Körperhaut teilnimmt, erübrigt sich eine Besprechung. Lokale Blässe, verbunden mit etwas livider Verfärbung, findet sich an den Fingern, bedingt durch arterielle Spasmen, vor allem im Bereich des vierten und fünften Fingers (Digitus semimortuus, Leukomelalgie). Dieses Symptom, zumeist in Verbindung mit Parästhesien in den betreffenden Fingern, ist ein wichtiger Hinweis für das Bestehen eines Gefäßprozesses, sei es einer Vasoneurose mit Neigung zu Angiospasmen, insbesondere im Klimax, sei es eines chronischen Nikotinismus mit beginnenden organischen Gefäßveränderungen, sei es einer Gefäßschädigung durch thermische Einflüsse. Die gleiche Erscheinung kommt ferner bei manchen zentralen Hypertensionen, auch bei Schrumpfnieren vor; eine diagnostische Bedeutung für das Bestehen eines Nierenprozesses hat sie aber nicht, wie im Gegensatz zu älteren Angaben festgestellt werden muß. Tritt die anfallsweise Asphyxie der Finger symmetrisch auf, so spricht dies für das Vorliegen einer Raynaudschen Erkrankung.

An den Füßen findet sich das anfallsweise Erblassen beim intermittierenden Hinken infolge von Endarteriitis obliterans oder peripherer Arteriosklerose, nur tritt das Symptom wegen der Fußbekleidung für Patient und Arzt nicht so eindrucksvoll in Erscheinung. Bei Claudicatio intermittens bleibt aber manchmal auffallende Blässe eines Fußes oder einiger Zehen auch außerhalb der Anfälle durch längere Zeit bestehen. F e i l und W e r m e r haben empfohlen, das Bein hochheben und wieder senken zu lassen, sie schließen aus langanhaltender Blässe während dieses Vorganges auf die Schwere des Gefäßprozesses. Zu dauernder Leichenblässe (Livor) einer Extremität, verbunden mit heftigen Schmerzen, führt Embolie oder Thrombose einer größeren Arterie. Bei Embolie ist der plötzlich auftretende Schmerz meistens nur kurzdauernd, bei Thrombose setzt er langsamer ein, bleibt aber durch längere Zeit bestehen.

Isolierte R o t f ä r b u n g d e r H o h l h a n d, besonders des Thenar und Antithenar („rote Hand") wird in manchen Familien gehäuft angetroffen, besonders bei Leberschädigung (E d e l - m a n n und H i t z e n b e r g e r) auch bei Diabetes mellitus (R. S c h m i d t). Diese belanglose Erscheinung stellt nur ein Degenerationszeichen dar, manchmal treten die roten Handflächen nur während eines fieberhaften Zustandes zutage, so in einem selbst beobachteten Falle anläßlich einer Malariatherapie. R. S c h m i d t beschreibt isolierte Rotfärbung des Kleinfingerballens bei Gicht.

L o k a l e Z y a n o s e der Hände und Füße findet sich außer bei Erfrierungen und bei Personen, die viel in der Kälte zu arbeiten haben (Wäscherinnen, Marktfrauen), auch bei Vasoneurosen, insbesondere an den Hand- und Fußrücken, meistens vereint mit Neigung zu kalten Händen und Füßen. O. M ü l l e r hat auf diese Erscheinung besonders aufmerksam gemacht. Die Cutis marmorata (Livedo racemosa) beruht gleichfalls auf abnormer Anlage der Gefäße (H e s s und K e r l, M a y e r - L i s t), doch gehört diese Erscheinung schon in das Gebiet des Dermatologen. Örtliche Zyanose der Haut oberhalb beider Knie beschrieb H u - c h a r d als Symptom für Thrombose im linken Vorhof; O r t n e r fand die gleiche Erscheinung bei Thrombose der Aorta. Bei Ischialgie erscheint das erkrankte Bein für die palpierende Hand manchmal kälter (R o s e n t h a l, E r b e n); E l d b l o m hat diese

Tatsache durch genaue Temperaturmessungen bestätigt. Sie bildet ein sicheres Symptom für die oft schwer objektiv zu erfassende Affektion.

Eine eigenartige gelbe Verfärbung der Handteller und Fußsohlen wird nicht selten bei Diabetes mellitus angetroffen (X a n t h o s i s   d i a b e t i c a — v.   N o o r d e n   und   S a l o m o n, F a l t a); sie beruht auf erhöhtem Lipochromgehalt infolge der reichlichen Ernährung mit Luteinkörpern (Carotin) und ist für den Diabetes nicht charakteristisch, da sie auch bei Lebererkrankungen (ohne Ikterus) festgestellt wurde (G e m i e s - S a l l e s und   L a u d a t); sie kommt ferner bei Gesunden vor, welche die gleiche Nahrung genießen (U m b e r,   S a l o m o n). Zweifellos muß aber noch eine besondere Disposition vorliegen (A l t - m a n n), da die Veränderung nur bei 6°/₀ der Diabetiker gefunden wurde (R a b i n o w i t s c h).

D u n k e l b r a u n e   H a u t v e r f ä r b u n g, besonders an den Gelenkbeugen, zeigt der Morbus Addisoni. In schweren Fällen dieser Erkrankung ist die ganze Haut dunkel pigmentiert. Als erstes Symptom wird nicht selten Pigment in den Beugefurchen der Hohlhand angetroffen (S t r ü m p e l l). In einem Falle eigener Beobachtung hat diese Erscheinung den richtigen Hinweis für die Deutung der unklaren Beschwerden als beginnender Addisonscher Krankheit gebracht. Auch bei Pigmentcirrhose und Splenomegalie G a u c h e r können die Extremitäten manchmal schon frühzeitig pigmentiert sein, ebenso bei chronischer Sprue; bei G a u c h e r sahen B l o e m,   G r o e n und P o s t m a symmetrische Pigmentierung an den Fersen. Bei älteren Leuten mit Varizen findet man mitunter braune bis braunviolette, unregelmäßig begrenzte Flecke an den Unterschenkeln als Ausdruck erhöhter Gefäßdurchlässigkeit. Abnorme Pigmentierung wurde auch im Gefolge von peripherer Neuritis festgestellt (S c h a m b u r o w). E p p i n g e r hat die Meinung geäußert, daß sich subcutane Blutungen bei chronischer Nephritis nicht wie beim Normalen grün verfärben, sondern blauschwarz bleiben. Nach eigener Erfahrung wird dieses Verhalten bei Nephritis durchaus nicht regelmäßig angetroffen. Braune Verfärbung an den Fingern findet sich endlich bei manchen gewerblichen Arbeitern, ferner bei Zigarettenrauchern; gerade dieser Befund ist nicht selten troß gegenteiliger Behauptung des Patienten ein Hinweis auf die Ursache bestehender kardiovaskulärer Beschwerden. Naevi sind wie am übrigen Körper gelegentlich auch im Bereich der Extremitäten gehäuft anzutreffen. Falls sie auf einer Seite viel reichlicher vorhanden sind, haben sie die gleiche Bedeutung für die Diagnose interner Affektionen wie ihre Anwesenheit an der Brust- und Rückenhaut (s. S. 107). Von der Anführung der Vitiligo und anderer dermatologischer Affektionen sei abgesehen.

Manche **akute Exantheme** lokalisieren sich besonders an den Extremitäten, so die Fleckfieberroseolen an den Volarseiten der Unterarme, während bei Abdominaltyphus die Extremitäten für gewöhnlich frei bleiben. Scharlach, Masern und Röteln befallen die Haut der Arme und Beine zumeist erst am zweiten oder dritten Tag. Bei Scharlach finden sich nicht selten an den Beugeflächen der Extremitäten (insbesondere an den Ellbogen und Axillen) rötliche oder rötlichbraune Linien, die als Pastias Zeichen beschrieben werden (Czickeli, H. Koch); sie bleiben durch lange Zeit sichtbar. Recht häufig lokalisiert sich das Erysipel an den Extremitäten, auch rezidivierendes Erysipel tritt gelegentlich an den Beinen auf.

Ich kenne noch ein weiteres, allerdings sehr seltenes Krankheitsbild, das in die Gruppe der **rezidivierenden Erysipeloide** eingereiht werden könnte: Unter Schüttelfrost Auftreten einer erysipelähnlichen Rötung am Fußrücken oder an der Wade (bei demselben Patienten immer an der gleichen Stelle), hohes Fieber zwischen 39 und 40⁰, leichte Lymphangitis, schmerzhafte Drüsenschwellung in inguine, Leukozytose. Jedesmal nach der gleichen Krankheitsdauer, welche bei den verschiedenen Fällen zwischen 12 und 24 Stunden schwankt, Abfall des Fiebers, leicht livide Verfärbung der geröteten Hautstelle, die nach zwei Tagen völlig abgeklungen ist; auch die Drüsenschwellung geht innerhalb kurzer Zeit zurück. Die geschilderten Erscheinungen kehren mit photographischer Treue in verschiedenen Intervallen wieder, oft sind Pausen von ein bis zwei Jahren, nach körperlichen Anstrengungen wird häufigeres Rezidivieren, manchmal schon nach wenigen Wochen, beobachtet. Die stets gleichbleibende Fieberdauer spricht gegen bakterielle und für allergische Natur der geschilderten Affektion, doch können derzeit über ihre Genese keine sicheren Angaben gemacht werden. Ich habe diese erysipeloidähnliche Erkrankung bisher in drei Fällen festgestellt, ein Patient hat sie innerhalb von 30 Jahren etwa fünfundzwanzigmal durchgemacht.

Purpura wird oft an den Extremitäten beobachtet, isolierte Purpura der Unterschenkel nicht selten bei bejahrten Hypertonikern, dieser Befund soll immer zu einer Blutdruckmessung Anlaß geben. Bei hämorrhagischer Diathese können neben kleinen Petechien bisweilen auch größere Suffusioen an verschiedenen Körperstellen auftreten. Ich sah bei einer Lebercirrhose eine subcutane Blutung, welche fast die ganze Brust, einen Teil des Bauches und des Rückens umfaßte. Ferner sei an das Rumple-Leedesche Phänomen erinnert (Petechien am Arme nach Stauung mittels Gummibinde); es findet sich bei Infektions- und Blutkrankheiten mit erhöhter Blutungsneigung, aber auch bei Gefäßprozessen, u. a. bei manchen Hypertonien (Auftreten während der Blutdruckmessung!) und bei Hyperthyreosen (Zimmermann-Meinzingen). Das Rumple-Leedesche Phänomen soll sich nach Longo durch blutstillende Medikamente, nach Seyderhelm und Heinemann durch Hormonzufuhr im hemmenden Sinne beeinflussen lassen.

Trophische Störungen.

Die Haut kachektischer Personen läßt sich in Falten abheben, ist trocken, schilfernd, die Hautfalten bleiben durch längere Zeit stehen, da die Haut ihren normalen Turgor verloren hat. Allerdings zeigt die normale Greisenhand gleichfalls Trockenheit und Runzeln; ähnlich ist die Haut beim Myxödem. Dagegen haben Hyperthyreosen zumeist eine glatte, samtweiche Haut mit erhöhtem Turgor. Bei S k l e r o d e r m i e findet sich an der Extremitätenhaut, insbesondere im Bereich des Hand- und Fußgelenks, Atrophie und papierartige Beschaffenheit. Die Haut ist über den tieferen Gewebsteilen kaum verschieblich. Zu den trophischen Hautveränderungen gehören ferner die bei manchen Läsionen der peripheren Nerven, vor allem nach Schußverletzungen (Causalgien), vorhandenen Verdickungen der Haut, besonders in der Hohlhand; die Haut wird dabei auffallend glatt (G l a n z h a u t — glossy skin [W e i r M i t c h e l l, B l a s c h k o]). Bei chronischer Arsenvergiftung findet sich dagegen in der Hohlhand besonders starke Hyperkeratose.

Hier sei noch auf eine mitunter bei schweren Intoxikationen an der Haut der Unterarme, Unterschenkel und Füße auftretende trophische Hautveränderung eingegangen, welche in lokaler Rötung und B l a s e n b i l d u n g besteht und völlig dem Bild einer schweren Verbrennung gleicht. Diese Hautveränderung ist bei CO-Vergiftung seit langer Zeit bekannt (zuerst von H a s s e und O. K a h l e r beschrieben), ich habe sie einige Male auch bei schweren Schlafmittelvergiftungen angetroffen, besonders an Stellen, welche Druck ausgesetzt waren. Das Vorhandensein solcher Blasen kann bei Bewußtlosen einen Hinweis auf das Vorliegen einer Vergiftung bringen, wenn Verbrennung auszuschließen ist. Auch Muskelschwellungen werden bei CO-Vergiftungen bisweilen an starkem Druck ausgesetzten Stellen gefunden; auf diese wurde schon 1812 von L a r e y verwiesen, vor kurzem ist H e d i n g e r ausführlich auf diese Erscheinung eingegangen (dort auch nähere Literaturangaben). Kleine Bläschen mit gerötetem Rand an den Fingern in der Umgebung der Nägel finden sich ganz selten in Fällen von Stomatitis infectiosa (Maul- und Klauenseuche) auch beim Menschen.

Die Anwesenheit von multiplen H a u t e m b o l i e n (erbsen- bis bohnengroßen, rötlichen bis lividen, leicht erhabenen Knötchen), die sich mit Vorliebe an Fingern und Zehen einstellen, weisen auf das Bestehen einer Endocarditis lenta hin (O s l e r).

Tumoren und Narben.

Sehr charakteristische Veränderungen zeigen sich an der Haut bei multipler N e u r o f i b r o m a t o s e (Morbus Recklinghausen); besonders die Extremitätenhaut ist dicht mit mehr oder weniger pigmentierten, leicht erhabenen oder tropfenförmigen, weichen Gebilden besät. In manchen derartigen Fällen liegen Knötchen, die sich härter anfühlen, subcutan entlang den peripheren Hautnerven angeordnet. Die erwähnte Erkrankung ist für den Neurologen wichtig, da sich die gleichen Neurofibrome auch im Schädelinnern an den Hirnnerven bilden und beträchtliche nervöse Symptome hervorrufen können. Viel seltener finden sich unter der Extremitätenhaut nicht nach Nervenstämmen verlaufende Knötchen. Treten solche unter Fieber und Schmerzen auf, so handelt es sich um Rheumatismus nodosus, eine Erkrankung, welche zuerst von H i l l i e r und M e y n e t erkannt wurde und zu den Erscheinungsformen des akuten Gelenksrheumatismus gehört (W e i n t r a u d). Die als Erythema induratum und Lipogranulomatosis subcutanea (M a k a i, A. A l e x a n d e r) beschriebenen Hautknoten sind reine Hautaffektionen, ebenso multiple subcutane Knötchen, wie sie bei der Ehlers-Danlosschen Krankheit getastet werden können (s. S. 179). Multiple Verhärtungen unter der Haut können sich auch im Gefolge wiederholter subcutaner Injektionen einstellen, insbesondere im Anschluß an die in früheren Jahren so häufig verabreichten Injektionen von Oleum camphoratum. Diese Hautknötchen sind wohl zu unterscheiden von der früher beschriebenen Lipodystrophie nach Insulininjektionen (s. S. 190). Bei Periarteriitis nodosa werden gleichfalls multiple, etwa erbsengroße, harte Knötchen insbesondere unter der Haut der Vorderarme getastet, allerdings keineswegs bei allen Fällen dieser seltenen Gefäßerkrankung; im eigenen Material unter fünfzehn Fällen nur dreimal. Häufiger sind bei Periarteriitis nodosa multiple Infiltrate von livider Farbe, die eine gewisse Ähnlichkeit mit den früher erwähnten Hautembolien haben, in anderen Fällen in Form einer Cutis marmorata angeordnet sein und zu Gangrän führen können.

Ausgesprochene G a n g r ä n der Finger kommt symmetrisch in schweren Fällen von Morbus Raynaud vor. Gangrän der Zehen oder eines Fußes ist eine bei Endarteriitis obliterans und peripherer Arteriosklerose, ferner bei arterieller Thrombose und Embolie sich findende Erscheinung. Ich habe Gangrän beider Füße auch bei einem Kranken mit Periarteriitis nodosa angetroffen.

N a r b e n an den Händen bringen ab und zu Anhaltspunkte für den Beruf (viele kleine, weiße Narben bei Schmieden, Schwielen und Hyperkeratose bei Glasbläsern [T e l e k y]). Man soll sich davor hüten, solche Narben mit den Striae distensae cutis zu verwechseln; diese kommen an den Extremitäten nicht selten vor, einerseits physiologisch als Striae puberales, aber auch im Gefolge von chronischer Arthrose, besonders an den Knien (s. S. 148). An die fast bei jedem Menschen vorhandenen Narben nach Kuhpockenimpfung braucht wohl kaum erinnert zu werden. G e - h ä u f t e B r a n d n a r b e n an den Händen und Vorderarmen sind nicht selten ein Hinweis auf die Diagnose S y r i n g o m y e l i e, vor allem, wenn sich anamnestisch schmerzloses Auftreten der Verbrennungen erheben läßt. Solche Brandnarben im Verein mit Atrophie der kleinen Handmuskeln und spastischem Gang ermöglichen bisweilen die Blickdiagnose Syringomyelie. An der Narbenbildung nach Brandwunden bei Syringomyelie sind auch neurotrophische Störungen beteiligt, insbesondere bei der Morvanschen Form dieser Spinalerkrankung wird Häufung von schmerzlosen Fingerpanaritien beobachtet, die zu beträchtlichen Fingerverstümmelungen führen können. Bei der Raynaudschen Krankheit können sich ähnliche Verstümmelungen finden, desgleichen bei Lepra mutilans. Häufiger als an den Händen sieht man an den Füßen t r o p h i s c h e S t ö r u n g e n, und zwar nicht nur bei Nervenerkrankungen, sondern auch bei Gefäßprozessen. Es handelt sich zumeist um kreisrunde, wie ausgestanzt aussehende Geschwüre an der Fußsohle (Ulcus rotundum — mal perforant); sie finden sich vor allem bei Tabes dorsalis, aber auch bei Endarteriitis obliterans und peripherer Arteriosklerose, endlich bei Diabetes mellitus. Verhältnismäßig oft sieht man bei älteren Patienten mit ausgebreiteten Varizen an den Beinen mehr oder weniger tief eingezogene braunviolette N a r b e n n a c h U l c u s c r u r i s. Bekanntlich heilen derartige, auf variköser Grundlage beruhende Fußgeschwüre außerordentlich langsam, sie sind aber von den bei Erkrankungen der Arterien auftretenden trophischen Geschwüren streng zu trennen, geben auch eine viel bessere Prognose.

Allgemeine Vergrößerungen der Axillar-, Cubital- und Inguinaldrüsen sind vor allem bei Leukämien und malignen Tumoren anzutreffen, in der Ellbogenbeuge (und zwar im Sulcus bicipitalis medialis etwas oberhalb der Gelenksbeuge) häufig bei Lues, aber auch bei Leukämie. Treten nur lokale D r ü s e n v e r g r ö ß e r u n g e n auf, so liegt die Ursache in deren Zuflußgebiet. Maligne, leukämische und luetische Drüsen zeigen beträchtliche Härte, entzündliche (auch tuberkulöse) Drüsenschwellungen haben eine weichere Konsistenz. Die akute Lymphadenitis ist stark druckschmerzhaft. Lokale schmerzhafte A x i l l a r d r ü s e n s c h w e l l u n g mit Fieber hat mir einmal die später verifizierte Diagnose Tularämie (glanduläre Form) gestattet. Es war an einem Finger nur eine kleine Narbe zu sehen; die Patientin hatte auf Befragen angegeben, daß sie einen Hasen abgezogen hatte. Die I n g u i n a l d r ü s e n haben zumeist ovale Gestalt; steht die Längsrichtung dieser Drüsen dem Oberschenkel parallel, so spricht dies dafür, daß die Ursache (Infektionsherd) im Bereiche des Beines gelegen ist. Steht die Drüsenaffektion mit einem Genitalprozeß in Beziehung, so ist die ovale Form dem Poupartschen Bande gleichgerichtet.

Die bei Karzinom und Sarkom vereinzelt oder gehäuft vorkommenden H a u t m e t a s t a s e n stellen erbsen- bis bohnen-

große harte in oder unter der Cutis gelegene Gebilde dar; sie
finden sich besonders bei Mamma- und Bronchustumoren, nur gelegentlich bei Magen- oder Darmkrebs. Ganz selten sind diffuse
Hautmetastasierungen, die den Eindruck indurierter Ödeme
machen. Ich beobachtete ein solches Verhalten an Sarkommeta-
stasen bei primärem Myosarkom des Herzmuskels.

Behaarung.

Frauen haben für gewöhnlich unbehaarte Extremitäten; bei
Männern sind die Beine meist stärker behaart als die Arme, es
gibt übrigens auch viele Männer mit unbehaarten Extremitäten.
Wigand sah bei tuberkulösen Frauen Auftreten von Haaren
an den Armen, diese Beobachtung ist aber vereinzelt geblieben.
Nach Polyneuritis wird gelegentlich lokale Hypertrichose
festgestellt (Gerhardt, Schamburow, Risak), ferner
nach Verödungsinjektionen an varikösen Venen (Siebert),
nach lokalen Hautreizen, wie Umschlägen, Pflastern oder Salben
(W. Heller); Stracker hat die gleiche Veränderung bei post-
typhöser Arthritis festgestellt. In allen diesen Fällen handelt es
sich wohl um neurotrophisch bedingte Hypertrichose, ebenso
wenn sie bei bestimmten Berufen angetroffen wird (Gesteinsboh-
rern, Schlägerfechtern — Risak). Sicherlich ist aber eine angeborene Disposition mit im Spiele, da die genannte Erscheinung
verhältnismäßig selten ist. An der Dorsalseite der Finger sind
bei Männern mitunter vereinzelte Haare zu finden. Braun hat
festgestellt, daß die Zahl dieser Fingerhaare für die Erkennung
von Rechts- oder Linksseitigkeit von Bedeutung sei. Beim Rechtshänder sollen an den Fingern der rechten Hand mehr Haare sein
als linkerseits, beim Linkshänder findet sich umgekehrtes Verhalten.

Die Farbe der Axillarhaare ist bisweilen wie die der
Schamhaare verschieden von jener der Kopfhaare, bei manchen
blonden Individuen dunkelbraun bis schwarz (unechte Blondinen),
ferner mitunter rot bei sonst blonder oder brauner Haarfarbe
(Haardisharmonie — s. S. 6). Es gibt aber eine als Lepothrix
bezeichnete scheinbare Röte der Axillarhaare durch eine Pilz-
affektion, die bei oberflächlicher Betrachtung zu Verwechslungen
Anlaß geben kann; Lupenbetrachtung schützt vor Irrtümern. Über
Haarausfall in den Achselhöhlen s. S. 150.

Nägel.

Den Fingernägeln muß genaue Beachtung geschenkt werden.
An der Breite des Daumennagels läßt sich recht oft die Händig-
keit feststellen; beim Rechtshänder ist der rechte Daumennagel
breiter und umgekehrt. Schon mäßige Anämie führt zu Blässe der
Nägel, auch die Zyanose ist schon in den Anfangsstadien kardialer
Dekompensation an den Nägeln abzulesen; bläuliche Verfärbung

der Nägel im Bereich der Lunula findet sich allerdings auch bei Einschlag von Negerblut noch in der dritten bis vierten Generation. Außer bei Kreislaufinsuffizienz findet sich Zyanose der Nägel nicht selten bei schwerer Lungentuberkulose (H a h n , A u d i - b e r t). Braune Verfärbung der Nägel sah S i m o n s nach Goldtherapie; ähnliche Veränderungen werden bei manchen Berufen, die mit Farben arbeiten (z. B. bei Friseuren, Tischlern usw.) gefunden.

Der normale Nagel ist in der Längsrichtung flach. U h r g l a s - f o r m der Nägel findet sich vor allem bei chronischer Lungentuberkulose, insbesondere bei der echten Phthise (W. N e u - m a n n). Die Uhrglasnägel sind als Abortivform der früher besprochenen Trommelschlägelfinger aufzufassen auch bezüglich ihrer Genese, sie finden sich nur viel häufiger, da sie schon bei geringgradigen Prozessen vorkommen und weniger von konstitutionellen Momenten abhängig sein dürften. Bei der Lungentuberkulose sind sie ein Beweis, daß es sich nicht um einen völlig akuten Prozeß handelt; bei chronischen nicht tuberkulösen Lungenaffektionen kommen sie gleichfalls vor, so bei Bronchiektasie und Bronchuskarzinom, seltener finden sie sich bei kardialen Stauungszuständen. Ich sah sie gelegentlich auch bei Ikterus und Lebercirrhose, ferner bei Tumor cerebri, endlich halbseitig bei älteren cerebralen Hemiplegien auf der gelähmten Seite, zugleich mit starker Beugekontraktur im Ellenbogengelenk. G e r h a r d t trennt die längeren, dünn gewölbten Uhrglasnägel bei Tuberkulose von den kurzen kugelig verdickten Nägeln bei Bronchiektasien. H o l m g r e n bringt Kolbenform der Nägel mit Amyloidose in Beziehung; nach N i c s sollen sich Uhrglasnägel auch bei Gesunden als Degenerationszeichen finden. Eigener Erfahrung nach ist dies nur außerordentlich selten der Fall, vielleicht gehören die oben erwähnten Einzelbeobachtungen bei Leberprozessen in diese Kategorie. Die klinische Bedeutung der Uhrglasnägel vor allem bei der Tuberkulose ist nicht zu unterschätzen.

Ebenso charakteristisch wie die Uhrglasnägel sind die Hohl- oder L ö f f e l n ä g e l (Koilonychie). Die Nägel bekommen eine Delle und gelegentlich Sprünge, verlieren ihren Glanz und sind von weicher Konsistenz. Diese trophische Nagelstörung findet sich vor allem bei achylischer Chloranämie (K a z n e l s o n , R e i m a n n und W e i n e r, K. S i n g e r , R o s e g g e r , W i t t , D a v i e s , L e e u w e n , S c h u l t e n). Koilonychie soll nach G ä n s s l e n auch bei Chlorose vorkommen, nach E l o w n o r i bei Anämie ohne Achylie; H y n e k hat sie bei Morbus Basedowi gesehen. P l a n t e y d t bei Cushingscher Krankheit. Wenn eine bestimmte Disposition vorhanden ist, können Hohlnägel auch bei Gesunden auftreten im Gefolge von langdauernder Schädigung durch alkalische Reinigungsmittel oder Öle (F e h r i n g e r), ferner bei Bäckern und Ofensetzern (R o s e g g e r). Ich habe die gleiche

Nagelveränderung mitunter bei schwerer Unterernährung angetroffen. Wilderwanck beobachtete familiäres Vorkommen
von Koilonychie und fand hiebei dominante Vererbung.

Trophische Störungen anderer Art, meist in Form
von Riefungen oder querverlaufenden Streifen an den Fingernägeln (Beausche Linie) finden sich nach schweren Infektionskrankheiten wie Typhus oder Pneumonie (Kuhlmann), bei
Tuberkulose (Hahn), ferner bei Diabetes (R. Schmidt),
Tetanie (Frankl-Hochwart), bei Causalgien (Gerhardt),
endlich bei Morbus Raynaud und bei Syringomyelie; auch bei
hochgradiger Unterernährung. Quer verlaufende weiße Streifen
an den Fingernägeln kommen bei Polyneuritis vor, und zwar besonders bei toxischer Polyneuritis, so bei Thalliumvergiftung
(Greving und Gagel, Adler, Koszler, Stiefler) und
bei chronischer Arsenvergiftung (Wigand, Mees, Sterling).

Das Wachstum der Nägel erfolgt nicht immer im gleichen Tempo, bei Tuberkulose und nach Röntgenbestrahlung soll
es beschleunigt sein (Kuhlmann), bei Unterernährung oder
bei schweren Allgemeinerkrankungen ist es verzögert (Risak,
K. Weiss).

An den Nägeln der Zehen werden Uhrglasnägel und
trophische Störungen unter den gleichen Bedingungen beobachtet
wie an den Fingernägeln, doch ist die Feststellung nicht selten
wegen der durch das Schuhwerk bedingten Nagelveränderungen
erschwert. Isolierte Uhrglasnägel an den Zehen habe ich mehrfach
bei Endarteriitis obliterans und peripherer Arteriosklerose gesehen, ferner bei langdauernder Thrombophlebitis und bei chronischen Spinalprozessen. Kleine Knötchen am Nagelsaum der
Zehen können bei bestimmten nervösen Symptomen (epileptische
Anfälle, Idiotie) den Verdacht auf das Bestehen von tuberöser
Hirnsklerose erwecken. Die Onychogryphosis sei nur erwähnt.

Puls.

Die Untersuchung der Arterien des Armes spielt in der Diagnostik der Herz- und Gefäßerkrankungen eine dominierende Rolle,
insbesondere das Betasten der Arteria radialis knapp oberhalb
des Handgelenks ist als „Puls“ einer der ältesten und auch
heute noch wichtigsten Teile der ärztlichen Kunst. Zur Palpation
bedient man sich zweckmäßig zweier oder dreier Finger; man soll
bei jedem Patienten den Puls in beiden Radialarterien vergleichen, da nicht selten Gefäßanomalien vorkommen, z. B. starke
Ausbildung der Arteria ulnaris im Vergleich zur Radialis; bisweilen kreuzt die Radialis den Radius und mündet in die sogenannte Tabatière. Sind solche Anomalien auszuschließen, so spricht
beträchtliche Pulsdifferenz für Einengung eines Gefäßabganges in Fällen von Aortenaneurysma (s. später). Auch zeitliche

Verspätung des Pulses in der linken Radialis kann bei dieser Erkrankung vorkommen.

Zur Palpation des Pulses muß ein gewisser Druck auf das Gefäß ausgeübt werden (energetisches Pulsfühlen — S a h l i), da
ohne Druck der Puls nur bei abnormer Höhe oder Celerität zu
tasten ist. Kurz erwähnt sei, daß J a c c o u d vor vielen Jahren
die Anschauung ausgesprochen hat, normalerweise sei immer ein
rückläufiger Puls zu tasten, wenn die Arteria radialis bis zum
Verschwinden des Pulses komprimiert werde; nur bei Herzschwä-
che fehle der rückläufige Puls; in späteren Jahren hat N e i d e r t
die gleiche Behauptung aufgestellt. Dieser Befund beruht aber
auf einer Täuschung und hängt mit der Gefühllosigkeit zusammen, die in dem stark komprimierenden Finger eintritt. Es haben
auch alle späteren Autoren diese Auffassung abgelehnt, zumeist
überhaupt nicht mehr besprochen.

Bei der Untersuchung des Pulses hat man zunächst auf die
B e s c h a f f e n h e i t d e r G e f ä ß w a n d zu achten. Das Betasten der Gefäßwand geschieht am besten in der Weise, daß
man mit zwei oder drei Fingern in querer Richtung über die
Arterie hinfährt. Man unterscheidet ein gerades oder geschlängel-
tes Gefäß, eine weiche oder verdickte Wand, endlich ein weites
oder enges Gefäß. Enge Radialarterien finden sich im Rahmen
der allgemeinen Enge des Gefäßsystems, eine weite Arterie mit
verdickter Wand entspricht dem Befund, den die alten Kliniker
als „geblähte" Arterien bezeichnet haben. In solchen Fällen ist
der Puls der Arteria radialis bisweilen auch sichtbar, ebenso bei
rigiden Gefäßen. Der Befund der geblähten Arterien dürfte auf
einer tonischen Reizung der Vasodilatatoren, einem Hypertonus
dieser Gefäßmuskeln beruhen. Die Gefäßwand kann dabei histo-
logisch völlig normal sein auch bei mäßiger Schlängelung der Arterien (F i s c h e r und S c h l a y e r). Ein derartiger, früher als
„juvenile Arteriosklerose" beschriebener Befund findet sich nach
W. N e u m a n n bei der chronischen hämatogenen Lungentuberkulose, nach eigener Erfahrung nicht selten im Rahmen von Konstitutionsanomalien, welche den Gefäßapparat betreffen. Auch bei
den zentralen Formen des Hochdrucks werden geblähte Arterien
nicht selten angetroffen, ferner bei starken Rauchern. Die R i g i -
d i t ä t der Arterien, welche meistens mit starker Schlängelung
verbunden ist, entspricht sklerotischen Veränderungen der Gefäßwand mit mehr oder weniger beträchtlichen atheromatösen
Ablagerungen; ihren höchsten Grad findet die Rigidität in den
sogenannten „Gänsegurgelarterien". Daß bei der Entstehung derartiger Arteriosklerose auch lokal bedingte Faktoren von Belang
sind, geht daraus hervor, daß man bei Schwerarbeitern mitunter
am mehr angestrengten Arm eine örtliche stärkere Schlängelung
und Rigidität beobachten kann.

Von den Qualitäten des Pulses selbst ist zunächst die H ä r t e zu nennen, welche nur zum Teil von der Beschaffenheit der Gefäßwand, zum größten Teil aber von der Höhe des Blutdrucks abhängt (Pulsus durus — mollis). Eine Schätzung der Höhe des Blutdrucks aus dem Tastgefühl ist aber wegen des Fehlers, den die Beschaffenheit der Gefäßwand setzt, nur mit Schwierigkeiten möglich. Trotz hohen Blutdrucks kann die Gefäßwand weich sein. H a r t e r P u l s mit verdickter Gefäßwand ist der für Schrumpfnieren und chronischen Saturnismus charakteristische D r a h t - p u l s. Abnorm w e i c h e r P u l s (niedriger Blutdruck) findet sich bei Kollaps, bei schweren Anämien, manchmal bei Morbus Addisoni, auch als konstitutionelle Anomalie. Differenzen in der Härte des Pulses zwischen beiden Radialarterien können durch abnormen Gefäßverlauf vorgetäuscht sein (s. S. 200); wenn diese Möglichkeit ausgeschlossen ist, spricht deutliche Pulsdifferenz für Aneurysma der Aorta mit Stenose des Gefäßabganges; zumeist zeigt die linke Radialis den stärkeren Puls. Bei anderen Mediastinalprozessen kann gleichfalls gelegentlich Pulsdifferenz vorkommen, ich fand sie bei Concretio cordis, L a n d o l f i bei Mitralstenose. S o r g o fand Pulsdifferenz bei schrumpfenden Lungenspitzenprozessen, allerdings nur bei besonderer Armstellung. Ich konnte einen solchen Befund niemals erheben. Die bei cerebralen Hemiplegien nicht selten auftretende Differenz im Blutdruck zwischen beiden Seiten ist für gewöhnlich zu klein, um sich dem palpierenden Finger zu offenbaren. Außerordentlich selten wird aber bei cerebralen Hemiplegien vorübergehend vollkommenes Schwinden des Pulses auf der gelähmten Seite festgestellt (M a t t h i e u und R i c h a r d, A n t o i n e, A. V o g l, eigene Beobachtung). Diese Erscheinung beruht anscheinend auf Reizung des Vasomotorenzentrums der kontralateralen Seite durch besonders lokalisierte cerebrale Herde. Ganz selten, bei hochgradiger Einengung des Gefäßabganges durch Mesaortitis oder Aortensklerose, findet sich Fehlen des Pulses in beiden Radialarterien (s. S. 65).

Die H ö h e des Pulses (Pulsus altus oder magnus — parvus) hängt vom Schlagvolumen des linken Herzventrikels, von der Windkesselwirkung im Anfangsteil der Aorta sowie von der Weichheit der Gefäßwand ab. Demgemäß findet sich h o h e r P u l s bei Aorteninsuffizienz und bei Sklerose im Anfangsteil der Aorta, auch bei Mesaortitis, dagegen für gewöhnlich nicht bei Blutdrucksteigerung (wenn die Aortenwand nicht sklerotisch ist) trotz Hypertrophie des linken Ventrikels, da das vermehrte Schlagvolumen in solchen Fällen durch den erhöhten Widerstand der Gefäßwände kompensiert ist. P u l s u s p a r v u s ist charakteristisch für Mitralstenose und für peripheren Kollaps, auch für schwere Anämie.

Für den Ablauf der Pulswelle (Pulsus celer — tardus) ist der Unterschied zwischen dem systolischen und diastolischen Blutdruck maßgebend, aber auch die Beschaffenheit der Gefäßwand. Pulsus c e l e r findet sich bei Aorteninsuffizienz und bei Gefäßerschlaffung (im Fieber, im Kollaps), Pulsus t a r d u s bei Aortenstenose und bei verdickten und rigiden Gefäßen. Hier ist noch die D i k r o t i e des Pulses zu erwähnen (Tastbarkeit der Rückstoßelevation); diese Erscheinung beruht gleichfalls auf Gefäßerschlaffung und kommt vor allem bei Typhus und Pneumonie vor, ist zumeist ein Signum mali ominis, da sie die schwere Gefäßalteration anzeigt.

Endlich muß noch auf die F r e q u e n z (Pulsus frequens — rarus), die R e g u l a r i t ä t und Ä q u a l i t ä t des Pulses geachtet werden. Der Arzt soll die Frequenz des Pulses ohne Zuhilfenahme einer Uhr schätzen können; desgleichen soll eine grobe Diagnose der Pulsirregularitäten auch ohne Sphygmographen oder Elektrokardiographen gestellt werden.

Die Ursachen der Frequenzänderungen sind so mannigfach, daß die diagnostische Bedeutung dieses Symptoms nur im Rahmen des Krankheitsbildes erkannt werden kann. Erwähnt sei jedoch die T a c h y k a r d i e auch in gut kompensierten Fällen von Aorteninsuffizienz, ferner die auffallend starke Tachykardie bei rezenter Endokarditis und Perikarditis. bei Sepsis und akuter Peritonitis. Bei Pneumonie ist starke Zunahme der Pulszahl oft das einzige auf das Eintreten einer begleitenden Perikarditis hinweisende Merkzeichen. Kurz berührt sei noch die dauernde hochgradige Pulsbeschleunigung bei den Hyperthyreosen und die paroxysmale Tachykardie mit ihrem oft unzählbaren Puls.

Was die P u l s v e r l a n g s a m u n g betrifft, sei zunächst an die konstitutionelle Bradykardie erinnert (Bradykardiker — W e n c k e b a c h), ferner an die relative Bradykardie troß hohen Fiebers bei Typhus und Meningitis im Gegensaß zu Sepsis und Miliartuberkulose, einen Umstand, der nicht selten die Differentialdiagnose erleichtert; kompensierte Mitralstenosen sind oft etwas bradykard. Starke Verringerung der Pulszahl findet sich bei Hungerödem, nach dem ersten Weltkrieg wurden Sinusbradykardien von 28 bis 30 in der Minute beobachtet; bei den Hungerödemen nach dem zweiten Weltkrieg war diese Erscheinung weniger ausgesprochen. Heute kommen derart niedrige Pulszahlen fast ausschließlich beim Herzblock vor, wenn die Herzventrikel automatisch schlagen. Erwähnt sei endlich die Bradykardie bei Hirndruck (Meningitis, Hirntumor, Commotio cerebri) und bei den verschiedenen Formen von Ikterus, mitunter auch bei nicht mit Ikterus einhergehenden Leberprozessen. So beschreibt F i n s t e - r e r Bradykardie als Symptom der Leberruptur. Auch im Shok kann gelegentlich Pulsverlangsamung vorkommen. Nicht zu vergessen ist auf die bei Digitalisbehandlung auftretende Bradykar-

die. Scheinbare Pulsverlangsamung (Pseudobradykardie) kommt
bei gehäuften Extrasystolien vor, wenn nicht alle Herzaktionen
an der Peripherie in Erscheinung treten.

Zu den Irregularitäten gehört zunächst die respiratorische Arhythmie (Beschleunigung des Pulses während der
Inspiration, Verlangsamung während der Exspiration); beim Normalen ist diese Erscheinung für gewöhnlich nicht nachweisbar,
sie fehlt nach eigener Erfahrung auch regelmäßig bei der Tachykardie der Hyperthyreosen, wie mit Chvostek und Zimmermann-Meinzingen gegenüber Ortner zu betonen ist.
Die respiratorische Arhythmie wird dagegen sehr häufig bei der
Tachykardie der Vasoneurotiker angetroffen und ist für die Abtrennung dieser Zustände von den Hyperthyreosen gut zu verwenden. Zur respiratorischen Arhythmie gehört ferner der
Pulsus paradoxus (Kleinerwerden bis Verschwinden des
Pulses während der Inspiration); dieser findet sich (allerdings nur
in seltenen Fällen) bei Concretio cordis, schwieliger Mediastinitis
(Griesinger, Kußmaul), ferner ab und zu bei Bronchial-
drüsentuberkulose (De la Camp) und Pleurasynechien (Gröber).

Die Extrasystolen erkennt man palpatorisch an dem
Ausfall eines Pulsschlages, das Vorhandensein oder Fehlen einer
kompensatorischen Pause zur Abtrennung der ventrikulären von
der Vorhofsextrasystolie ist gleichfalls zumeist durch Betasten
festzustellen. Auch die Arhythmia perpetua (Pulsus
irregularis perpetuus), welche bekanntlich fast ausschließlich infolge von Vorhofflattern oder -flimmern zustandekommt, ist in
der Mehrzahl der Fälle palpatorisch zu diagnostizieren; dasselbe
gilt für die verschiedenen Inäqualitäten (Pulsus alternans usw.).

Die Betrachtung und Betastung der übrigen Extremitätenarterien ist im Vergleich zur Wichtigkeit des Befundes an der Arteria radialis von viel geringerer Bedeutung. Daß
sich Pulsus altus et celer an allen tastbaren Gefäßen manifestieren
wird, ist selbstverständlich, bei Aorteninsuffizienz kann mitunter
sogar (wie früher an den Subclavien beschrieben s. S. 69) an
der Arteria brachialis oder femoralis, ganz selten sogar an der
Radialis ein Schwirren palpiert werden (Luisada). Rigidität
ist nicht immer an allen Arterien gleich stark ausgebildet. In
manchen Fällen weisen die kleineren, in anderen wieder die größeren Arterien den höheren Grad der Arteriosklerose auf (verschiedene Gangarten der Arteriosklerose — Rühl). Bei Schlängelung der großen Arterien beobachtet man nicht selten eine
mehr progressive hebelartige Verschiebung
des Gefäßes bei jedem Pulsschlag, insbesondere an der Arteria brachialis und cubitalis, mitunter auch an der Arteria
femoralis. Dieses von Eppinger als „Glockenstrangsymptom"
bezeichnete Vorkommnis wird von Gerhartz als Frühsymp-

tom der Arteriosklerose aufgefaßt, nach eigener Erfahrung wird das gleiche Verhalten bei starren hypertonischen Gefäßen, vor allem in Fällen von Hochdruck angetroffen. Auch M o s s e hat sich dagegen gewendet, daß dieses Verhalten der Armarterien als eindeutiges Zeichen von Arteriosklerose aufgefaßt wird. Hier sei noch des K a p i l l a r p u l s e s gedacht, der pulssynchronen Rötung des Nagelbettes, die in manchen Fällen von Aorteninsuffizienz bei leichter Anämisierung des Nagelbettes durch Druck auf den Nagel zu beobachten ist. Manchmal ist Kapillarpuls bei Umgreifen der Fingerkuppe sogar tastbar (F. W e b e r). Ganz selten fehlt der Puls in den großen Armarterien (s. S. 65). Die Pulslosigkeit in den großen Extremitätenarterien bei Thrombose und Embolie ist für die Diagnose ohne wesentlichen Belang, da diese Zustände schon an der Blässe, lividen Verfärbung und Kälte zu erkennen sind (s. S. 192).

Der Puls in den dorsalen Fußarterien ist manchmal nicht leicht zu fühlen. W i l d e r hat vorgeschlagen, zur Verbesserung des Pulstastens einen Tropfen Öl auf die zu betastende Stelle zu gießen. Eigene Nachprüfung dieses Verfahrens hat jedoch keinen Vorteil ergeben. F e h l e n d e s P u l s e s i n d e r A r t e r i a d o r s a l i s p e d i s findet sich einmal bei angeborener Enge des Gefäßsystems; in solchen Fällen muß aber außerdem Enge aller tastbaren Arterien, Fehlen des Aortenpulses in jugulo und Hypertrophie des linken Herzventrikels nachweisbar sein. Sind sämtliche Arterien an den unteren Extremitäten schlecht zu tasten, der Puls in Carotiden und Radialarterien aber hoch und hart, so liegt mit Wahrscheinlichkeit eine I s t h m u s s t e - n o s e d e r A o r t a vor (s. S. 121). Gelegentlich kann bei dieser Affektion auch Verspätung des Pulses in den Beingefäßen angetroffen werden (V i e r o r d t, S t ü r t z u. A.).

Isolierte, vor allem einseitige Pulslosigkeit in der Arteria dorsalis pedis ist ein wichtiges Symptom für die Erkennung der Endarteriitis obliterans (v. W i n i w a r t e r) und der peripheren Arteriosklerose, wie gegenüber S c h n e y e r und S e i d m a n n zu betonen ist. Vor allem in Verbindung mit dem anamnestisch festzustellenden intermittierenden Hinken ist das Symptom von großem Wert. In schweren Fällen von Claudicatio intermittens fehlt der Puls auch in der Arteria tibialis postica, in der Arteria poplitea, ganz selten auch in der Femoralis. Hier sei noch erwähnt, daß bei Periarteriitis nodosa das Symptom der Claudicatio intermittens trotz guter Tastbarkeit sämtlicher Bein- und Fußarterien vorkommen kann. Dieses Zusammentreffen dürfte durch den Umstand bedingt sein, daß bei Periarteriitis nodosa die zu arterieller Ischämie führende Gefäßaffektion nur in den kleinen präkapillaren Arterien, peripher von der Palpationsstelle gelegen ist.

Venen.

Die Weite der Hautvenen an den Armen (Vena cephalica, basilica) ist bei den einzelnen Individuen sehr verschieden. Bei Schwerarbeitern werden oft zahlreiche und weite Venen angetroffen, während bei Frauen nicht selten nur wenige und dünne Venen zu sehen sind, wie aus den Erfahrungen bei intravenösen Injektionen zur Genüge bekannt ist. Das Kaliber der Armvenen ist nicht unbeträchtlichen Schwankungen unterworfen; Wetterumschlag hat besonders bei Vasoneurosen manchmal beträchtliche Verengerung der Hautvenen im Gefolge, Föhneinfluß kann wiederum starke Erweiterung der Venen bewirken. Daß solche Kaliberschwankungen nervösen Einflüssen unterliegen, geht auch aus der von E. Freund beschriebenen, bei cerebralen Hemiplegien nicht seltenen Verengerung der Hautvenen am gelähmten Arm und Bein hervor. Starke Erweiterung der Armvenen findet sich einseitig bei Stenose der Vena subclavia, beiderseitig bei Kompression oder Stenose der oberen Hohlvene; diese Erscheinung kann manchmal den ersten Verdacht auf einen bestehenden Mediastinalprozeß hervorrufen. Holmgren fand bei schwerer Lungentuberkulose, insbesondere bei Amyloidose am Unterarm dünne, harte, unter dem Finger rollende Venen, die er als Venensklerose und Muskelhyperplasie auffaßt; es dürfte sich aber nur um abnorme Kontraktionszu-

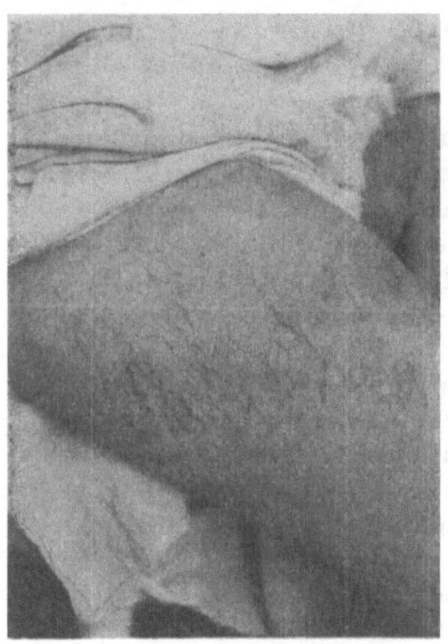

Abb. 17. Status varicosus cutaneus.

stände in der Venenwand handeln, ebenso bei den von Lichtwitz erwähnten derben Armvenen in Fällen von Vasoneurose oder der „Venensklerose", welche Risak bei Schwerarbeitern angetroffen hat.

Bei Stauung in den Armvenen kann man mitunter die Venenklappen an der knopfförmigen Erweiterung erkennen. Mit der schwankenden Zahl und Ausbildung der Venenklappen beim Einzelindividuum dürfte es zusammenhängen, daß in manchen Fällen von Erweiterung des rechten Vorhofes oder von Trikuspidalinsuffizienz präsystolischer oder systolischer Venenpuls bis in die Ellbogengegend zu beobachten ist. Mitunter scheint schon geringe Erweiterung der Venen Insuffizienz der Klappen herbeizuführen. Pulsation in den Armvenen wurde schon 1704

von H o m b e r t beschrieben, später vielfach bestätigt, aber das
seltene Vorkommen hervorgehoben. S e i d e l hat diese Erscheinung zum erstenmal bei Trikuspidalinsuffizienz gesehen, F r i e d -
r e i c h auf den Zusammenhang mit Insuffizienz der Venenklappen aufmerksam gemacht.

Aus der Beobachtung der Arm- und Handvenen lassen sich
Anhaltspunkte für die S c h n e l l i g k e i t d e s B l u t s t r o m e s
gewinnen. Wenn man eine Hautvene ausstreicht, das proximale
Ende komprimiert, so kann man beim Wiedereinströmen des Blutes die Schnelligkeit der Blutströmung und damit die Blutumlaufs-
zeit bis zu einem gewissen Grade schätzen. Man sieht dabei, daß
bei schwerer Kreislaufinsuffizienz
das Blut viel langsamer strömt als
beim Normalen. E p p i n g e r , P a p p
und S c h w a r z haben, von der Beobachtung der Blutströmung in den
Hautvenen ausgehend, ihre durch
gasanalytische Verfahren gestützte
Theorie von der Erhöhung des Mi-
nutenvolumens in Fällen von Asthma
cardiale aufgebaut. Eigene Erfahrungen haben eine Beschleunigung
der Blutströmung in den Venen
bei asthmatischen Zuständen nicht
bestätigen können. R. S i n g e r
beobachtete die Schnelligkeit, mit
welcher das Blut in die Beinvenen
wieder einströmt, wenn diese durch
Erheben des Beines entleert worden waren; er fand einen Parallelis-
mus zur Güte der arteriellen Durch-
blutung.

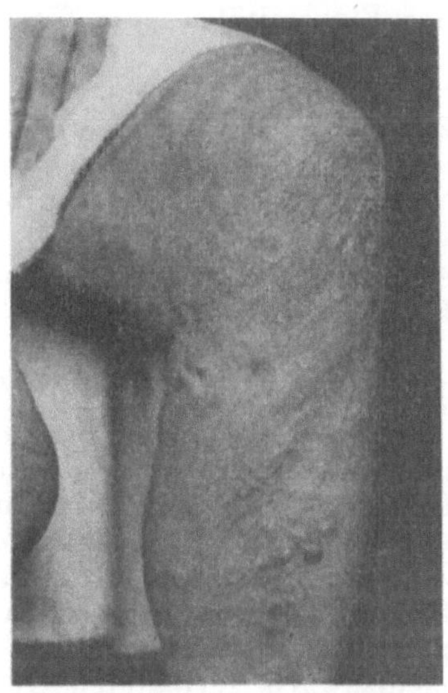

Abb. 18. Status varicosus subcutaneus.

An den Venen der unteren Extremitäten kommt ziemlich häu-
fig beträchtliche Erweiterung und Schlängelung vor (V a r i z e n).
Gerade an varikösen Venen läßt sich mitunter Pulsation feststellen (M a r e y , R o s e n b a c h , J o a c h i m), insbesondere bei
Trikuspidalinsuffizienz (T e u f l). Große aneurysmatisch erweiterte
Varizen am Oberschenkel unterhalb des P o u p a r t schen Bandes können bei Kompression sogar ein Schwirren aufweisen, was
ihre Abtrennung von Cruralhernien erleichtert (K a z d a , P y t e l).
Bei tiefer Inspiration soll es zu Anschwellen der Beinvenen kommen (H o f b a u e r), ich habe eine solche Erscheinung nur außerordentlich selten nachweisen können. Varikositäten kommen nicht
nur an den größeren subcutanen Venen der Beine vor, sondern
auch an den intracutanen präkapillaren Venolen; C u r t i u s unterscheidet S t a t u s v a r i c o s u s c u t a n e u s (Abb. 17) u n d

subcutaneus (Abb. 18). Die Ursache für die Verschiedenheit
der Varizenausbildung im Einzelfall dürfte mit konstitutionell bedingten Anomalien der Gefäßausbildung zusammenhängen.

Thrombosen der Venen sind an der Härte und Druckschmerzhaftigkeit zu erkennen. Besteht eine Thrombophlebitis in
den oberflächlichen Venen, so ist außerdem häufig auch Rötung
der Haut über der Vene zu sehen. Die gleiche leicht streifenförmig verlaufende Rötung der Haut wird auch bei Lymphangitis
beobachtet, hier ist aber die Druckempfindlichkeit viel geringer
und kein Strang unterhalb der Rötung festzustellen.

Bei starker Stauung und geringem Fettgehalt des subcutanen
Gewebes heben sich erweiterte Venen manchmal über das Profil
der Extremitäten vor; für das Tastgefühl ergeben sich dagegen
entsprechend dem Verlauf der Venen furchenförmige
Eindellungen, da im Bereiche der Venen das Unterhautzellgewebe eine geringere Ausdehnung hat, ein Ödem dieses Gewebes durch die Vene etwas behindert ist. Ich habe ein solches
Verhalten vor allem bei großen Hautvenen, die über eine Faszie
verlaufen (z. B. Fascia lata) festgestellt; gelegentlich ist diese
eigenartige · Erscheinung auch an erweiterten Venen auf der
Bauchhaut zu finden.

Druckpunkte.

Druckpunkte im Bereich der Extremitäten können den peripheren Nerven, den Gelenken oder den Venen entsprechen. Bei
Omarthritis ist ein Druckpunkt in der vorderen Achselfalte in
der Höhe des Humeruskopfes sehr konstant. E. Frey hat noch
zwei weitere Druckpunkte angegeben, die aber nach eigener Erfahrung viel weniger regelmäßig angetroffen werden. Der Druckpunkt bei Affektionen des Hüftgelenks wird am besten durch
medianwärts gerichteten Druck in der Mitte der äußeren Gesäß-
hälfte geprüft; am Kniegelenk findet sich starke Druckempfindlichkeit an der Medialseite des Gelenkspaltes nicht nur bei Gonitis
sondern auch bei Meniskusaffektionen.

Druckempfindlichkeit der Nervenstämme
ist ein wichtiges Initialsymptom der peripheren Neuritis und Neur-
algie. Man sucht den Nervus medianus im Sulcus bicipitalis
medialis, den Nervus radialis an der Dorsalseite des Oberarmes,
den Nervus ulnaris an der Ulnarseite des Olecranons („Mäuschen“).
Der Nervus femoralis hat den deutlichsten Druckpunkt unterhalb
des Poupartschen Bandes, der Nervus ischiadicus in der Mitte
der Gesäßfalte, aber auch in der Mitte der Hinterseite des Oberschenkels, der Nervus peronaeus hinter dem Fibulaköpfchen.
Auch normalerweise sind diese Nervendruckpunkte etwas emp-
findlich. Völlige Unempfindlichkeit der Nervenstämme bildet ein
nicht seltenes Frühsymptom bei Tabes dorsalis. besonders die
Unempfindlichkeit des Nervus ulnaris am Olekranon (Bier-

n a c k i). Für den Nervus cutaneus femoris lateralis ist ein Druckpunkt knapp unter der Spina iliaca anterior superior charakteristisch. Dieser Druckpunkt findet sich zusammen mit Parästhesien
und einer anästhetischen Zone an der Außenseite des Oberschenkels bei der M e r a l g i a p a r a e s t h e t i c a (B e r n h a r d t -
R o t h schen Krankheit). Quetschen der Achillessehne macht
schon beim Normalen beträchtliche Schmerzen, vielleicht ist dieser Schmerz bei Ischialgie besonders heftig (W a s s e r m a n n),
ohne daß man jedoch dieser Erscheinung größere diagnostische
Wertigkeit beimessen darf. Dagegen ist Unempfindlichkeit der
Achillessehne mitunter ein Frühsymptom bei Tabes dorsalis
(A b a d i e s Zeichen). Isolierter Druckpunkt an der Ferse findet
sich beim sogenannten Calcaneussporn. Hier ist noch das L a s è -
g u e sche Zeichen zu erwähnen (heftiger Schmerz in der Kreuzgegend und Versteifung beim passiven Aufheben des gestreckten
Beines); dieses Symptom ist bei Ischialgie nachzuweisen, aber
auch bei Affektionen im Hüftgelenk und in der Lendenwirbelsäule; bei Ischialgie hört der Schmerz sofort auf, wenn das Knie
gebeugt wird (Phase II). Ähnlich, nur beiderseitig und mit noch
stärkerem Widerstand gegen die Beugung im Hüftgelenk ist das
als Frühsymptom der Meningitis sehr regelmäßig vorhandene
K e r n i g sche Zeichen.

O n o d e r a hat im Bereich des Musculus glutaeus mehrere
Druckpunkte beschrieben, denen er große diagnostische Bedeutung
beimißt; er gibt an, daß eine stark druckschmerzhafte Stelle beiderseits am Ansatz des Musculus glutaeus medius in der Mitte
zwischen Spina iliaca anterior superior und Sacrum 3 bis 4 cm
unterhalb der Crista iliaca fast regelmäßig bei geschwürigen Prozessen des Magens oder Duodenums, ferner bei Typhus und Colitis ulcerosa gefunden wird. D i e f e n t h a l e r hat vor mehreren
Jahren O n o d e r a s Angaben nachgeprüft, konnte aber dessen
Befunde nicht bestätigen; er fand den erwähnten Druckpunkt
lediglich bei Ischialgie und bei allgemeiner Hyperästhesie stark
ausgeprägt, so daß ihm eine diagnostische Bedeutung für Magen-
oder Darmaffektionen nicht zukommt, ebensowenig wie dem
gleichfalls von O n o d e r a beschriebenen Sacraldruckpunkt (beiderseits in der Mitte der Synchondrosis sacroiliaca); dieser soll
nach O n o d e r a bei entzündlichen Prozessen in der Harnröhre
und Blase vorkommen, nach eigener Erfahrung ist aber Druckempfindlichkeit dieser Stelle ein bei Spondylarthrosis der Lendenwirbelsäule und Ischialgie nicht seltener Befund (Sacralpunkt nach
S c h ü d e l). Den von O n o d e r a angegebenen Schwangerschaftsdruckpunkt (am Rande des Kreuzbeins unter der Spina iliaca posterior superior) kann man bei graviden Frauen gelegentlich nachweisen.

D r u c k e m p f i n d l i c h k e i t d e r V e n e n im Bereich
der unteren Extremitäten ist häufig bei beginnender Thrombose

oder Thrombophlebitis zu finden. Sehr verläßlich ist nach eigener
Erfahrung der von P a y r beschriebene Druckpunkt an der Innenseite der Fußsohle vor dem Calcaneus. Die diagnostische Wichtigkeit dieses Symptoms für die Diagnose einer beginnenden Thrombose wurde schon mehrfach bestätigt (D e n e c k e, T s c h m a -
r e k u. a.). Auch an der Wade und an der Innenseite des Oberschenkels kommt bei Thrombophlebitis Druckempfindlichkeit vor,
aber kein besonderer Druckpunkt, wie dies von O. M e y e r angegeben wurde.

Reflexe.

Die ausführliche Beschreibung der an den Extremitäten aus-
zulösenden Sehnen- und Hautreflexe überschreitet den für die
vorliegende Zusammenstellung in Aussicht genommenen Rahmen.
Es sei nur eine Erscheinung erwähnt, welche schon bei der Inspektion auffällt, nämlich isolierte Dorsalflexion der großen Zehe
während des Gehens („a k t i v e r   B a b i n s k i"). M. W e i n -
b e r g und E. H a m m e r s c h l a g haben die Anschauung geäußert, daß diese Erscheinung ein Zeichen für eine geringe Schädigung der Pyramidenbahn darstellt, nach eigener Erfahrung handelt es sich aber nur um ein (nicht sehr hochwertiges) Degenerationszeichen, da es sich im Rahmen von Konstitutionsanomalien
bei Personen vorfindet, die troß jahrelanger Beobachtung kein
anderes Symptom für eine Pyramidenbahnläsion darbieten.

Hyperkinesien.

Von den an den Extremitäten vorkommenden Hyperkinesien
ist zunächst der T r e m o r zu erwähnen. Der feinwellige Tremor
der Hyperthyreosen steht in einem gewissen Gegensaß zu dem oft
grobschlägigen Tremor bei Neurasthenie, Alkoholismus und
chronischer Quecksilbervergiftung, ein Umstand, der mitunter mit für die Differentialdiagnose verwendet werden kann.
Ein ähnlicher Gegensaß besteht zwischen dem vor allem bei mul-
tipler Sklerose zu beobachtenden Intentionstremor (in Ruhe kein
Zittern, bei intendierter Bewegung zunehmendes lockeres, zum
Teil kreisendes Zittern der Hände und Unterarme) und dem
Schütteltremor bei Paralysis agitans und metenzephalitischem
Parkinsonismus (Auftreten von lockerem Tremor nur bei vollkommener Ruhe, besonders wenn der Kranke abgelenkt wird).
Die statische Ataxie kann bei intendierten Bewegungen gewisse
Ähnlichkeit mit dem Intentionstremor haben, doch sind hier die
Bewegungen mehr abgehackt und unsicher. Viel auffallender ist
die c h o r e a t i s c h e Bewegungsstörung; sie besteht in weit aus-
fahrenden, ganz unkoordinierten Bewegungen, auch ohne daß solche intendiert werden. Choreatische Hyperkinesie findet sich bei
der rheumatischen (S y d e n h a m schen) Chorea, häufig nur halbseitig (Hemichorea), besonders im Kindesalter; ferner bei gewis-

sen Formen von Enzephalitis (E. choreiformis), dann bei der progressiven Huntington schen Chorea. Hemichorea wird bisweilen auch bei bestimmt lokalisierten, arteriosklerotischen Enzephalomalazien oder Hirnblutungen angetroffen. Eine besondere Hyperkinesie ist die A t h e t o s e (langsame, wurmartige Bewegungen besonders an den Fingern), sie findet sich halbseitig bei Läsion bestimmter subcorticaler Hirnzentren (besonders des Thalamus opticus). Die seltenen, zum Teil angeborenen Hyperkinesien, wie Athetose double, progressiver Torsionsspasmus, Myoklonie usw., bleiben unbesprochen. Die tonisch-klonischen Zuckungen bei genuiner und symptomatischer Epilepsie seien nur erwähnt. Symptomatische Epilepsie kommt außer bei verschiedenen Cerebralprozessen bei Urämie, Eklampsie und im hypoglykämischen Anfall vor.

Bei den f i b r i l l ä r e n M u s k e l z u c k u n g e n handelt es sich um klonische oder zitternde Zusammenziehungen einzelner Muskelfasergruppen, welche nicht zu Muskelbewegungen, sondern nur zu eigenartigen zitterigen Reliefänderungen der Muskeln führen. Das fibrilläre Zittern findet sich bei Muskelatrophie im Gefolge von chronischen Affektionen im V o r d e r h o r n d e s R ü c k e n m a r k s, während es bei Läsion des peripheren Nerven in der Regel fehlt. Es ist zu trennen von der M y o k y m i e (S c h u l t z e), dem infolge Kältereiz beim Entblößen von Körperteilen auftretenden Muskelwogen; die Myokymie kommt auch beim Gesunden und bei normalem Muskelvolumen vor. Ob diese Erscheinung als Ausdruck einer rheumatischen Fokalinfektion und daher als Rheumasymptom anzusprechen ist, wie dies von S l a u c k angegeben wurde, ist derzeit nicht entschieden. Nach eigener Erfahrung ist sie ohne klinische Bedeutung. K i s s l i n g, G r u n d und A l w e n s haben sich im gleichen Sinne ausgesprochen.

Gröbere f a s z i k u l ä r e M u s k e l z u c k u n g e n finden sich vor allem im Endstadium der chronischen U r ä m i e; sie lassen sich von dem fibrillären Muskelzittern leicht unterscheiden. Man spricht hier auch von Sehnenhüpfen; die Erscheinung ähnelt dem sogenannten Flockenlesen, wie es mitunter in der Agone beobachtet wird („Himmelsblumenpflücken“), sie dürfte auch auf die gleiche Ursache, nämlich schwerste Schädigung der Hirnzentren zurückgehen. Das besonders lange Andauern der faszikulären Zuckungen gerade in der Agone urämischer Patienten hängt vielleicht mit der Eigenart der toxischen Gehirnschädigung zusammen.

Das Auftreten einer umschriebenen Muskelkontraktion in Form eines Wulstes bei Beklopfen des Muskelbauches (i d i o - m u s k u l ä r e r W u l s t) wurde zuerst von S c h i f f und A u e r - b a c h beschrieben, später von C u r s c h m a n n ausführlich behandelt; es ist besonders gut am Bizeps und Deltoideus zu prüfen

und zumeist Zeichen einer s c h w e r e n   k o n s u m i e r e n d e n
A l l g e m e i n e r k r a n k u n g. Idiomuskulärer Wulst findet sich
besonders bei schwerer Lungentuberkulose und bei Karzinom-
kachexie, aber auch bei akuten Infektionen, wie Typhus oder
Pneumonie, ferner mitunter bei Ikterus und Kreislaufinsuffizienz
(K o l l e r t); er wird auch bei hochgradiger Unterernährung angetroffen, nach Besserung der Ernährungslage schwindet das Phänomen wieder (S m a r t). Die Genese dieser Erscheinung ist noch
nicht völlig geklärt (s. J o h n, G r i l l, L e i t i n g e r). Zweifellos
sind auch konstitutionelle Momente mit im Spiele.

Gangstörungen.

Aus Anomalien des Gehens der Patienten können mitunter
diagnostische Anhaltspunkte gewonnen werden. Kranke mit
schmerzhaften Leberprozessen, vor allem mit L e b e r a b s z e ß,
gehen häufig n a c h   r e c h t s   g e b e u g t (Q u i n c k e, U n g e r).
Der stark hinkende Gang bei I s c h i a l g i e oder schwerer Hüft-
gelenksaffektion ist oft sehr charakteristisch; das kranke Bein
wird unter Drehung des ganzen Beckens vorwärts geschoben. Der
schleppende Gang bei Paraparese der Beine mit dem Schleifen der
Füße auf dem Boden bietet keine diagnostischen Schwierigkeiten;
leicht zu erkennen ist ferner der G a n g   H e m i p a r e t i s c h e r,
bei welchen das in Streckkontraktur befindliche Bein beim Gehen
zirkumduziert wird („M ä h e n“ — R. S c h m i d t). Bei hysteri-
scher Hemiparese wird das Bein nicht zirkumduziert, sondern direkt nachgezogen, oft schleift der ganze Fuß am Boden hin. Bei
Kindern mit Diplegia spastica (L i t t l e scher Krankheit) ist der
Gang auffällig steif, die Knie werden adduziert: oft ist Über-
kreuzung der Knie beim Gehen festzustellen (scherenförmiger
Gang). Der Gang a t a k t i s c h e r Patienten (am häufigsten bei
Tabes dorsalis) ist schleudernd oder trippelnd. Männer haben zumeist einen schleudernden ataktischen Gang, während Frauen
eher kleine, trippelnde Schritte machen. Viel stärkeres Schleudern
der Beine findet man beim Gang C h o r e a t i s c h e r. Bei Paralysis agitans ist der Gang steif und aus ganz kleinen Schritten bestehend, wie bei Greisen (G r e i s e n t r i p p e l n, Marche à petit
pas — C h a r c o t); außerdem besteht nicht selten auffallende
Hemmung bei Beginn des Gehens und gebückte Haltung. Eine
ähnliche Hemmung bei Beginn des Gehens gehört auch zum Bilde
der T h o m s e n schen Krankheit (Myotonie). Bei Peronaeusläh-
mung kann der Fuß nicht dorsalflektiert werden, die Fußspitze
schleift daher beim Gehen am Boden, so daß das Knie gehoben
werden muß (S t e p p e r g a n g).

Literaturverzeichnis.

A b a d i e : Rev. neur. 1905. — A b e l s : Med. Klin. 1932, 3., Wien. klin. Wschr. 1928, 26, 937. — A c e v e s u. C a r r a l : Amer. Heart J. 34, 114 (1947). — A d l e r : Studien über Minderwertigkeit der Organe. Berlin-Wien: 1907; Ver. f. Psych. u. Neur. Wien 9. 7. 1931. — A d l e r s b e r g : Med. Klin. 1935 I, 779. — A l b e r t : Wien. med. Presse 1886. — A l e s t r a : Endocrinologia 12, 1937. — A. A l e x a n d e r : Klin. Wschr. 1929, 46. — G. A l e x a n d e r : Handb. v. Denker-Kahler VI, Berlin: 1928, 110. — A l l a n B u r n s : zit. n. Rosenstein l. c. — A l t m a n n : Arch. Verdgskrkh. 42, 1928. — A l w e n s : Verh. 51. Kongr. inn. Med. 1939, 559. — A n d e r s o n u. W e r n o e : Ref. Zbl. ges. inn. Med. 59. 437, 1931. — d e A n g e l i s u. A l t s c h u h : Dtsch. Z. Nervenhk. 112, 1930. — A n k e : Von der Blutströmung in den Venen, dem Venenpulse und der Abdominal-pulsation. Moskau: 1835. — A n t o i n e : Wien. med. Wschr. 1922, 14, 615. — A p e r t : Bull. soc. péd. Paris: 1910. — A s c h e n b r e n n e r : Klin. Wschr. 1943, 1. — A s c h n e r : Wien. klin. Wschr. 1929, 41. — A s c h n e r B. u. E n g e l m a n n : Konstitutionspathologie und Orthopädie. — A s s m a n n : zit. n. Morawitz l. c. — A u d i b e r t : Presse méd. 1934, 45. — A u e r b a c h : Jb. schles. Ges. vaterl. Kult. 1859, 134. — A x e n f e l d : zit. n. Sahli l. c.

B a a s : Zur Perkussion u. Auskultation, Stuttgart: 1877. — B a b o r k a : J. amer. med. Assoc 87, 1921. — B a c m e i s t e r : Beitr. Klin. Tbk. 28, 1913: Lehrbuch d. Lungenkr. Leipzig: 1916. — B a h i e r u. H a r d y : Tr. él. de p. int. Paris 1846, I. — B a k e r : Lancet 1934, 1, 174. — B a l e n u. B r u y n e : Ref. Schweiz. med. Wschr. 1948, 21, 526. — H. B a m b e r g e r : Lehrb. d. Krankh. d. Herzens. Wien: 1857. — E. B a m b e r g e r : Z. Klin. Med. 18. 1891. 193. — B a r c e l o : Wien. klin. Wschr. 1935. 5. — B a r r a q u e r : zit. n. Oppenheim l. c. — B a r r e n s c h e e n u. P o p p e r : Wien. klin. Wschr. 1929, 21. — B a r t a : Wien. klin. Wschr. 1939, 11. — B a r t e l : Status thymicolym-pharicus u. Status hypoplasticus, Wien: 1912. — v. B a s e d o w : zit. n. Chvo-stek l. c. — J. B a u e r : Konstit. Disp. zu inn. Krankh. Berlin: 1917; Dtsch. Arch. klin. Med. 126, 1918, 196; Wien. klin. Wschr. 1933, 31, 1935, 36; Wien. Z. inn. Med. 28/10. 1947. — K. H. B a u e r : Hdb. d. Erbbiol. d. Mensch. IV/2, Berlin: 1940. — B a u e r - F i s c h e r - L e n z : Menschl. Erblichkeitsl. u. Rassenhygiene 1927 I. — v. B a u m g a r t e n : Zbl. med. Wiss. 41, 1877, 721. — B a u m g ä r t n e r : Krankenphysognomik 1838, Neuausgabe Berlin 1928. — R. B a y e r : Wien. klin. Wschr. 1934, 37. — B a z y : zit. n. W. Neumann l. c. — S. B e c k e r : Dtsch. Arch. klin. Med. 187, 1941. — B e c k e r t : Münch. med. Wschr. 1941 I/336. — B e d d o e : Edinbgh. med. J. 5, 1858, 59. — Cl. B e n d a : Mongolism and Cretinism. New York: 1946. — B e n e d e t t i : Z. Konstit.lehre 16, 1931. — B e n e k e : Die anatom. Grundlagen der Konstitut. d. Menschen. Marburg: 1878. — B e r g e r : Virchows Arch. 72. — O. B e r g e r : Virchows Arch. 53, 1871, 533. — W. B e r g e r : Wien. klin. Wschr. 1933; 31, 992, 1933, 49. — B e r g m a n n : Z. klin. Med. 108, 1928; Wien. klin. Wschr. 1931, 30. — B e r g m a r k : Dtsch. Z. Nervenhk. 51, 1914, 61. — B e r k e l y u. M o y n i h a n : Ann. Surg. 1925, I. — B e r n h a r d t : Neur. Zbl. 1895, 6. — B e r t r a m u. N e v e r : Med. Welt 1939, 150. — B e s s e : Schweiz. med. Wschr. 1938, I/281. — B e u s t e r : Strahlenther. 59, 1937. — B i a c h : Jb. Psychiatr. 35, 1915: Z. angew. Anat. 1. 1912. — B i e d l : Med. Klin. 1933, I/829.

B i e n e n f e l d : Wien. klin. Wschr. 1928, 49. — B i e r n a c k i : Dtsch. med.
Wschr. 1893, 52. — B i n d e r : Arch. Psychiatr. 20, 1889, 514. — B i n g : Handb.
v. Kraus-Brugsch V/1, Berlin-Wien: 1924, 700. — B i x : Wien. klin. Wschr.
1932, 19. — B l a s c h k o : Handb. v. Kraus-Brugsch IX/2, Berlin-Wien: 1923.
— B l o c h u. G u l d b e r g : Klin. Wschr. 1933, 19. — B l o e m, G r o e n u.
P o s t m a : Quart. J. Med. N. 5, 1936. — B l u m b e r g : Berl. klin. Wschr.
1910, 4. — B o a s : Arch. Verdgskrkh. 7, 1901, 42. 1928; Diagnostik u. Ther.
d. Magenkr. Leipzig: 1911. — B o d e n h e i m e r : Z. Neur. 92, 1924. —
B o e h n h a r d t : Dtsch. med. Wschr. 1938, II/1395. — B o e h r : zit. n. F.
Riegel l. c. — B o i x : Nouv. Icon. d. l. Salpétr. 10. 1897, 180. — B o n a n n o :
Gazz. Osp. 1928 II. — S. B o n d i : Wien. med. Wschr. 1918, 15; Z. Konsist.lehre
4, 1919. — B o r k : Z. Neur. 123, 1930. — B o r n s t e i n : Z. Neur. 104, 1926;
Klin. Wschr. 1928, 49. — G. B o t t : Wien. klin. Wschr. 1937, 39. — B r a m -
w e l l : Ref. Zbl. Neur. 41, 1925, 44. — B r a n d b e r g : Acta chir. scand. 65,
1929. — B r a u e r : Verh. 20. Kongr. inn. Med. 1904. — B r a u l t u. M o n t -
p e l l i e r : Progrès méd. 27, 1914. — R. H. B r a u n : Klin. Wschr. 1941, 26.
— B r e i t m a n n : Münch. med. Wschr. 1929, 15. — B r e n n s c h e i d t :
Dtsch. med. Wschr. 1932, II/1124. — B r i s s a u d u. S i c a r d : Presse méd.
1908, 30. — B r i t t a i n : zit. n. Hinrichs l. c. — B r o a d b e n t : Heart Disea-
ses, London: 1900. — B r ü c k n e r : Jb. Kinderhk. 78, 1913. — B r u g s c h :
Allgemeine Prognostik: Berlin-Wien: 1918; Med. Klin. 1930, 12. — B r u g s c h
u. S c h i t t e n h e l m : Lehrb. d. klin. Untersuchungsmeth. Berlin-Wien: 1916.
Der Nukleinstoffwechsel und seine Störungen. Jena: 1910. — B r u n n e r :
Virchows Arch. 246, 1929, 1892. — B r u n s : zit. n. Löwenstein l. c. —
B r u n s u. E w i g : Handb. v. Kraus-Brugsch, III/2, Berlin-Wien: 1924, 536. —
B r y s o n : N.Y. med. J. 1889, 24. — B u i s s o n : zit. n. Mackenzie l. c. —
E. B u m m : Dtsch. med. Wschr. 1948, 169. — B u r k e : Dtsch. Arch. klin.
Med. 71, 1901. — B u r k h a r t : Z. menschl. Vererb.- u. Konstit.lehre 23, 1939.
— B u s c h k e u. C a s p e r : Klin. Wschr. 1929, 14.

C a b o t u. Z i e s c h é : Differentialdiagnose, 1910. — C a m p a n a c c i u.
L a J a c o m o : Gi. Clin. med. 12, 1931. — C h a i l l o u u. M a c A u l i f f e :
Morph. méd. Paris: 1912. — C h a u f f a r d u. L a e d e n i c h : Arch. gén. méd.
2, 1905. — C h o t z e n : Berl. klin. Wschr. 1918. 40. — C h v o s t e k : Wien.
klin. Wschr. 1910, 40, 1912, 1; Morbus Basedowi und die Hyperthyreosen Berlin: 1917; Z. angew. Anat. 4, 1918; Wien. med. Wschr. 1921. 44, 45 u. 47,
1922, 38—41. — C h v o s t e k sen.: Öst. Z. prakt. Heilk. 1870, 35. — Č i č o -
v a č k i : Wien. klin. Wschr. 1940, 4 u. 24. — C i n t r a d e P r a d o u. F i g -
l i o l i n i : Klin. Wschr. 1940, 22. — C o m r o e : Amer. J. med. Sci. 194, 1937,
661. — C o n s o l a n d i : Ref. Ars Medici 1947. — C o o p e r : zit. n. Sahli l. c.
— C o p e m a n u. A c k e r m a n n : Arch. int. Med. (Am.) 79, 1947. — C o p -
p e z : Ref. Zbl. Neur. 66, 1933, 436. — C o r r i g a n : zit. n. Stokes l. c. —
C r e v e l d : Klin. Wschr. 1931, 28. — d e C r i n i s : Wien. klin. Wschr. 1942,
13; Der menschliche Gesichtsausdruck und seine diagnostische Bedeutung. Leipzig: 1942. — C r u v e l h i e r : zit. n. Eppinger l. c. — C u l l e n : zit. n. Fallis
l. c. — C u r s c h m a n n : Z. Neur. 28; Hdb. d. Nervenkrankh. 1909; Münch.
med. Wschr. 1942, II/966; Dtsch. Z. Nervenhk. 45, 1912. — C u r t i u s : Dtsch.
Arch. klin. Med. 162, 1928, 194 u. 330; Münch. med. Wschr. 1928, 12; Klin. Wschr.
1928, 45. — C u r t i u s, S c h l o t t e r u. S c h o l z : Tabes dorsalis. Leipzig:
1938. — C z e r n y : Jb. Kinderhk. 61, 1905, 199. — C z i c k e l i : Münch. med.
Wschr. 1942, 32; Wien. med. Wschr. 1948, 7/8.

D a v i e s : Lancet 27. 8. 1931. — D a w i d o w : Arch. Ohr- usw. Hk. 130,
1931, 157. — D e j e r i n e : zit. n. Oppenheim l. c. — D e k k e r : Münch.
med. Wschr. 1930, 16. — D e L a C a m p : Erg. inn. Med. I, 1908. — D e l -
p e u c h : Presse méd. 1899, II/57. — D e m a n g e : Ref. Zbl. ges. inn. Med.
106, 1941, 644. — D e n e c k e : Münch. med. Wschr. 1929, 46. — D e p i s c h :
Wien. klin. Wschr. 1926, 19; Klin. Wschr. 1937, 17; Wien. med. Wschr. 1930,
5. — D e r c u m : Amer. J. med. Sci. 1892. — D é s t r é e : J. Méd. Bruxelles

1894. — D e w è v r e : Thèse de Paris 1883. — D i e f e n t h a l e r : Med. Klin. 1936, 5. — D i e t e l : Derm. Wschr. 1931, I/950. — D o b r e f f : Arch. Verdgskrkh. 55, 1934. — D o m a n i g : Wien. klin. Wschr. 1946, 13, 219. — D r a z e k : Z. jug. Schwachsinn 6. — D r e s s l e r : Die Brustwandpulsationen als Symptome von Herz- und Gefäßkrankheiten. Wien 1933; Wien. klin. Wschr. 1932, 13; Zbl. inn. Med. 1936, 2 u. 33. — D r e s s l e r u. R ö s l e r : Wien. klin. Wschr. 1929, 21. — D u c h e n n e : Bull. Acad. Méd. 1851; zit. n. Oppenheim l. c. und Sahli l. c.

E. E b s t e i n : Dtsch. Z. Nervenhk. 47, 1913. — W. E b s t e i n : Dtsch. Arch. klin. Med. 30, 1882, 411. — E d e l m a n n u. H i t z e n b e r g e r : Wien. Ges. inn. Med. 28. 2. 1929. — E d e n s : Krankheiten des Herzens und der Gefäße. Berlin: 1929. — E d l e f s e n : Diagnostik der inneren Krankheiten. Leipzig u. Wien: 1899. — E e g - O l o f s s o n : Acta med. scand. 73, 1930. — E h m a n n u. T h u r n h e r : Wien. med. Wschr. 1946, 28/29. — E h r e t : Ischias scoliotica. Wien u. Leipzig: 1897. — E h r m a n n : Med. Klin. 1914, 8, 351. — E h r m a n n u. J a c o b o w s k y : Ref. Zbl. Neur. 45, 1927, 56. — E i c h h o r s t : Handb. d. spez. Path. u. Ther. Leipzig-Wien: 1885, Deutsche Klinik VI. — E i c k e n b u s c h : Acta med. scand. Suppl. 59, 1934. — E l d b l o m : Klin. Wschr. 1935, 18. — E l o w n o r i : Acta med. scand. Suppl. 59, 1934. — E l s n e r : Handb. von Kraus-Brugsch. V, Berlin-Wien: 1921. — E m d i n : Klin. Wschr. 1930, 48. — E p p i n g e r : Handb. v. Kraus-Brugsch. VI/2, Berlin-Wien: 1923; Hepatolienale Erkrankungen 1921; Die Leberkrankheiten. Wien: 1927; Dtsch. med. Wschr. 1929, 14; Wien. klin. Wschr. 1938, 37. — E p p i n g e r. P a p p und S c h w a r z : Asthma cardiale, Leipzig u. Wien: 1924. — E r b : Dtsch. Z. Nervenhk. 13, 1898. — E r b e n : Wien. klin. Wschr. 1894, 47; Beitr. klin. Med. u. Chir. 1897, 16; Neur. Zbl. 1908. — E s a u : Dtsch. Chir. 205, 1927. — E s c h e r i c h : Mitt. Ges. inn. Med. u. Kinderhk. Wien: 1905. — C. A. E w a l d : Leberkrankheiten. Leipzig: 1912; Handb. v. Kraus-Brugsch. V, Berlin-Wien: 1921. — C. E w a l d : Wien. Klin. Wschr. 1935, 17.

F a l l i s : Amer. J. Surg. 106, 1937. — F a l t a : Wien. klin. Wschr. 1919, 6, 157; Die Erkrankungen der Blutdrüsen. Berlin u. Wien: 1928; Die Zuckerkrankheit. Berlin u. Wien: 1944. — F a s c h i n g b a u e r : Wien. klin. Wschr. 1920, 12. — F a u r e : Arch. gén. de méd. 1874. — F a u s z t u. A u g u s t i n : Dtsch. med. Wschr. 1935, II/1846. — T. F a y : Arch. Neur. u. Psych. 19, 1928, 31. — F é h e r : Wien. klin. Wschr. 1929, 43 u. 1933, 42, 1277. — F e h r i n g e r : Über krankhafte Veränderungen der Fingernägel in der Reichsmarine. Berlin: 1933. — F e i l u. W e r m e r : Klin. Wschr. 1934, 17. — W. F e l i x : zit. n. Salzer l. c. — F e l l e r u. S t e r n b e r g : Wien. klin. Wschr. 1932, 22, 699. — F e n z : Münch. med. Wschr. 1942, I/210. — F e r b e r : zit. n. Sahli l. c. — F e t s c h e r : Arch. soz. Hygiene 7, 1932. — F e u e r e i s e n : Dtsch. med. Wschr. 1933, 34. — F e r v e r s : Münch. med. Wschr. 1934, 26. — F i n d e r : Handb. v. Kraus-Brugsch. III, Berlin-Wien: 1924. — F i n k : Dtsch. med. Wschr. 1935, 17. — F i n s t e r e r : Wien. klin. Wschr. 1946, 5, 82. — F i n z i : Z. angew. Anat. 3, 1918, 281. — G. F i s c h e r : Dtsch. Chir. 34. Lfg., 1880; Dtsch. Z. Chir. 33, 1892. — O. F i s c h e r : Schweiz. med. Wschr. 1931, II. — R. F i s c h e r : Wien. klin. Wschr. 1928, 19. — F i s c h e r u. S c h l a y e r : Dtsch. Arch. klin. Med. 98, 1910, 164. — F l a t a u u. S t e r l i n g : Neur. Zbl. 1913, 24. — F l a u m : Klin. Wschr. 1932, 41. — F l e c k e l : Arch. Verdgskrkh. 44, 1928. — F l e i s c h e r : Münch. med. Wschr. 1909, 22. — L. F l e i s c h - m a n n : Wien. med. Presse 1876, 20. — F l o r s c h ü t z : in Brugsch-Levy: Biologie der Person. 4, 1929. — F ö d e r l u. T a n d l e r : Wien. klin. Wschr. 1908, 1617. — F o e r s t e r : Handb. d. ärztl. Erf. im Weltkrieg. IV. — F r a n c k e : Münch. med. Wschr. 1907, 46. — F r a e n k e l : Wien. klin. Wschr. 1905, 3; Dtsch. med. Wschr. 1911, 531. — F r a n k l : zit. n. Oppenheim l. c. — v. F r a n k l - H o c h w a r t : Die Tetanie der Erwachsenen. Wien: 1907. — E. F r e u n d : Wien. Arch. inn. Med. 18, 1929; Mitt. Ges. inn. Med. u. Kinderhk. Wien 1930; Wien klin. Wschr. 1931, 12. — E. F r e y : Med. Klin. 1928, 32; Wien. klin. Wschr. 1930, 14, 444. — F r i c k u. M e d u n a : Med. Klin.

1937. — Friedreich: Virchows Arch. 29; Dtsch. Arch. klin. Med. 1, 1866, 241. — Friedrich: Münch. med. Wschr. 1923, 1321. — L. v. Friedrich: Klin. Wschr. 1937, 40. — R. Friedrich: Wien. klin. Wschr. 1940. 41. — Frisch u. Eiselsberg: Wien. Arch. inn. Med. 7, 1924. — Froriep: zit. n. H. Strauß l. c. — H. Fuchs: Inaug. Diss. Würzburg: 1898.

Gage u. Parnell: Amer. J. Surg. 1947, 73. — Gänsslen: Handb. d. Erbpath. IV/2, 1940. — Ganter: Verh. d. 40. Kongr. inn. Med. 1928. — Gatscher: Wien. klin. Wschr. 1923, 49. — Gebauer: Münch. med. Wschr. 1942, I/350. — Geigel: Münch. med. Wschr. 1923, 18. — Gemies-Salles u. Laudat: Bull. Soc. Méd. hop. Paris 51, 1935. — C. Gerhardt: Lehrb. d. Ausk. u. Perk. 1866 u. 1890; Volkm. Vortr. N. F. 231, 1898. — D. Gerhardt: Z. klin. Med. 30, 1896, 37; Dtsch. Arch. klin. Med. 127, 1918. — Gerhartz: Med. Klin. 1931, 13; Taschenbuch der Diagnostik und Therapie der Lungentuberkulose. Wien: 1914. — Gilbert: Wien. klin. Wschr. 1925, 36. — Gilli: zit. n. Oppenheim l. c. — Gladstone: zit. n. Chvostek l. c. — Glässner: Arch. Verdgskrkh. 51, 1932. — Goldflam: zit. n. Sterling l. c. — Goldscheider: Klin. Wschr. 1923, 21. — Goldzieher: Mitt. Ges. inn. Med. Wien, 1920, 193. — Golostschokow: Ref. Zbl. ges. inn. Med. 9, 1912, 1188. — Goralewski u. Schreiber: Dtsch. med. Wschr. 1937, I/128. — Gottstein: zit n. Florschütz l. c. — Gowers: zit. n. Oppenheim l. c. — Gradenigo: zit. n. G. Alexander l. c. — Grafe: Zbl. ges. inn. Med. 83, 1935, 1. — Graves: Clin. med. II; Wien. klin. Wschr. 1912, 6. — Grawitz: Z. klin. Med. 26, 1894, 1. — Greving u. Gagel: Klin. Wschr. 1928, 28. — Grey u. Turner: Brit. J. Surg. 7, 1927. — Griebel: Klin. Wschr. 1939, 14. — Griesinger: zit. n. Brugsch u. Schittenhelm l. c. — Grill: Wien. klin. Wschr. 1927, 7. — Gröber: Dtsch. Arch. klin. Med. 82, 1905, 241. — Groedel: Münch. med. Wschr. 1911, 13. — Grote: Erkrankungen der Verdauungsorgane. Dresden u. Leipzig: 1928. — Grott: Münch. med. Wschr. 1938, II/1224. — Gruhle: Klin. Wschr. 1935, 46. — Grünberg: Wien. klin. Wschr. 1936, 15. — Grund: Verh. d. 51. Kongr. inn. Med. 1939, 590. — Guibal: Rev. Chir. 1903. — Guillain: Thèse de Paris: 1902. — Guillain u. Alajouanine: zit. n. Laignel-Lavastine u. Sterne l. c. — H. Günther: Lipomatosis u. ihre klin. Formen. Jena: 1920; Med. Klin. 1941, 41.

Haas: Dtsch. Arch. klin. Med. 174, 1932, 415. — Haeberlin: Dtsch. Arch. klin. Med. 93, 1908, 43. — Hackel: Z. Konstit.lehre 16, 1931, 63. — Hadjistamoff: Schweiz. med. Wschr. 1948, 9. — Hahn: Ref. Zbl. ges. inn. Med. 57, 1930, 756. — Hall: zit. n. Scherf l. c. — Hamburger: Die Tuberkulose des Kindesalters. Wien: 1912. — E. Hammerschlag: Wien. klin. Wschr. 1936, 17. — Hanhart: Verh. schw. nat. Ges. 1934, 432. — v. Hansemann: Deszendenz u. Pathologie. Berlin: 1909. — G. Hansen: Dtsch. Militärarzt 6, 1941. — K. Hansen: Dtsch. Z. Nervenhk. 107, 1928; Dtsch. med. Wschr. 1937, 849; Verh. d. 50. Kongr. inn. Med. 1938. — Hart: Beitr. Klin. Tbk. 1907; Med. Klin. 1920, 52. — F. Hartmann: Wien. klin. Wschr. 1927, 12 u. 1928, 8. — Haskovec: Neur. Zbl. 1913, 274 u. 809. — Hasse: Cannst. Jb. 1860, 5, 102. — Hausberger: Klin. Wschr. 1935, 3. — Th. Hausmann: Arch. Verdgskrkh. 30, 1922, 32, 1923, 43, 1928; Die methodische gastrointestinale Palpation. Berlin: 1918; Münch. med. Wschr. 1930, 41; Med. Welt 1933, 1635. — Hayek: Das Tuberkuloseproblem. 1920. — W. Hayek: Z. orthop. Chir. 58, 1933. — Hecker: Neur. Zbl. 1906. — Hedinger: Schweiz. med. Wschr. 1948, 7. — Heilbronner: Dtsch. Z. Nervenhk. 28, 1905, 1. — Heine: Münch. med. Wschr. 1923, 44. — W. Heller: Wien. klin. Wschr. 1938, 23. — Hennig: Arch. Gynäk. 2, 1871. — Henning: Med. Klin. 1936, 6. — Henschen u. Heusser: Chirurg 9, 1937, 266. — Herbert: Med. News 1900. — Hertoghe: Die Rolle der Schilddrüse bei Stillstand und Hemmung des Wachstums. München: 1900. — A. Herz: Differentialdiagnose. 1929. — M. Herz: Herzkrankheiten. Wien u. Leipzig: 1912. — L. Hess: Z. angew. Anat. 4, 1918, 179. — Hess u.

K e r l : Derm. Z. 33, 1921. — H i j m a n s v. d. B e r g h : Mitt. Ges. inn. Med.
Wien: 1931. — H i n r i c h s : Dtsch. med. Wschr. 1938, I/234. — H i r s c h -
f e l d : zit. n. W. Winkler l. c. — H i r s c h l a f f : Dtsch. med. Wschr. 1894,
11. — H i r s c h m a n n : Z. klin. Med. 126, 1934. — H i t t m a i r : Wien. klin.
Wschr. 1935, II/1420. — H i t z e n b e r g e r : Das Zwerchfell. Wien: 1927;
Klin. Wschr. 1929, 21. — B. H o c h : Wien. klin. Wschr. 1935, 39. — H o c h e n -
e g g : Z. klin. Med. 62, 1907. — H o c h s i n g e r : Verh. d. 24. Kongr. Kinderhk. 1907, 138. — H o f b a u e r : Wien. Arch. inn. Med. 15, 1928 u. 18, 1929;
Klin. Wschr. 1929, 48; Wien. klin. Wschr. 1936, 20. — H o f f : Wien. klin.
Wschr. 1933. 2; Dtsch. Z. Nervenhk. 133, 1933. — H o f f e n d a h l : Handb.
v. Kraus-Brugsch. V/1, Berlin-Wien: 1921. — H. H o f f m a n n : Klin. Wschr.
1928, 45; Mschr. Geburtsh. 101. 1936. — H. F. H o f f m a n n : Psychologie u.
ärztliche Praxis. Berlin: 1932. — V. H o f f m a n n : Dtsch. Arch. klin. Med.
130, 1919. — H ö g l e r : Wien. Arch. inn. Med. 1, 1920; Wien. klin. Wschr.
1934, 37 u. 45, 1941, 7; Wien. med. Wschr. 1947, 46/47. — H ö g l e r u. K l e n k -
h a r t : Wien. Arch. inn. Med. 5, 1922. — H o l l e r : Wien. klin. Wschr. 1931.
21. — H o l l o s : Dtsch. med. Wschr. 1929, II/1968. — H o l m g r e n : Z. Tbk.
21, 1914. — H o m b e r t : Histoire d. l'Acad. royale d. Sc. Paris 1704. —
H o m m e y e r - B r e n t a n o : Wien. klin. Wschr. 1946, 30. — H o o v e r :
zit. n. Bray u. Wilson. Arch. int. Med. 43, 1929. — H o r n e c k : Verh. d. 48.
Kongr. inn. Med. 1936; Med. Welt 1936, 30. — H o r n e r : Klin. Mbl. Augenhk.
7. — H o r s t e r s : Erg. inn. Med. u. Kinderhk. 56, 1939; Klin. Wschr. 1940.
36. — H u c h a r d : Tr. d. mal. du coeur I. — H u e b s c h m a n n : zit. n.
Oppenheim l. c. — H u g u e n i n : Corr. Bl. f. Schweiz. Ärzte 1872. — H u m -
m e l : Dtsch. Z. Chir. 257, 1943, 30. — H u r s t : Ann. de Med. 24, 1928. —
H u s l e r : Münch. med. Wschr. 1935, 47, 1887. — H y n e k : Ref. Zbl. Neur.
66. 1933. 108. — H y r t l : zit. n. Sorgo u. Suess l. c.

I c k e r t : Beitr. Klin. Tbk. 72, 1929. — I c k o v i č : Ref. Zbl. Neur. 62.
1932, 588.

J a c c o u d : Leç. d. clin. méd. Paris 1867. — J a d a s s o h n : Dermato-
logie. Wien u. Bern: 1938. — J a g i ć : Klinik der Herzkrankheiten: Berlin u.
Wien: 1941; Diagnose inn. Krankheiten. Wien: 1947. J a r l o v : Acta med.
scand. Suppl. 42, 1932. — J e n n e r : Münch. med. Wschr. 1929, 43. — J e n t s c h :
Erbarzt, 8. 1940. — J e r u s a l e m : Wien. klin. Wschr. 1928, 18, 646.
— J e s s e n : Klin. Wschr. 1926, 8. — J o a c h i m : Med. Klin. 1910. — J o h n :
Wien. klin. Wschr. 1927, 7 u. 1928, 52. — J o r e s : Klin. Endokrinologie.
Berlin: 1939. — J ü r g e n s e n : Handb. v. Nothnagel. XV/1. 1903. — J u s t i n
u. K l o t z : Bull. Soc. méd. hop. Paris 1947, 1022.

K a h l e r. H.: Wien. klin. Wschr. 1922, 10, 1929, 12 u. 39, 1931, 4 u. 5.
1934, 3, 40 u. 48; Erg. inn. Med. u. Kinderhk. 25, 1924. 265; Wien. med. Wschr.
1927, 17 u. 1934, 2; Die Nierenerkrankungen. Wien-Berlin: 1929; Wien. Arch.
inn. Med. 19, 1929, 24, 1934, 33, 1939; Dtsch. med. Wschr. 1932.
29; Med. Klin. 1940. 18 u. 1941, 16. — O. K a h l e r : Prager med. Wschr.
1881, 474 u. 1885, 8. — K a h n : Wien. klin. Wschr. 1938, 30. — K a m p -
m e i e r u. N e u m a n n : Arch. int. Med. 45, 1930. — K a n t a r n i k u. C e r -
n i k o v : Ref. Zbl. Neur. 59, 1931, 259. — K a s p i n : zit. n. Stransky l. c. —
K a s z t r i n e r u. K a t z : Ref. Zbl. Neur. 62, 1932, 1588. — K a t s c h :
Münch. med. Wschr. 1934, 14; Verh. Ges. Verdgskrkh. 1939, 294. — K a t z e n -
s t e i n u. S u t r o : Helvet. med. Acta. 5, 1938. — K a t z n e l s o n : Münch.
med. Wschr. 1929, 16. — K a u l i c h : Vjschr. prakt. Heilkunde (Prag) 1868. —
K a y s e r : Klin. Mbl. Augenhk. 40, 1902. — K a z d a : Zbl. Chir. 33, 1932.
— K a z n e l s o n, R e i m a n n u. W e i n e r : Klin. Wschr. 1929, 23. — K e h -
r e r : Arch. Psychiatr. 109, 1939. — K e r n i g : Z. klin. Med. 54. 1904. —
K i l l i a n : Facies dolorosa. Leipzig: 1934. — K i r c h : Med. Klin. 1925, 12.
— K i s s l i n g : Verh. d. 51. Kongr. inn. Med. 1939, 451. — K l i m k e : Münch.
med. Wschr. 1931, 2 u. 1932, 34. — K l u m p k e : Rev. Méd. 1885. — K n a p p :
Dtsch. med. Wschr. 1912, 18. — K n a u e r u. B i l l i g h e i m e r : Z. Neur. 50.

1919. — K n o r r : Würzbg. Abh. 25, 1929. — H. K o c h : Münch. med. Wschr.
1942, 41. — K ö h l e r : Münch. med. Wschr. 1933, 48. — K o h l m a y e r :
Wien. klin. Wschr. 1934, 42. — K o k a l j - K o w a l e w s k a : Wien. klin.
Wschr. 1929, 44. — K o l l e r t : Wien. klin. Wschr. 1911, 37, 1912, 51, 1927, 7,
1928, 17. — K o n n e d y u. L i s t e r : Lancet 213, 1927, 749. — K o s c h e w -
n i k o w : Arch. Derm. 171, 1935. — K o s z l e r : Wien. Arch. inn. Med. 22,
1932, 473. — K o v a c s : Wien. klin. Wschr. 1928, 42. — K o w a r s c h i k u.
W e l l i s c h : Münch. med. Wschr. 1937, II/1945. — K r a b b e : Rev. neur.
32, 1925, 45. — K r a i n z u. L a n g : Mschr. Ohrhk. 67/9, 1933. — K r a n t z :
Dtsch. med. Wschr. 1929, 31. — K r a u c h e r : Wien. Z. inn. Med. 1946, 27/8.
— K r a u s : N. Y. J. Med. 22. — F. K r a u s : Wien. klin. Rundsch. 1900, 25 u.
26; Med. Klin. 1905, 50, 1271; Z. Tbk. 19, 1913; Dtsch. med. Wschr. 1917, 37.
— K r e t s c h m e r : Körperbau und Charakter. Berlin: 1912. — K r e t z :
Wien. klin. Wschr. 1918, 14; Med. Klin. 1921, 43. — J. K r e t z : Med. Klin.
1929, II/1664. — K r e y s i g : Die Krankheiten des Herzens. Berlin: 1814 — 15.
— K r o l l : zit. n. Roemheld l. c. — K r ö n i g : zit. n. Kuthy l. c. — K u h l -
m a n n : Med. Klin. 1940, 50. — K ü h n e l : Z. Neur. 141, 1932, 98. — K ü m -
m e l : zit. n. Jagić l. c. — K u s m e n k o : zit. n. Breitmann l. c. — K u ß -
m a u l : Berl. klin. Wschr. 1873, 37 — 39; Volkm. Vortr. 1880, H. 181. —
K ü s t n e r : zit. n. Ortner l. c. — K u t h y : Z. Tbk. 14, 1909, 182.

L a i g n e l - L a v a s t i n e : Rev. neur. 37, 1930. — L a i g n e l - L a v a -
s t i n e u. S t e r n e : Rev. neur. 38, 1931. — L a n d a u u. Z a k : Med. Klin.
1932, I/546. — L a n d o l f i : Riforma med. 1929, II/1017. — L a n d o u z y :
Congr. d. l. Tbc. 1888, 379. — L a n g : Dtsch. Arch. klin. Med. 108, 1912. —
M. L a n g e : Die Muskelhärten (Myogelosen). München: 1931; Die Sprache des
menschlichen Antlitzes. München: 1937. — L a n z : zit. n. Jagić l. c. — L a -
q u e u r : Münch. med. Wschr. 1931, 49. — L a r e y : Mém. cli. mil. Paris: 1812.
— L a R o q u e : Amer. J. med. Sci. 1931, 191. — L a s è g u e : Arch. gén. de
méd. 1864. — L a t z e l : Wien. klin. Wschr. 1921. — L a u d a : Med. Klin.
1938, I/396; Wien. klin. Wschr. 1946, 8. — L a z a r o v i t s : Wien. klin. Wschr.
1932, 52/53. — L e d d e r h o s e : Erg. Chir. u. Orthop. 1922, 15. — L e e u -
w e n : Klin. Wschr. 1933, 18. — L e g r o u x : zit. n. W. Neumann l. c. —
L e i t i n g e r : Klin. Wschr. 1943, 20/21. — L e j a r s : Exp. clin. et diagn.
clin. Paris: 1927. — L e m o i n e : Sem. méd. 1900, 103. — L e n z : Wien. klin.
Wschr. 1929, 5/6. — L e p r i n c e : Marseille méd. 59. — L e r i : Rev. Méd.
1899. — L e u r e t : Rev. p. Endocrinol. 8, 1930. — L e v i u. R o t h s c h i l d :
C. r. Soc. Biol. 62, 1907. — L e v i n e u. L a d d : Ref. Zbl. Hautkrkh. 3, 1921.
— L e w i t h : Arch. Derm. 154, 1928. — L i b m a n : Trans. Assoc. amer.
Physicians 1926, 6. — L i c h t w i t z : Berl. Klin. Wschr. 1920, 24; Die Praxis
der Nierenkrankheiten. Berlin: 1925; Klin. Wschr. 1929, 45. — L i e b e r -
m e i s t e r : Klin. Wschr. 1929, 1. — L i e b m a n n : Schweiz. med. Wschr.
1939, II/1054. — L i e b i g u. K o t l o r s : Klin. Wschr. 1941, 25. — L i e n -
h a r t : Thèse de Nancy 1945. — L i t t e n : Dtsch. med. Wschr. 1892, 13. —
S. L o e b : Dtsch. med. Wschr. 1913, 3. — L ö f f l e r : zit. n. Liebmann l. c. —
L o m h o l t : Klin. Wschr. 1934, 28. — L o m m e l : Med. Klin. 1919, 36. —
L o n g o : Klin. Wschr. 1929, 24. — L o e p e r, L o e w u. N e t t e r : Sang 11,
1937. — L o r e n z e n : Beitr. Klin. Tbk. 76, 1931. — L o u c a i d e s : Z. klin.
Med. 121, 1932. — L o u i s : zit. n. Stokes l. c. — L ö w e n s t e i n : Med. Klin.
1925, 27; Klin. Wschr. 1929, 35. — L u i s a d a : Münch. med. Wschr. 1933, 25.
— L u n e d e i : Riv. Clin. med. 30, 1929, 987.

M a c k e n z i e : Die Lehre vom Puls. Frankfurt: 1904; Lehrb. d. Herzkr.
Berlin: 1910; Krankheitszeichen und ihre Auslegung. Leipzig: 1923. — M a d e -
l u n g : Dtsch. Arch. klin. Med. 37, 1888, 106. — M a e s t r i n i : Policlinico
1925, 46; Arch. Farmakol. sper. 49, 1930. — M a k a i : Klin. Wschr. 1928, 49.
— M a n k o w s k i : Arch. Psychiatr. 84, 1928; Münch. med. Wschr. 1935, 36.
M a r e y : Phys. méd. d. l. circ. d. sang. Paris: 1863. — M a r i e : Rev. Méd.
1890; Soc. méd. Hop. Paris, 18. 7. 1913. — M a r s c h i k : Wien. klin. Wschr.

1925. 25, 716. — M a r t i n : Lehrb. d. Anthropologie. Jena: 1928. — M a r t i n i : Die unmittelbare Krankenuntersuchung. München: 1927. — M a r x : Handb. v. Denker-Kahler, VI. Berlin: 1928, 134. — M a t k o : Wien. klin. Wschr. 1933, 26. — M a t s u o u. K o s a k i : Ref. Zbl. inn. Med. 94, 1938, 182. — M a t t h i e u u. R i c h a r d : C. r. Soc. Biol. 83, 1920, 77. — M a y, B l o c h u. Mitarb.: Bull. Soc. méd. Hôp. Paris: 1948, 340. — M a y u. M a z z i c o n a c c i : Ann. Endocrinol. 1, 1939, 28. — M a y e r - L i s t : Dtsch. Wschr. 1927, 25; Dtsch. Arch. klin. Med. 164, 1929. — M a y e r h o f e r : Wien. klin. Wschr. 1929, 17. — M a y n e : zit. n. Stokes l. c. — M e e s : Ref. Zbl. Neur. 80, 1936, 407. — M e l a n o w s k i : Ref. Zbl. Neur. 56, 1930, 797. — M e l c h i o r : Med. Klin. 1920, 30. — M e n d e l : zit. n. Oppenheim l. c. — M e n d l o w i t z : Clin. Sci. 3, 1938. — M e n n i n g e r - L e r c h e n t h a l : Wien. klin. Wschr. 1948, 18, 295. — M e n z e l : Klin. Wschr. 1936, 34, 1218. — W. M e t z : Verh. d. 47. Kongr. inn. Med. 1935. — M e t z g e r : Münch. med. Wschr. 1925, 5. — M e u l e n g r a c h t : Wien. klin. Wschr. 1939, 31. — H. E. M e y e r : Münch. med. Wschr. 1937, II/1809. — O. M e y e r : Münch. med. Wschr. 1933, 12. — M i c h a u d : Handb. v. Mohr-Staehelin III, Berlin: 1918, 738. — M i l l e r : Ref. Zbl. Neur. 56, 1930, 841. — M i s c h u. L e c h n e r : Klin. Wschr. 1929, 28. — M l c z o c h : Wien. klin. Wschr. 1946, 32, 524. — S. M ö l l e r : Erg. inn. Med. u. Kinderhk. 7, 1911. — M o n d o l f i : Gazz. osp. 1927, 5. — M o r a w i t z : Münch. med. Wschr. 1934, 37. — M o r e a u u. B e r t r a n d : Rev. neur. 37/II, 1930. — M o r e l : zit. n. Binder l. c. — M o r o : Wien. klin. Wschr. 1933, 8, 246. — M o r r i s : zit. n. Jagić l. c. — M o s s e : Med. Welt 5, 1931. — A. M ü l l e r : Med. Klin. 1935, 49; Z. klin. Med. 74, 1911. — F. v. M ü l l e r : Berl. klin. Wschr. 1895, 35; Mitt. Ges. inn. Med. Wien: 1925. — J. M ü l l e r : Münch. med. Wschr. 1900, 33. — O. M ü l l e r : Dtsch. med. Wschr. 1930, 14. — P. M ü l l e r : Ther. Gegenw. 72, 1931. — R. M ü l l e r : Verh. d. 51. Kongr. inn. Med. 1939. — M ü l l e r - D e h a m : Klin. Wschr. 1928, 47. — M u r r a y u. S i m p s o n : Lancet 213, 1927, 745. — M u s s y : Arch. gén. méd. 1879.

N a e g e l i : Jkurse ärztl. Fortbild. 1926, II. — N a g y : Mschr. Psych. 91, 1935. — N a r d i : Arch. gén. Neur. 1938, 315. — N e i d e r t : Dtsch. Arch. klin. Med. 31, 1882, 213. — N e u d a : Wien. klin. Wschr. 1924, 27 u. 49, 1925, 25, 1928, 14; Med. Klin. 1928, 18; Z. Kreisl.forsch. 5, 1930. — J. N e u m a n n : Dtsch. Arch. klin. Med. 114, 1914. — W. N e u m a n n : Beitr. Klin. Tbk. 45, 1920; Klinik der beginnenden Tuberkulose Erwachsener. Wien-Leipzig: 1923; Klinik der Tuberkulose. Wien: 1930; Wien. klin. Wschr. 1930, 2. — H. N e u m a n u. O i n g : Arch. Gynäk. 138, 1929. — v. N e u s s e r : Mitt. Ges. inn. Med. Wien: 1905; Zur Diagnose des Stat. Thymicolymphaticus. Wien: 1911. — N i e d e r l a n d : Arch. Gewerbepath. 3. — N i l u s : Rev. franç. Endocrin. 9, 1931. — N o n n e : zit. n. Sahli l. c. — v. N o o r d e n : Handb. v. Nothnagel VII/1, 1900. — v. N o o r d e n u. S a l o m o n : Handb. d. Path. d. Stoffw. 1906. — N o t h n a g e l : Ziemssens Handb. inn. Med. 11. 1876.

O a t w a y u. M i d d l e t o n : Arch. int. Med. 49, 1932, 860. — O b r a s t z o w : Dtsch. med. Wschr. 1902, 43. — O e f e l e i n : Klin. Wschr. 1935, 26. — O n a n o : Ref. Zbl. ges. inn. Med. 112, 1942, 662. — O n o d e r a : Z. klin. Med. 118, 1931, 337. — O p p e n h e i m : Z. Neur. 24; Mschr. Psychiatr. 8, 1900; Lehrb. d. Nervenkrankheiten. Berlin: 1913 u. 1922. — O p p o l z e r : zit. n. Ortner l. c. — O r t n e r : Wien. klin. Wschr. 1891, 1 u. 2; Dtsch. med. Wschr. 1897, 24; Klinische Symptomatologie inn. Krankheiten. Wien: 1917; Med. Klin. 1929, 2. — O s l e r : Bull. Hopkins Hosp. 1901, 333. — O x e n i u s : Dtsch. med. Wschr. 1942 II.

P a a l : Klin. Wschr. 1929, 28. — P a r d o : Ref. Zbl. ges. inn. Med. 88, 1937, 195. — P a r r o t : Arch. gén. méd. 1865. — P a r t u r i e r u. S i n g e r : Rev. méd.-chir. Mal Foie 12, 1937. — P a s s o w : Münch. med. Wschr. 1934, 32; Arch. Augenhk. 107, 1933. — P a t e k, P o r t u. V i c t o r : Amer. J. med. Sci. 200, 1940, 341. — P a u l a : Dtsch. Arch. klin. Med. 169, 1931. — P a u l i :

Wien. med. Wschr. 1900, 50. — Payr: Zbl. Chir. 1930, 11. — Pearson: Ref. Zbl. Hautkrkh. 4, 1922. — Peter: Dtsch. Z. Nervenhk. 100, 1927. — Petruschky: Münch. med. Wschr. 1903, 9. — F. Pick: Handb. v. Kraus-Brugsch III, Berlin-Wien: 1924. — Piéry: La tuberculose pulmonaire. Paris: 1910. — Pitres: zit. n. Oppenheim l. c. — Planteydt: Ref. Zbl. ges. inn. Med. 92, 1937, 175. — Plaschkes: Wien. klin. Wschr. 1920, 12 u. 1928, 15. — Plesch: Wien. klin. Wschr. 1929, I/857. — Pohl: Wien. klin. Wschr. 1928, 41. — Polansky: Z. Tbk. 6, 1904, 140. — L. Popper: Wien. klin. Wschr. 1948, 30. — Porges: Wien. klin. Wschr. 1912, 25, 1916, 48, 1931, 14. — Pottenger: Amer. J. med. Sci. 1909, I/669. — Preiswerk: Handb. v. Mohr-Staehelin III, Berlin: 1918. — A. Pribram: Handb. v. Nothnagel VI/2, 1899. — Priesel u. Wagner: Klin. Wschr. 1930, 33. — Priesel: Arch. Kinderhk. 106, 1935. — Puglisi - Allegra: Policlinico 1933, 143. — Pulawski: Ann. städt. allg. Krhs Münch. 1894. — Pytel: Wien. klin. Wschr. 1933, 40. — Pytel u. Schajewitsch: Röntgenpraxis l. 1929.

Quincke: Berl. klin. Wschr. 1868, 34. — Quincke u. Hoppe-Seyler: Handb. v. Nothnagel XVIII, 1899.

Raab: Wien. klin. Wschr. 1934, 34. — Rabinowitsch: Ref. Zbl. ges. inn. Med. 51, 1928, 86. — Rach: Wien. klin. Wschr. 1932, 39 u. 40; Erg. inn. Med. u. Kinderhk. 1929. — Radonicic: Mitt. Ges. inn. Med. Wien: 1915, 14. — Raffler: Wien. klin. Wschr. 1927, 4. — Ranzi: Handb. v. Denker-Kahler IX, Berlin: 1929. — Ratner: Z. Neur. 112, 1928. — Rautenberg: Berl. klin. Wschr. 1907, 46. — Ravenna: Nouv. Icin. d. l. Salpétr. 26, 1913. — Ray u. Burch: Arch. int. Med. (Am.) 80, 1947. — Raymond - François: Rev. neur. 1906. — Razzini: Ref. Zbl. ges. inn. Med. 112, 1942, 630. — Recklinghausen: Virchows Arch. 105, 1886. — Redlich: Z. Konstit.lehre 1926, 740. — Reichart: Dtsch. med. Wschr. 1936. 6. — Reichelt u. Wellisch: Wien. klin. Wschr. 1931, 14. — Reisch: zit. n. Rosenstein l. c. — Reitter: Wien. klin. Wschr. 1928, 14. — Renander: Acta radiol. (Schw.) 19, 1938, 254. — Reye: Münch. med. Wschr. 1933, 15, 590. — Rheinstein: Berl. klin. Wschr. 1891, 52. — Ricciardi: Ref. Zbl. ges. inn. Med. 115, 1943, 531. — Riegel: Dtsch. Arch. klin. Med. 31, 1882, 1. — G. Riehl sen.: Wien. klin. Wschr. 1928, 21. — G. Riehl jun.: Wien. klin. Wschr. 1931, 2, 61. — Rille: Klin. Wschr. 1939, 29, 1011. — Riml: Med. Klin. 1935 II/974. — Risak: Z. Konstit.lehre 15, 1930, 164 u. 434; Z. Neur. 127, 1930; Der klinische Blick. Wien: 1937; Wien. klin. Wschr. 1939, 33. — Rist u. Viran: Bull. Soc. méd. Hôp. Par. III, 1931, 47. — Robertson: Brit. med. J. 1947, 4517. — Robinson u. Brucer: Arch. int. Med. 66, 1940, 393. — Rohrschneider: Ber. pathol. Ges. 1932, 60. — Rokitansky: Lehrb. d. pathol. Anat. 1856. — Rolleri: Z. menschl. Vererb.- u. Konstit.lehre 23, 1939, 587. — Romberg: Lehrb. der Krankheiten des Herzens und der Gefäße. Stuttgart: 1906. — Roemer: Beitr. Klin. Tbk. 22, 301. — Roemheld: Dtsch. med. Wschr. 1934, 41. — Roque: Gaz. de Paris 1869. — Rosegger: Med. Welt 1936, 50. — O. Rosenbach: Die Krankheiten des Herzens und ihre Behandlung. Wien-Leipzig: 1897. — Rosenberg u. Berliner: Wien. klin. Wschr. 1936, 41. — Rosenstein: Handb. v. Ziemssen 6, 1876. — Rosenthal: Handb. d. Diagn. u. Ther. d. Nervenkrkh. Erlangen: 1870. — Rossolimo: Wien. klin. Wschr. 1908, 22. — Roth: Meralgia paraesthetica. Berlin: 1895. — Rothschild: Verh. d. 17. Kongr. inn. Med. 1899, 90. — Roux: Rev. Méd. 1899. — Rovsing: zit. n. Jagić l. c. — Ruault: Presse méd. 1903, 632. — Rueff: Wien. Arch. inn. Med. 23, 1932, 139. — Rühl: Über die Gangarten der Arteriosklerose. Jena: 1929. — Ruhmann: Münch. med. Wschr. 1929. I/278; Zbl. inn. Med. 1932, 45; Dtsch. Arch. klin. Med. 173, 1932. — Rust: zit. n. E. Freund l. c. — Rütimayer: Handb. v. Mohr-Staehelin III, Berlin: 1918.

Sabatini: Ref. Zbl. ges. inn. Med. 58, 1930, 216. — Saenger u. Sudeck: Münch. med. Wschr. 1911, 16. — Sahli: Korresp.bl. Schweiz. Ärzte 1885; Lehrb. d. klinischen Untersuchungsmethoden. Leipzig-Wien: 1931. — Sainton: Bull. Soc. méd. Hôp. Par. 1913, 112. — Salmon: Amer. J. Obstetr. 28, 1934, 241. — Salomon: Wien. klin. Wschr. 1919, 19. — Saltykow: Zbl. Pathol. 46, 1929; Zieglers Beitr. 84, 1930. — Salus: Med. Klin. 1908, 495 u. 1928, 256. — Salzer: Münch. med. Wschr. 1910, 8 u. 1933, 29; Med. Klin. 1935, 44. — Sartor: Ref. Zbl. ges. inn. Med. 116, 1944, 197. — O. Satke: Z. klin. Med. 112, 1930; Z. Konstit.lehre 15, 1930. 544 u. 646. — Satke u. Winkler: Wien. Arch. inn. Med. 19, 1929, 351. — Sattler: Die Basedowsche Krankheit. Handb. v. Graefe-Saemisch 1911 I. — A. Sattler: Wien. klin. Wschr. 1932, 30 u. 1936, 11. — Saupe: Klin. Wschr. 1932, 28. — Schachter: Schweiz. med. Wschr. 1948, 7. — Schade: Med. Klin. 1928, 19. — Schamburow: Arch. Psychiatr. 90, 1930. — Schäufele: Arch. Ohr- usw. Hk. 137, 1933. — Schein: Arch. Derm. 68. 1903. — Scherf: Klin. Wschr. 1930, 19. — Scherf u. Erlsbacher: Med. Klin. 1934, 51. — Schiff: Lehrb. d. Physiol. I, 1859. — F. Schilling: Dtsch. Arch. klin. Med. 113, 1914, 627; Arch. Verdgskrkh. 32, 1924. — Schilling: Med. Welt 1936, 6—8. — E. Schlesinger: Z. Konstit.lehre 17, 1933; Erg. inn. Med. 45, 1933. — H. Schlesinger: Wien. klin. Wschr. 1928, 18, 646. — Schlicke u. Bargen: Amer. J. digest. Dis. a. Nutrit. 7, 1940. — R. Schmidt: Wien. klin. Wschr. 1900, 45 u. 1911, 48; Interne Klinik der bösartigen Neubildungen der Bauchorgane. Berlin-Wien: 1911; Klin. Wschr. 1930; 42 u. 1932; 50; Münch. med. Wschr. 1930, 31 u. 35; Merksätze zur Pathogenese, Diagnostik und Therapie innerer Krankheiten. Berlin-Wien: 1939. — Th. Schmidt: Mitt. a. d. Derm. Klin. d. Charité 1887, II. — H. Schneider: Med. Klin. 1937, 21. — Schneyer: Verh. d. 35. Kongr. inn. Med. 1923. — Schober: Münch. med. Wschr. 1937, 9. — W. Scholz: Handb. v. Kraus-Brugsch I, Berlin-Wien: 1919, 486. — R. Schoen: Klin. Wschr. 1940, 18 u. 1941, 47, 1183. — Schotter: Münch. med. Wschr. 1929, 37. — Schottin: zit. n. Strümpell l. c. — Schreiber: Z. klin. Med. 89 u. 92, 1921. — Schrempf: Beitr. Klin. Tbk. 84, 1934, 508. — Schridde: Münch. med. Wschr. 1922, 45. — v. Schrötter: Handb. v. Nothnagel XV/2, 1898. — Schüdel: Arch. klin. Chir. 38, 1889. — Schugurowa: Wien. klin. Wschr. 1929, 49. — Schulten: Erg. inn. Med. 46, 1934. — Schultze: Dtsch. Z. Nervenhk. 6. — F. Schultze: Zbl. inn. Med. 1921, 29. — Schwab: Dtsch. med. Wschr. 1934, 51. — Schwalbe: Arch. Anat. (A.) 1889. — S. Schwartz: Amer. Heart J. 5, 1930. — Schwenninger: Charité-Ann. 1886. — Schwindt: zit. n. Comroe l. c. — Seefelder: Wien. klin. Wschr. 1930, 16. — Seeligmüller: Dtsch. Arch. klin. Med. 20, 1877, 101. — Seidel: Dtsch. Klin. 1863. — Seidl: Verh. d. 29. Kongr. inn. Med. 1912. — Seidmann: Wien. Arch. inn. Med. 24, 1933. — Seiffert: Z. ärztl. Fortbild. 25, 1928. — Senator: Polycythämie und Plethora. Berlin: 1911. — Serck Hansen: Acta chir. scand. 76, 1935. — Sergent: Arch. gén. méd. 1, 1904, 14; Presse méd. 1921, 82. — Seyderhelm u. Heinemann: Dtsch. med. Wschr. 1930, I. — Siebert: Münch. med. Wschr. 1928, 28. — Siemens: Münch. med. Wschr. 1928, II/1747. — Sigaud: La forme humaine. Paris: 1914. — da Silva Mello: Arch. Mal. Appar. digest. XX, 1930, 807; Dtsch. med. Wschr. 1935, 32. — Simons: Klin. Wschr. 1929, 16, 758; Arch. Derm. 178, 1939, 400. — A. Simons: Z. Neur. 5, 1911. — K. Singer: Wien. klin. Wschr. 1932, 28. — R. Singer: Wien. klin. Wschr. 1936, 12. — Sklerj: Arch. Frauenk. u. Konstit.forsch. 16, 1930. — Skoda: Öst. med. Jb. 1841; Abh. Perkuss. u. Auskult. 1864. — Slauck: Klin. Wschr. 1937, 21: Anleitung zur klinischen Analyse des infektiösen Rheumatismus. Dresden: 1939. — Smart u. Mitarbeiter: Brit. med. J. 1948, 48. — Smreker: zit. n. Hoffendahl l. c. — Söderbergh: Z. Neur. 81, 1923. — Sonnenburg: Zbl. Chir. 1913. — Sorgo: Wien. klin. Wschr. 1905, 50 u. 1938, 16; Wien. med. Wschr. 1930 I/169; Med. Klin. 1932 II/1029. — Sorgo

u. S u e s s : Wien. klin. Wschr. 1905, 48. — S o s s i : Ref. Zbl. ges. inn. Med.
52, 1929. — S o u q u e s : Bull. Soc. méd. Hôp. Par. 1902, 484. — S p a n i e r -
m a n n : Wien. klin. Wschr. 1936, 7. — S p i n e l l i : Ref. Zbl. ges. inn. Med.
99, 1939, 611. — S p i t z y : Lehrb. der Orthopädie 1914. — S p r i n z e l s :
Wien. klin. Wschr. 1912, 48. — S q u i r e : Lancet 1907, III/1275. — S t a h l :
Arch. Psychiatr. 16. — S t e f k o : Erg. Path. XII, 1931. — R. O. S t e i n : Wien.
klin. Wschr. 1924, 6 u. 1929, 24, 827. — S t e i n e r t : Dtsch. Z. Nervenhk. 37.
1909 u. 39, 1910. — S t e p p : Klin. Wschr. 1934, 27, 1005. — S t e r l i n g :
Z. Neur. 19; 1913. — S t e r n : Fschr. Med. 1934, 641. — E. S t e r n : Berl.
klin. Wschr. 1914, 30; Z. Tbk. 22; 1914. — M. S t e r n : Dtsch. med. Wschr.
1931, I, 361. — R. S t e r n : Über körperliche Kennzeichen der Disposition zu
Tabes. Wien-Leipzig: 1912. — M. S t e r n b e r g : Wien. klin. Wschr. 1928, 18,
646. — S t e y r e r : Ref. Wien. klin. Wschr. 1930, I/222. — S t i e f l e r : Wien.
klin. Wschr. 1928, 29 u. 1936, 16. — S t i e g l i t z : Amer. J. med. Sci. 189,
1935, 359. — S t i l l e r : Die asthenische Konstitutionskrankheit. Stuttgart:
1907. — S t ö c k e r : Z. Neur. 22, 1914, 548. — S t o k e s : Die Krankheiten
des Herzens und der Aorta. Würzburg: 1855. — S t o e r k : Dtsch. med. Wschr.
1913, 11. — S t r a c k e r : Wien. klin. Wschr. 1930, 3 und 1946, 45. —
S t r a n s k y : Klin. Wschr. 1929, 51; Wien. med. Wschr. 1930, I/133; Schweiz.
med. Wschr. 1948, 7. — H. S t r a u s s : Z. physik. u. diät. Ther. 37, 1929. —
S t r ö m g r e n : Acta psychiatr. (Dän.) 7, 1932; Z. Neur. 159, 1937. —
S t r u c k h o f : Z. angew. Anat. 98, 1932, 327. — S t r ü m p e l l : Lehrb. d.
spez. Pathologie und Therapie innerer Krankheiten. Leipzig: 1911 u. 1920. —
A. S t u r m : Z. klin. Med. 138, 1940. — S t ü r t z : Inaug. Diss. Berlin: 1894.
S z o u r : Arch. Mal. Cœur 28, 1935.

T a d d e i : Presse méd. 1932, I/124. — T a n d l e r : Wien. klin. Wschr.
1900, 8; 1910, 13, 1919, 17. 465. — T a n d l e r u. G r o s s : Wien. klin. Wschr.
1908, 9; Die biologischen Grundlagen der sekundären Geschlechtscharaktere.
Berlin: 1913. — T a l l a n t : zit. n. Sahli l. c. — T a n n a : Ann. Surg. 125,
1947. — T e i z o I w a i : Lancet 1907, II/2. — T e l e k y : Wien. klin. Wschr.
1897, 6 und 1934, 32. — T e u f l : Wien. med. Wschr. 1936, 16. — T h o m :
Münch. med. Wschr. 1932, 48. — T i e m a n n : Z. ärztl. Fortbild. 32, 1935. —
T o n o n i : Ref. Ars Medici 1947. — T o r r e n s , A r r i l a g e u. H o r t o n :
Ann. int. Med. 12, 1938. — T r a u b e : zit. n. Romberg l. c. — T r u n e č e k :
Zbl. Herzkrkh. 3, 1911; Münch. med. Wschr. 1914, 6; Dtsch. med. Wschr. 1916,
3. — C. T r u n e č e k : Riforma med. 1929 I. — T s c h m a r e k : Chirurg 3,
1931. — T u g e n d r e i c h : zit. n. Bornstein l. c. — T u l p i u s : zit. n.
Matko l. c. — T ü r c k : Wien. klin. Wschr. 1901, 37 — 40.

U m b e r : Berl. klin. Wschr. 1916, 829; Handb. v. Kraus-Brugsch I, Berlin-
Wien: 1919. — U m b e r u. R o s e n b e r g : Dtsch. med. Wschr. 1928, 3. —
U n g e r : Handb. v. Kraus-Brugsch VI/2, Berlin-Wien: 1923.

V e r n e u i l : Gaz. hebd. méd. et de chir. 1882, 47. — V i e r o r d t : Dia-
gnostik d. inn. Krankh. 1888; Verh. d. 18. Kongr. inn. Med. 1900, 307. —
V i r c h o w : Z. Ethnol. 7, 1878. — V ö g e l i : Die Differentialdiagnose der
Baucherkrankungen. Stuttgart: 1933. — A. V o g l : Wien. med. Wschr. 1922,
14, 615. — A. V o g t : Klin. Mbl. Augenhk. 85, 1930; Schweiz. med. Wschr.
1930, I/73. — V o l h a r d : Berl. klin. Wschr. 1904, 20; Verh. d. 20., 35. u. 41.
Kongr. inn. Med. 1902, 1923 u. 1929. — G. V o s s : Dtsch. med. Wschr. 1938
II/1251.

W a g n e r A.: Wien. klin. Wschr. 1944, 516. — E. W a g n e r : zit. n.
Morawitz l. c. — W a h l b e r g : Acta med. Scand. 91, 1937, 107. — W a l z e l :
Wien. klin. Wschr. 1927; 7 u. 1929, 1. — W a r b u r g : Med. Klin. 1913, 45. —
W a r t e n b e r g : Klin. Wschr. 1930, 34. — W a s s e r m a n n : Wien. Arch.
inn. Med. 39, 1937. — A. W e b e r : Dtsch. med. Wschr. 1931, 36. — F. W e b e r :
Münch. med. Wschr. 1928, 26. — W e b e r u. A i t k e n : Lancet 1938, I/198. —
W e i g e l d t : Münch. med. Wschr. 1929, 30, 1270. — M. W e i n b e r g : J. nerv.
Dis. 85, 1937, 416. — W e i n t r a u d : Handb. v. Kraus-Brugsch II/2. Berlin-

Wien: 1919. — Weinzierl: zit. n. E. Weiss l. c. — Weir Mitchell: zit. n. Blaschko l. c. — E. Weiss: Diagnostik mit freiem Auge. 1. u. 4. Aufl. Berlin-Wien: 1926 u. 1933. — K. Weiss: Schweiz. med. Wschr. 1943, 91. — Wellisch: Wien. klin. Wschr. 1938, 9. — Weltmann: Wien. klin. Wschr. 1929, 25; Med. Klin. 1929, 39 u. 40; Münch. med. Wschr. 1929, 43. — Weltmann u. Gerke: Wien. klin. Wschr. 1927, 1281. — Wenckebach: Volkm. Vortr. 1907; Wien. klin. Wschr. 1918, 14; Verh. d. 35. Kongr. inn. Med. 1923. — Werner u. Krüger: Klin. Wschr. 1938, 41. — Wessely: Klin. Wschr. 1928, 45, 2177. — K. Westphal: Dtsch. Arch. klin. Med. 114, 1914. — Weygandt: Weitere Beiträge zur Lehre vom Kretinismus, Würzburg 1904. — White u. Hahn: Amer. J. med. Sci. 177, 1929. — Wichtl: Med. Klin. 1937, 27. — Wiesel: Wien. med. Wschr. 1914, 14 u. 15; Wien. klin. Wschr. 1925, 12, Beilage. — Wiesner: Wien. klin. Wschr. 1920, 531. — Wieting: Zbl. Chir. 1914, 15. — Wigand: Münch. med. Wschr. 1924, 44 u. 1926, 19; Dtsch. Arch. klin. Med. 166, 1929, 43; Klin. Wschr. 1931, 6, 285.— Wilder: Wien. klin. Wschr. 1934, 52. — Wildermuth: Württ. Korresp.bl. 1886, 40. — Wilderwanck: Ref. Schweiz. med. Wschr. 1948, 22, 550. — Williams: Brit. med. J. 1884, 1039. — Wilson: Lancet 1940/II, 745. — v. Winiwarter: Arch. klin. Chir. 23, 1879. — H. Winkel: Dtsch. Arch. klin. Med. 159, 1928. — A. Winkler: Die Perkussion der Lungenspitzen. Wien-Leipzig: 1932. — F. Winkler: Klin. Wschr. 1934, 5. — W. Winkler: Dtsch. Arch. klin. Med. 166, 1930; Wien. klin. Wschr. 1930, 36. — Wintergast: Ref. Zbl. ges. inn. Med. 65, 1932. — Withersporn: Arch. int. Med. 57, 1936. — Witt: Guy's Hosp. Rep. 80, 1930. — Witthauer: Med. Klin. 1921, 22. — Wohlwill: Dtsch. Z. Nervenhk. 105, 1928. — Wolkowitsch: zit. n. B. Hoch l. c. — Wood, Wolferth u. Terrel: Amer. Heart J. 14, 1937. — Woodcock: Lancet 1910 II/2, 997. — Worms u. Hamant: Gaz. Hôp. 1912, I/1039. — Wunderlich: zit. n. Schridde l. c.

Zabel: zit. n. Hommeyer-Brentano l. c. — Zak: Wien. Arch. inn. Med. 4, 1921; Wien. klin. Wschr. 1929, 43, 1395. — Zameck: Z. menschl. Vererb.- u. Konstit.lehre 23, 1939, 67. — Zange: Verh. d. 51. Kongr. inn. Med. 1939. — Zebrowski: Dtsch. med. Wschr. 1910, 28. — Zielinski: Gaz. lekarsk. 1900, 45. — v. Zimmermann-Meinzingen: Med. Klin. 1932, II/1491; Wien. klin. Wschr. 1946, 17. — Zipperlen: Z. Konstit.lehre 16, 1931. — Zollner: Zbl. Chir. 1928, 38. — Zuelzer: Berl. klin. Wschr. 1901, 1277; Verh. d. 43. Kongr. inn Med. 1931. — Zutt: Klin. Wschr. 1937, 8. — Zweig: zit. n. Golostschokow l. c.

Die Permeabilitätspathologie als die Lehre vom Krankheitsbeginn. Von Prof. Dr. **H. Eppinger**, Wien. Mit 145 größtenteils mehrfarbigen Abbildungen. VI, 755 Seiten. 1949.
S 285.—, sfr. 123.—, $ 28.50
Geb. S 294.—, sfr. 127.—, $ 29.40

Diät- und Insulinbehandlung der Zuckerkrankheit. Für Studierende und Ärzte. Von Dr. **F. Depisch**, Wien. Vierte, vermehrte Auflage. Mit 10 Abbildungen. VIII, 176 Seiten. 1949.
S 24.—, sfr. 10.50, $ 2.40

Kurzwellentherapie. Von Prof. Dr. **J. Kowarschik**, Wien. Fünfte Auflage. Mit 132 Abbildungen. VI, 145 Seiten. 1946.
S 27.—, sfr. 18.—, $ 4.20

Physikalische Therapie. Von Prof. Dr. **J. Kowarschik**, Wien. Mit 316 Abbildungen. IX, 502 Seiten. 1948.
S 90.—, sfr. 39.—, $ 9.—
Geb. S 96.—, sfr. 42.—, $ 9.80

Die natürlichen Heilkräfte von Bad Gastein. Von Dr. A. Windischbauer, Bad Gastein. Mit 2 Textabbildungen und 16 Bildtafeln. X, 116 Seiten. 1948. (Bd. 1 der Sammlung „Kurorte und Heilquellenkunde", herausgegeben von Prof. Dr. F. Scheminzky, Innsbruck.)
S 20.—, sfr. 10.—, $ 2.40

Lehrbuch der inneren Medizin für Schwestern. Von Dozent Dr. **A. Schneiderbaur**, Wien. VIII, 220 Seiten. 1947.
S 28.—, sfr. 15.—, $ 3.50
Geb. S 32.—, sfr. 18.—, $ 4.20

Wiener Klinische Wochenschrift. Organ der Gesellschaft der Ärzte in Wien. Herausgegeben von den Mitgliedern der medizinischen Fakultäten in Wien, Graz und Innsbruck.
Vierteljährlich S 36.—, sfr. 16.—, $ 4.—

Zeitschrift für physikalische Therapie, Bäder- u. Klimaheilkunde. Herausgegeben von **J. Kowarschik**, Wien und **F. Scheminzky**, Innsbruck.
Erscheint alle zwei Monate.
Halbjährlich S 36.—, sfr. 16.—, $ 4.—

Die Chirurgie des praktischen Arztes. Indikation und Technik der kleinen chirurgischen Eingriffe. Von Priv.-Doz. Dr. **A. M. Fehr**, Winterthur. Mit 71 Abbildungen (99 Einzelbildern). VII, 169 Seiten. 1948.
S 24.—, sfr. 12.—, \$ 2.80.

Einführung in die Kinderheilkunde. In 195 Vorlesungen für Studierende und Ärzte. Von Prof. Dr. **E. Glanzmann**, Bern. Dritte, neubearbeitete und vermehrte Auflage.   Erscheint im Frühjahr 1949.

Diagnostik der Kinderkrankheiten mit besonderer Berücksichtigung des Säuglings. Von Prof. Dr. **E. Feer**, Zürich. Fünfte, vollständig umgearbeitete und erweiterte Auflage. Mit 258 zum Teil farbigen Abbildungen im Text. IX, 429 Seiten. 1947.
S 85.50, sfr. 33.60, \$ 8.—; geb. S 90.—, sfr. 36.—, \$ 8.40.

Lehrbuch der Stimm- und Sprachheilkunde. Von Doz. Dr. **R. Luchsinger**, Zürich, und Doz. Dr. **G. E. Arnold**, Wien. Mit 16 Tabellen und 163 Textabbildungen (226 Einzelbildern). X, 431 Seiten. 1949.
S 144.—, sfr. 62.40, \$ 14.40; geb. S 150.—, sfr. 65.—, \$ 15.—.

Erste Österreichische Ärztetagung in Salzburg. 4.—6. September 1947. Tagungsbericht. Herausgegeben von Prof. Dr. **L. Arzt**, Wien. Mit 10 Abbildungen. 291 Seiten. 1948.   S 28.—, sfr. 14.—, \$ 3.20.
Inhaltsverzeichnis: Eröffnungs- und Begrüßungsansprachen. **Durig, A.:** Vom Chaos zum Menschen. — **Chiari, H.:** Frequenz und Art gegenwärtiger Todeskrankheiten. — **Finsterer, H.:** Über neuere Bestrebungen, die Resultate in der Abdominalchirurgie zu verbessern. — **Ritschl, F.:** Auswirkungen des zweiten Weltkrieges auf die Volksgesundheit in Österreich. — **Brunner, A.:** Wie kann die Behandlung der Lungentuberkulose rationeller gestaltet werden? — **Glanzmann, E.:** Gegenwartsaufgaben des Kinderarztes. — **Fellinger, K.:** Zur Frage hormonaler Regulationen. — **Hittmair, A.:** Neues aus Forschung und Behandlung der Blutkrankheiten. — **Holzer, W.:** Gegenwartsfragen der physikalischen Therapie. — **Arzt, L.:** Die Syphilis, ein gegenwärtiges und zukünftiges Kriegserbe Österreichs. — **Lorenz, A.:** Dringliche Fragen der Nachkriegsorthopädie. — **Kundratitz, K.:** Eindrücke und Erfahrungen beim 5. Internationalen Kongreß für Kinderheilkunde in New York vom 14. bis 17. Juli 1947.

Österreichische Zeitschrift für Kinderheilkunde und Kinderfürsorge.*
Herausgegeben von **K. Kundratitz**, Wien, **E. Lorenz**, Graz, **R. Priesel**, Innsbruck, und **A. Reuss**, Wien.

Wiener Zeitschrift für Nervenheilkunde sowie deren Grenzgebiete.*
Herausgegeben von **W. Holzer**, Graz, **O. Kauders**, Wien, und **H. Urban**, Innsbruck.

* Auskunft über Erscheinungsweise, Bezugsmöglichkeiten, Preise usw. der Zeitschriften erteilt der Verlag.